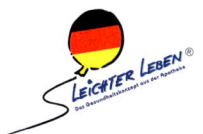

Sie wollen abnehmen, Ihr Übergewicht reduzieren und mehr Gesundheit und Attraktivität erreichen. Dies alles gelingt nur mit einer angepassten Lebensweise und Ernährung.

Die bewährte Methode von „Leichter leben in Deutschland" ist keine Diät oder Hungerkur, sondern eine intelligente Ernährungsumstellung, welche an unsere Zeit und an die veränderten Bedürfnisse angepasst ist. Mit Genuss werden Sie die überflüssigen, belastenden Pfunde los und können auch das einmal erreichte Wunschgewicht langfristig halten. Damit machen Sie den richtigen Schritt zu mehr Wohlbefinden, gesunder Lebensweise und zu einem völlig neuen Lebensgefühl. Wir gratulieren zu dieser Entscheidung! Die notwendigen Korrekturen sind problemlos in den Alltag integrierbar, stellen keine massiven Umstellungen dar, allerdings nur wenn Sie wissen, wo die Fehler und Schwachstellen liegen. Diese aufzuspüren und zu vermeiden, dabei wollen wir Ihnen helfen.

DAS ABNEHMEN BEGINNT BEREITS BEIM EINKAUFEN IM SUPERMARKT!

Schon beim Einkauf entscheidet sich, ob Sie gesunde, fett- und zuckerreduzierte Produkte erwerben und später essen, oder echte Dickmacher kaufen. Für fast jede Produktgruppe, für nahezu jedes Fertiggericht gibt es hervorragende Alternativen. Sie erkennen diese aber nicht an der Marke oder dem Namen, auch nicht an der Vorsilbe „Diät", sondern mit einem kritischen Blick auf die Zusammensetzung und Deklaration auf der Verpackung oder - noch einfacher - mit diesem Einkaufsführer.

Viele Ihnen bisher unbekannte Fallen lauern in den Regalen, verpackt in lockende, bunte Packungen und unterstützt von manchmal fraglicher Werbung: zuckerreduzierte Erzeugnisse, fettarme Wurstsorten, Light-Produkte, Kinderlebensmittel oder auch Lebensmittel mit angeblich gesundheitsfördernden Wirkungen. Aber was ist da wirklich dran? Unser Einkaufsführer lüftet so manches Geheimnis und ermöglicht Ihnen aus der Vielzahl der angebotenen Produkte die Optimalen auszuwählen.

Noch informativer, noch umfassender:
Der neue LLID-Einkaufsführer ist komplett überarbeitet worden. Sie finden neben den Fett- und Eiweißangaben auch Kalorienangaben von jetzt über 4.000 Lebensmitteln und

(Stand der Angaben: Juni 2010)

Gebrauchsanweisung für den Einkaufsführer

1. Fettgehalt der Lebensmittel = Fettpunkte (FP)

Sie haben in der Abnehmphase circa 60 Fettpunkte zur freien Verfügung. Sie können die erlaubten 60 Fettpunkte mit einer großen Tüte Kartoffelchips verbrauchen, bei richtiger, intelligenter Einteilung gibt's dafür 3 vollwertige Mahlzeiten.

Diese Tabelle wird Ihren Einkauf erleichtern und eine wertvolle Hilfe sein. Sie haben die Möglichkeit die verschiedenen Fettgehalte der Lebensmittel in den einzelnen Produktgruppen direkt miteinander zu vergleichen und fettärmere Alternativen zu wählen. Dies ist einfacher als Sie zunächst denken. Um einen direkten Vergleich der Fettpunkte der jeweiligen Lebensmittel zu ermöglichen, haben wir die Fettpunkte (FP) auch auf 100 Gramm Lebensmittel (falls nichts anderes angegeben) umgerechnet (Spalte: FP/100). So sehen Sie mit einem Blick die fettärmeren Varianten.

Um Ihnen große Rechenaufgaben zu ersparen, finden Sie in der Spalte FP/PG die Fettpunkte umgerechnet auf normale Portionsgrößen. In der ersten Spalte PG finden Sie die Menge, die üblicherweise gegessen oder im Lokal serviert wird. Zählen Sie sich selbst zu den „kräftigen" Essern, dann empfehlen wir, einzelne Portionen auszuwiegen.

2. Gesundheitliche Klassifizierung der Fette

Aus gesundheitlichen Gründen sollten Sie die gesättigten Fettsäuren deutlich reduzieren, die für den Organismus wichtigen einfach und mehrfach ungesättigten Fettsäuren aber in ausreichender Menge zuführen. Leider ist die oft gehörte Aussage „sparen Sie Fett ein" nur die halbe Wahrheit. Richtig muss diese Empfehlung lauten: „Sparen Sie gesättigte Fette ein und essen Sie genügend gesunde ungesättigte Fettsäuren". Wie aber diese Empfehlung in die Praxis umsetzen?

Um Ihnen die zeitraubende Suche nach den optimalen Zusammensetzungen zu ersparen, haben wir die Qualität der in den Nahrungsmitteln oder Produkten enthaltenen Fettsorten ganz übersichtlich bewertet:

Die Zahl der Fettpunkte in **grün** gedruckt, bedeutet, dass dieses Lebensmittel mehr gesunde Fette enthält, die Zahl **rot** gedruckt zeigt Ihnen, dass in diesem Produkt mehr gesättigte und dickmachende Fette enthalten sind, die der Körper gar nicht benötigt.

3. Kalorien

Neben der Fett- und der Zuckermenge, spielen auch die Kalorien während der Abnehmphase eine entscheidende Rolle. Kalorien sind ein Maß für die Energiemenge die Lebensmittel und Getränke unserem Körper liefern. Damit wir funktionieren, benötigt unser Körper Energie. Im Durchschnitt hat ein Erwachsener einen Kalorienbedarf (Energiebedarf) von 2000 kcal pro Tag, Frauen etwas weniger, Männer etwas mehr (Der Kalorienbedarf ist individuell verschieden, abhängig von Aktivitäten, Größe, Gewicht, Alter und Geschlecht).

Dennoch: egal ob flüssig oder als feste Nahrung: Zu viele Kalorien (aber auch Fett und schnelle Kohlenhydrate), bedeuten eine Gewichtszunahme.

Zwar ist heutzutage auf nahezu jedem Produkt die Kalorienangabe vermerkt, trotzdem haben wir für Sie - für eine bessere Übersicht - Kalorien-, Fett- und Proteinangaben tabellarisch aufgelistet. Diese Tabelle soll Ihnen helfen, Ihren täglichen Kalorienkonsum zu überwachen und die Lebensmittel richtig zu bewerten. Die Kalorienangaben sind pro 100 Gramm Lebensmittel angegeben.

4. Zucker und zuckerhaltige Produkte

Zucker, stark zuckerhaltige Produkte und Weißmehl-Backwaren lassen nach dem Verzehr den Blutzuckerspiegel schlagartig in die Höhe schnellen und die Insulinproduktion springt an. Damit verriegeln sich unter anderem die Fettzellen. Abnehmen wird trotz Nahrungseinschränkung schwirig bis unmöglich. Und beim schnellen Abfall des Blutzuckers bekommen wir schnell wieder Hunger. Der Weg zum Kühlschrank ist vorprogrammiert. Durch eine Verringerung von reinem Zucker, stark zuckerhaltigen Produkten und reinen Weißmehl-Backwaren verhindern Sie Hungeranfälle und öffnen die Fettzellen. Das Abnehmen wird deutlich einfacher und erfolgreicher.

Als Hilfestellung geben wir Ihnen den Zuckergehalt vieler Lebensmittel an. Aber nicht in verwirrenden Zahlen, sondern in einer einfach zu handhabenden Klassifizierung.

■ Der rote Zuckerwürfel

Produkte und Lebensmittel mit dem roten Zuckerwürfel enthalten große Mengen Zucker oder schnell verfügbare Kohlenhydrate und sind höchst gefährlich. Sie behindern das Abnehmen total und erzeugen schnell Hunger – vermeiden!

■ Der gelbe Zuckerwürfel

Produkte und Lebensmittel mit dem gelben Zuckerwürfel enthalten immer noch beachtliche Mengen von Zucker oder schnell verfügbare Kohlenhydrate. Sie sind immer noch gefährlich und sollten in der Abnehmphase - wenn möglich - gemieden werden. Bei besonderen Anlässen oder zu einer Hauptmahlzeit sind kleine Mengen gelegentlich erlaubt.

In dieser Gruppe finden Sie auch Lebensmittel, die zwar viele schnell verfügbare Kohlenhydrate enthalten, aber in der Regel nur in kleinen Mengen verzehrt werden.

■ Der grüne Zuckerwürfel

Produkte und Lebensmittel mit einem grünen Zuckerwürfel sind in der Abnehmphase erlaubt. Denken Sie aber daran, dass große Mengen den Abnehmprozess eventuell verlangsamen können.

Bewertung der Kohlenhydrate
Bei unserem Abnehmkonzept brauchen Sie keine Kohlenhydrate zählen. Schnelle Kohlenhydrate – in diesem Einkaufsführer gekennzeichnet mit einem roten Zuckerwürfel – **schießen** ins Blut und beeinflussen den Blutzuckerspiegel schnell und massiv. Langsamere Kohlenhydrate - mit einem gelben Zuckerwürfel gekennzeichnet – **fließen** ins Blut und ganz langsame Kohlenhydrate – grün gekennzeichnet – **tröpfeln** ins Blut. Wenn Sie erfolgreich und ohne Hunger abnehmen wollen, dann halten Sie sich einfach an unsere Bewertung und vermeiden Sie Produkte mit dem roten Zuckerwürfel, setzen Sie auf die Lebensmittel mit der grünen Kennzeichnung und essen die gelb gekennzeichneten Produkte weniger und maßvoll.

Grundlage unserer Bewertung ist die glykämische Last, die Zusammensetzung der einzelnen Kohlenhydrate, deren mengenmäßige Verteilung, eine eventuell retardierende Wirkung von Ballaststoffen und die üblichen Verzehrmengen der Lebensmittel und Produkte.

Zeichenerklärung

Gebräuchliche Maße

1 TL = 1 Teelöffel = ca. 5 ml Flüssigkeit = 5 g fester Stoff
1 EL = 1 Esslöffel = 15 – 20 ml Flüssigkeit = 10 – 20 g fester Stoff
3 TL = 1 EL
Angaben von Portionsgrößen in g, bei Flüssigkeiten in ml

Häufig verwendete Lebensmittel

Dickflüssiges wie Saure Sahne, Ketchup oder Creme fraiche:	1 EL = 15 g
Getreide, ganz:	1 EL = 20 g
gehackte Nüsse, Mandeln, etc:	1 EL = 10 g
Marmelade, Gelee:	1 TL = 10 g
Sesam-/ Sonnenblumen- oder Kürbiskerne:	1 EL = 15 g
Mayonnaise:	1 EL = 15 g
Öl:	1 EL = 12 g
Sahne:	1 EL = 15 g

Weitere Abkürzungen

TK	= tiefgekühlt	Port	= Portion
TP	= Trockenprodukt	i.D.	= im Durchschnitt
St.	= Stück	Wü	= Würfel

Bitte beachten Sie: Bei der Angabe des Fettgehaltes pro Portion (FP/PG) haben wir der Übersicht wegen auf Kommastellen verzichtet. Daher können bei der Umrechnung auf den Fettgehalt pro 100 g (FP/100) Rundungsdifferenzen auftreten. Alle Angaben basieren auf den Angaben des Bundeslebensmittelschlüssels (BLS-Code), auf Veröffentlichungen der Hersteller in schriftlicher Form oder im Internet. Abweichungen sind naturgemäß und produktionstechnisch möglich. Die Klassifizierung stellt keine qualitative Bewertung der einzelnen Produkte dar, sondern bezieht sich auf den Fettgehalt, die Fettzusammensetzung und den Gehalt und die Art der enthaltenen Kohlenhydrate.

Zeichenerklärung

Spalte 1: **PG = Portionsgröße/Packungsinhalt**
Gibt die Menge des Lebensmittels oder Fertigproduktes in g (Gramm) oder ml (Milliliter) an an, die normalerweise gegessen wird.

Spalte 2: **Name**
Hier finden Sie den Namen oder Handelsnamen des Lebensmittels oder Fertigproduktes.

Spalte 3: **kcal/100 = Kalorien in 100 g oder 100 ml Produkt**
In dieser Spalte finden Sie den Kaloriengehalt in 100 g des Lebensmittels oder Fertigproduktes.

Spalte 4: **FP/PG = Fettpunkte pro Portion**
Auf einen Blick finden Sie in dieser Spalte den Fettgehalt in einer Portion des Lebensmittels oder Fertigproduktes. 1 Fettpunkt = 1 g Fett.

Spalte 5: **FP/100 = Fettpunkte in 100 g oder 100 ml Produkt**
Hier finden Sie den Fettgehalt berechnet auf jeweils 100 g verzehrfertige Zubereitung. So können Sie die Fettgehalte verschiedener Lebensmittel und Zubereitungen schnell miteinander vergleichen und fettarme Alternativen auswählen.

Fettpunkte in grün: Hier sind mehr gesunde Fette und Öle enthalten.
Fettpunkte in rot: Hier überwiegen die ungesunden und dickmachenden gesättigten Fette. 1 Fettpunkt = 1 g Fett.

Spalte 6: **Z = Zuckerwürfel**
■ Produkte und Lebensmittel mit diesem roten Symbol enthalten große Mengen an Zucker oder schnell verfügbaren Kohlenhydraten. Diese sind zum Abnehmen nicht geeignet. Meiden!

■ In dieser Gruppe finden Sie Lebensmittel, die Kohlenhydrate enthalten, die immer noch verhältnismäßig schnell im Blut anfluten. Diese sollten in der Abnehmphase nur in kleinen Mengen verzehrt werden und nur zusammen mit einer Hauptmahlzeit. Aufpassen!

■ Produkte und Lebensmittel mit dieser Kennzeichnung enthalten langsame oder komplexe Kohlenhydrate, die in normalen Mengen gegessen, das Abnehmen nicht behindern. Zugreifen!

Spalte 7: **P/100 = Protein (Eiweiß) in g pro 100 g oder 100 ml Produkt**
Proteine sind lebenswichtige Bestandteile unserer Ernährung. Die DGE (Deutsche Gesellschaft für Ernährung) empfiehlt eine Zufuhr von 0,8 – 1,0 g/kg Körpergewicht. Da Proteine auch sehr gut sättigen, sollten Sie auf eine ausreichende Zufuhr, gerade in der Abnehmphase achten.

Milch und Milchprodukte

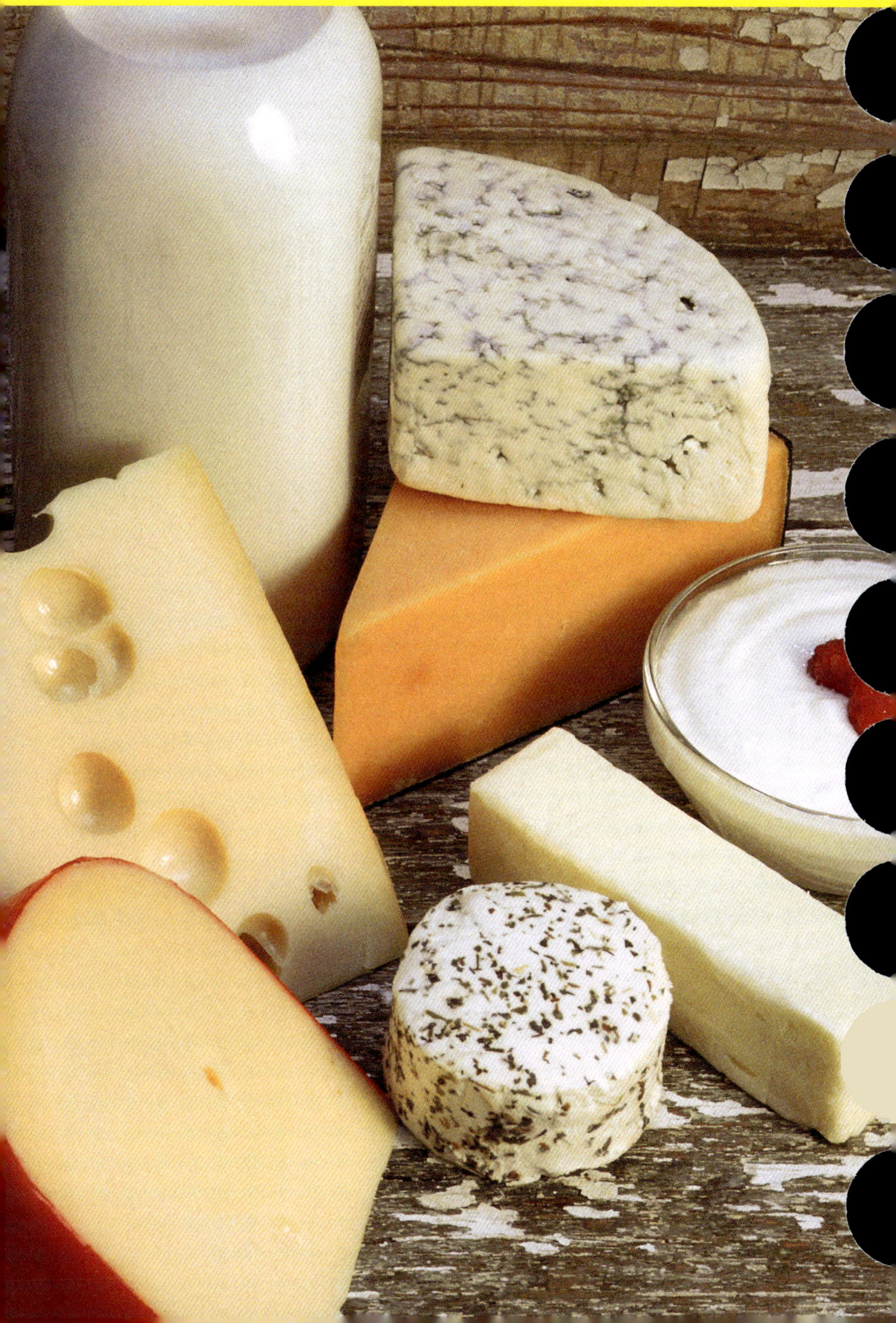

Milch und Milchprodukte

Milch und Milchprodukte

Milch und Milchprodukte sind eine der wichtigsten Calciumlieferanten für den Menschen. Schon mit 3/4 Liter Milch oder 3 Scheiben Käse (z.B. Emmentaler) kann ein Erwachsener den täglichen Calciumbedarf decken. Ferner enthält Milch sehr hochwertiges Eiweiß (Molkenprotein), Magnesium und die Vitamine A, D, B und B_2.

Im Laufe des Lebens entwickeln manche Personen einen Lactasemangel, so dass der Milchzucker (Lactose) nicht mehr gespalten werden kann.
Die Lactose gelangt unverdaut in den Dickdarm und wird dort durch Bakterien zu Säuren und Gasen abgebaut, Blähungen und Durchfälle sind die unangenehme Folge. Der Calciumbedarf kann hier problemlos über verarbeitete Milch, wie Quark und Käse gedeckt werden.

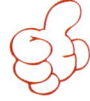

Einkaufstipp für Milch
Die bei uns in den Supermärkten angebotene H-Milch ist in der geschlossenen Packung deutlich länger haltbar als Frischmilch, circa 6 bis 8 Wochen. H-Milch steht der frischen Vollmilch in Nichts nach. Wir empfehlen den Kauf von H-Milch mit 1,5 % Fettgehalt.

In der Milch steckt viel Gutes! Sie enthält nahezu alle unentbehrlichen Aminosäuren (welche unser Körper nicht selbst herstellen kann) und lässt uns pflanzliches Eiweiß besser verwerten. Milch- und Milchprodukte sind ein wichtiges Grundlebensmittel. Die Deutschen liegen mit ihrem Frischmilchverbrauch an der Weltspitze mit etwa 8 kg Frischmilcherzeugnisse pro Jahr!
Milch enthält unter anderem viel Calcium. Dieser Mineralstoff ist nicht nur ein Baustein von Knochen und Zähnen, er spielt auch eine wichtige Rolle für die Muskelfunktion.

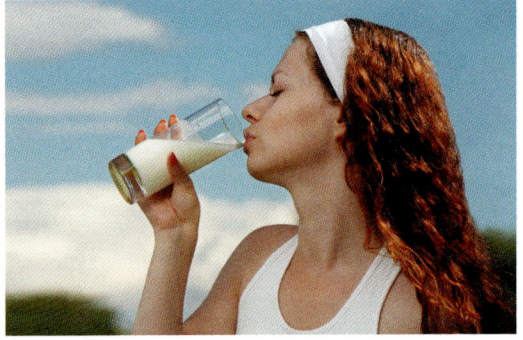

Milch und Milchprodukte

PG	Milchprodukte	kcal/100	FP/PG	FP/100	Z	P/100
200	Allgäuer Dickmilch, Müller	65	8	4	🟩	4
200	Ayran	35	4	2	🟩	3
100	Büffelmilch	108	8	8	🟩	3
200	Buttermilch	36	1	0	🟩	3
200	Buttermilch mit Butterflocken, Weihenstephan	38	2	1	🟩	3
200	Buttermilch mit Fruchtzubereitung	75	2	1	🟥	4
200	Dickmilch (Sauermilch) 10%	118	20	10	🟩	3
200	Dickmilch (Sauermilch) teilentrahmt	46	3	2	🟩	3
150	Dickmilch 0,3%	65	<1	<1	🟩	3
200	Dickmilch vollfett mit Fruchtzubereitung	95	6	3	🟨	3
100	Eselsmilch	42	1	1	🟩	2
200	Fitmilch 0,1% pur, Optiwell	35	<1	<1	🟩	4
100	Fitnessmolke Apfel 0,1%, Müller	34	<1	<1	🟨	1
100	Fitnessmolke Orange 0,1%, Mülller	34	<1	<1	🟨	1
100	Fitnessmolke Tropic 0,1%, Müller	33	<1	<1	🟨	1
200	Fruchtbuttermilch Diät Multivitamin, Müller	43	2	1	🟨	3
200	Fruchtbuttermilch Erdbeere Diät, Müller	39	2	1	🟨	4
200	Fruchtbuttermilch Multivitamin, Müller	63	2	1	🟥	3
200	Fruchtbuttermilch versch. Sorten, Weihenstephan	66	<1	<1	🟥	3
150	Kefir 3,5%	50	5	4	🟩	3
150	Kefir entrahmt	38	<1	<1	🟩	3
150	Kefir Kalinka fettarm, Müller	49	3	2	🟩	4
15	Kondensmilch 10%	176	2	10	🟩	9
15	Kondensmilch 4%	111	1	4	🟩	8
200	Milch entrahmt	36	<1	<1	🟩	4
200	Milch fettarm	49	3	2	🟩	4
200	Milch fettarm laktosefrei, MinusL	46	4	2	🟨	3
200	Milch fettarm, Becel pro Activ	48	4	2	🟩	3
200	Milch mit Kakao/Schokolade	131	8	4	🟥	4
200	Milch mit Schoko laktosefrei, MinusL	57	3	1	🟥	3

PG = Portionsgröße / Packungsinhalt
kcal/100 = Kalorien in 100 g oder 100 ml
FP/PG = Fettpunkte pro Portion
FP/100 = Fettgehalt pro 100 g oder 100 ml
Z = Zuckerwürfel
P/100 = Protein pro 100 g oder 100 ml

Milch und Milchprodukte

PG	Milchprodukte	kcal /100	FP/ PG	FP/ 100	Z	P/ 100
200	Milch vollfett	64	7	4	🟥	3
200	Milch vollfett laktosefrei, MinusL	67	7	4	🟨	3
200	Milch vollfett laktosefrei, Weihenstephan	65	7	4	🟨	3
200	Milchmischerzeugnisse, fettarm	84	3	2	🟨	3
200	Milchmischerzeugnisse, vollfett	98	6	3	🟨	3
200	Molke	25	2	1	🟩	3
200	Müllermilch Himbeere, Müller	73	2	1	🟥	4
200	Müllermilch leicht Erdbeere, Müller	50	<1	<1	🟨	3
200	Müllermilch leicht Schoko, Müller	49	<1	<1	🟨	4
200	Müllermilch Schoko, Müller	76	4	2	🟥	4
250	Müllermilch Typ Kaffee versch. Sorten, Müller	70	5	2	🟥	3
200	Müllermilch Vanilla, Müller	79	2	1	🟥	2
100	Muttermilch, Frauenmilch	68	4	4	🟩	1
150	Sahnekefir 10%	103	15	10	🟩	3
150	Sahnekefir mild, Zott	144	12	8	🟥	2
150	Sahnekefir mit Fruchtzubereitung	146	12	8	🟨	2
100	Schafsmilch	97	6	6	🟩	5
200	Schokomilch, Landliebe	73	6	3	🟥	4
200	Schulmilch Karamell, Landliebe	65	2	1	🟥	3
100	Stutenmilch	48	2	2	🟩	2
100	Ziegenmilch	69	4	4	🟩	27

PG	Milchpulver	kcal /100	FP/ PG	FP/ 100	Z	P/ 100
10	Buttermilchpulver	400	1	10	🟩	40
10	Magermilchpulver	375	<1	<1	🟩	38
10	Milchpulver teilentrahmt	426	1	14	🟩	3
10	Molkenpulver	350	<1	<1	🟩	10
10	Sahnepulver	600	4	40	🟩	20
10	Vollmilchpullver	500	2	25	🟩	25

PG = Portionsgröße / Packungsinhalt
kcal/100 = Kalorien in 100 g oder 100 ml
FP/PG = Fettpunkte pro Portion
FP/100 = Fettgehalt pro 100 g oder 100 ml
Z = Zuckerwürfel
P/100 = Protein pro 100 g oder 100 ml

Milch und Milchprodukte

Sahne

Sahne ist der fettreiche Anteil der Milch, der sich beim Stehenlassen an der Oberfläche sammelt. Sie wird durch Abschöpfen oder Zentrifugieren gebunden. In „Seperatoren" wird die Milch so lange geschleudert, bis sie sich nach aussen absetzt und die Sahne innen zurück bleibt. Sahne ist gegenüber der Milch relativ fetthaltig und enthält weniger Eiweiß.

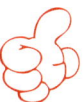

Einkaufstipp für Sahne

Cremefine und ähnliche Produkte sind die leichte Alternative zu Sahne, Creme fraîche und Co. Sie sind eine Komposition aus pflanzlichen Fetten und Milch und haben einen deutlich niedrigeren Fettgehalt als herkömmliche Schlagsahne oder Creme fraîche. Mit ihrem frischen, leichten und cremigen Geschmack sind sie ideal für Soßen, Suppen, Aufläufe und Desserts.

PG	Sahne	kcal /100	FP/ PG	FP/ 100	Z	P/ 100
6	Alpensahne aus Bio-Milch, Bärenmarke	168	1	17	🟩	1
10	Becel Diät für den Kaffee	113	<1	4	🟥	7
25	Creme double 42%	400	10	42	🟩	2
25	Creme fraîche 30%	288	8	30	🟩	3
25	Creme légère	166	4	15	🟩	3
25	Creme légère cremig-flüssig	121	3	10	🟩	3
25	Creme légère mit Kräutern	162	4	14	🟩	3
25	Cremefine Vanilla, Rama	214	5	18	🟨	2
25	Cremefine zum Kochen 15%, Rama	159	4	15	🟩	2
25	Cremefine zum Kochen 7%, Rama	85	2	7	🟩	1
25	Cremefine zum Schlagen, Rama	195	5	19	🟩	3
25	Cremefine zum Verfeinern, Rama	171	5	19	🟩	3
3	Kaffee Weißer Pulver, Meggle	556	1	35	🟥	2
5	Kaffeesahne (Portion)	203	<1	10	🟩	3
5	Kaffeesahne laktosefrei, MinusL	118	<1	10	🟨	3
25	Knoblauch Creme fraîche	312	7	28	🟩	2
25	Kräuter Creme fraîche	293	7	28	🟩	2

PG = Portionsgröße / Packungsinhalt
kcal/100 = Kalorien in 100 g oder 100 ml
FP/PG = Fettpunkte pro Portion
FP/100 = Fettgehalt pro 100 g oder 100 ml
Z = Zuckerwürfel
P/100 = Protein pro 100 g oder 100 ml

Milch und Milchprodukte

PG	Sahne	kcal/100	FP/PG	FP/100	Z	P/100
25	Milchschaum zum Sprühen, Meggle	47	<1	<1	🟨	5
25	QimiQ classic	169	4	15	🟩	5
25	QimiQ classic Vanille	169	4	15	🟩	5
25	Sahne gezuckert	311	8	31	🟨	2
25	Sahne zum Kochen, Weihenstephan	164	4	15	🟩	3
25	Sahne zum Verfeinern, Weihenstephan	140	3	13	🟩	3
25	Saure Sahne 10%	117	3	10	🟩	3
25	Schlagsahne 30%	288	8	30	🟩	3
25	Schlagsahne 30% laktosefrei, MinusL	293	8	30	🟩	2
25	Schmand	288	8	30	🟩	3
25	Schmand laktosefrei, MinusL	245	6	24	🟨	3
25	Sprühsahne laktosefrei, MinusL	292	7	28	🟨	2
25	Sprühsahne Sahnezauber, Meggle	289	5	21	🟥	2
25	Sprühsahne, Natreen	194	4	15	🟨	3

Joghurt

12 kg Joghurt isst der Bundesbürger jedes Jahr durchschnittlich. Leider sind aber 80 % aller gegessenen Joghurts eine Mischung aus Joghurt, Früchten, Aromen, Zucker und Verdickungsmitteln, wie Johannisbrotkernmehl, Pektin, Reismehl, Maisstärke. Es gibt „Fruchtjoghurt" oder „Joghurt mit Früchten", der mindestens 6 % Frischfrucht enthalten muss, „Joghurt mit Fruchtzubereitung" kommt mit mindestens 3,5 % aus und „Joghurt mit Fruchtgeschmack" mit noch weniger.

Da die Fruchtzubereitung als zusammengesetzte Zutat üblicherweise mit einem Gewichtsanteil unter 25 Prozent am Fruchtjoghurt beteiligt ist, ist es nicht erforderlich, ihre Zusammensetzung aus Zutaten wie Zucker oder Zusatzstoffen wie Dickungsmitteln, Aromen oder Konservierungsstoffen aufzuführen. Dies macht die Bewertung für den Laien am Supermarktregel sehr schwierig.

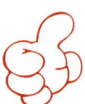

Einkaufstipp für Joghurt
- Naturjoghurt ohne Zusätze bevorzugen.
- Naturjoghurt mit Früchten oder Konzentraten aromatisieren.
- Sehr fettarme Joghurts (0,1 – 0,3 % Fett) enthalten meist viele Kohlenhydrate.

PG	= Portionsgröße / Packungsinhalt	**FP/100**	= Fettgehalt pro 100 g oder 100 ml
kcal/100	= Kalorien in 100 g oder 100 ml	**Z**	= Zuckerwürfel
FP/PG	= Fettpunkte pro Portion	**P/100**	= Protein pro 100 g oder 100 ml

Milch und Milchprodukte

Joghurts werden in 4 Fettgehaltsstufen angeboten:

Sahnejoghurt mit 10 % Fett, Vollmilchjoghurt mit 3,5 %, fettarmer Joghurt mit 1,5 bis 1,8 % und Magermilchjoghurt mit etwa 0,3 % Fett. Achten Sie aber nicht nur auf den Fettgehalt, auch die enthaltenen Kohlenhydrate sind eine Abnehmfalle.

Fructose als Süßungsmittel anstelle von Zucker bringt eher Nachteile. Der Aufdruck „ohne Kristallzucker" heißt nicht, dass das Produkt zuckerfrei ist. Besonders viel Zucker ist meist in Joghurtzubereitungen für Kinder enthalten.

PG	Joghurt / Pudding / Quark	kcal/100	FP/PG	FP/100	Z	P/100
115	Activia Cerealien 0,1%, Danone	83	<1	<1	🟨	5
125	Activia Creme-Genuss Erdbeere, Danone	97	4	3	🟥	5
125	Activia Creme-Genuss Vanille, Danone	97	4	3	🟥	5
115	Activia Erdbeere 0,1%, Danone	72	<1	<1	🟥	5
115	Activia Erdbeere Diät, Danone	76	4	3	🟨	5
115	Activia Erdbeere, Danone	96	4	3	🟥	4
200	Activia Joghurtdrink, Danone	78	4	2	🟥	3
115	Activia Müsli, Danone	100	4	3	🟥	4
115	Activia natur 3,5%, Danone	73	4	3	🟩	4
230	Ananas-Kokos-Lassi, Alnatura	99	7	3	🟨	2
150	Bircher Müsli Quark, WeightWatchers	79	<1	<1	🟨	5
125	Cremabella Vanille, Zott	98	4	3	🟥	3
125	Cremabella Schoko, Zott	101	4	3	🟥	3
100	Cremore Milchcreme mit Schokosoße, Zott	183	11	11	🟥	2
100	Cremore Milchcreme mit Vanillesoße, Zott	182	11	11	🟥	2
115	Dany Sahne Schoko, Danone	159	4	3	🟥	4
150	Der Cremige 0,1% Erdbeere, Weihenstephan	87	<1	<1	🟨	5
150	Der Cremige 0,1% Natur, Weihenstephan	89	<1	<1	🟩	7
150	Der Cremige weniger Zucker Erdbeere, Weihenstephan	87	5	3	🟨	4
150	Der Cremige weniger Zucker Kirsche, Weihenstephan	89	5	3	🟨	4
250	Der Große Bauer Apfel-Banane mit Amarant, Bauer	90	8	3	🟥	3

PG = Portionsgröße / Packungsinhalt
kcal/100 = Kalorien in 100 g oder 100 ml
FP/PG = Fettpunkte pro Portion
FP/100 = Fettgehalt pro 100 g oder 100 ml
Z = Zuckerwürfel
P/100 = Protein pro 100 g oder 100 ml

Milch und Milchprodukte

PG	Joghurt / Pudding / Quark	kcal /100	FP/ PG	FP/ 100	Z	P/ 100
250	Der Große Bauer Bircher Müsli, Bauer	96	8	3	■	4
250	Der Große Bauer Diät Erdbeere, Bauer	65	8	3	■	4
250	Der Große Bauer Diät Stracciatella, Bauer	67	8	3	■	4
250	Der Große Bauer Erdbeere, Bauer	91	5	2	■	3
250	Der Große Bauer extra leicht 0,1% Erdbeere, Bauer	44	2	<1	■	4
250	Der Große Bauer extra leicht 0,1% Vanille, Bauer	44	1	<1	■	4
250	Der Große Bauer extra leicht 0,1% Zitrone, Bauer	44	2	<1	■	4
100	Diät Joghurtdrink, Becel Pro Acitv	52	2	2	■	3
125	Diät Wölkchen Schoko/Vanille, Dr. Oetker	111	8	7	■	4
125	Doppel Decker Erdbeer/Vanille, Müller	91	2	1	■	2
125	Doppel Decker Schoko/Vanille, Müller	104	4	3	■	3
125	Doppel Decker Vanille/Himbeere, Müller	104	3	2	■	2
100	Erdbeer Quark, WeightWatchers	72	<1	<1	■	7
150	Frischer Fruchtquark Erdbeere, Weihenstephan	136	9	6	■	6
150	Frischer Fruchtquark Vanille, Weihenstephan	143	9	6	■	6
125	Froop Erdbeere, Müller	109	4	3	■	4
125	Froop Kirsche, Müller	117	4	3	■	4
125	Frucht & Quark fitline 0,2% alle Sorten, Exquisa	92	<1	<1	■	7
150	Fruchtjoghurt Ananas, Landliebe	95	5	3	■	4
150	Fruchtjoghurt Brombeere, Landliebe	96	5	3	■	4
150	Fruchtjoghurt Erdbeere 1,5%, Landliebe	91	1	1	■	5
150	Fruchtjoghurt Kirsch 1,5%, Landliebe	91	1	1	■	5
150	Fruchtjoghurt Optiwell Erdbeere 0,1%, Danone	49	<1	<1	■	4
150	Fruchtjoghurt Pfirsich-Maracuja 1,5%, Landliebe	91	1	1	■	5
50	Fruchtzwerge mit Fruchtzucker	116	2	4	■	7
100	Fructiv ACE+F, Müller	29	<1	<1	■	-
100	Fructiv Blutorange, Müller	32	<1	<1	■	-
100	Fructiv Multivitamin, Müller	29	<1	<1	■	-
250	Gourmet Diät Joghurt Erdbeere, Zott	62	3	1	■	4
250	Gourmet Diät Joghurt Himbeere, Zott	62	3	1	■	4

PG = Portionsgröße / Packungsinhalt
kcal/100 = Kalorien in 100 g oder 100 ml
FP/PG = Fettpunkte pro Portion
FP/100 = Fettgehalt pro 100 g oder 100 ml
Z = Zuckerwürfel
P/100 = Protein pro 100 g oder 100 ml

Milch und Milchprodukte

PG	Joghurt / Pudding / Quark	kcal /100	FP/ PG	FP/ 100	Z	P/ 100
250	Gourmet Diät Joghurt Kirsch, Zott	62	3	1	🟨	4
150	Gourmet Diät Joghurt Waldfrucht, Zott	62	3	1	🟨	4
150	Grießpudding 0,1% Pur Optiwell, Danone	65	<1	<1	🟥	4
150	Grießpudding mit Erdbeere, Landliebe	129	8	5	🟥	3
100	Grießpudding mit Kirsch Sauce, Müller	121	3	3	🟥	3
150	Grießpudding mit Kirsch, Landliebe	133	8	5	🟥	3
150	Grießpudding mit Zimt, Optiwell	64	<1	<1	🟥	4
150	Grießpudding Schoko, Landliebe	163	12	8	🟥	4
150	Grießpudding Traditionell, Landliebe	148	9	6	🟥	4
150	Grießpudding Vanille, Landliebe	147	12	8	🟥	4
150	Grießpudding, Optiwell	65	<1	<1	🟥	4
100	Himbeere - Cranberry Quark, WeightWatchers	74	<1	<1	🟨	7
230	Himbeer-Lassi, Alnatura	99	7	3	🟥	2
330	JoBu Buttermilk Edelkirsch, Meggle	71	6	2	🟨	3
330	JoBu Buttermilk Erdbeere, Meggle	71	6	2	🟨	3
330	JoBu Buttermilk Zitrone-Limette, Meggle	71	6	2	🟨	3
150	Joghurt 10% natur	118	15	10	🟩	3
150	Joghurt entrahmt natur	38	<1	<1	🟩	4
150	Joghurt fettarm mit Fruchtzubereitung	83	2	1	🟥	3
150	Joghurt Kirsch oder Himbeere 0,1%, WeightWatchers	66	<1	<1	🟥	4
150	Joghurt mit Buttermilch Erdbeere, Müller	90	2	1	🟥	5
150	Joghurt mit Buttermilch Kirsche, Müller	88	2	1	🟥	5
150	Joghurt teilentrahmt natur	46	2	1	🟩	2
125	Joghurt Vanilla-Stracciatella, WeightWatchers	66	<1	<1	🟥	4
150	Joghurt vollfett Erdbeere laktosefrei, MinusL	97	5	3	🟥	3
150	Joghurt vollfett mit Fruchtzubereitung	99	5	3	🟥	2
150	Joghurt vollfett natur	66	6	4	🟩	2
150	Joghurt vollfett natur laktosefrei, MinusL	75	6	4	🟨	4
250	Joghurtdrink 1,5% mit Frucht	98	5	2	🟥	3

PG = Portionsgröße / Packungsinhalt
kcal/100 = Kalorien in 100 g oder 100 ml
FP/PG = Fettpunkte pro Portion
FP/100 = Fettgehalt pro 100 g oder 100 ml
Z = Zuckerwürfel
P/100 = Protein pro 100 g oder 100 ml

Milch und Milchprodukte

PG	Joghurt / Pudding / Quark	kcal /100	FP/ PG	FP/ 100	Z	P/ 100
150	Jogolé 0,1% Fruchtjoghurt versch. Sorten, Zott	69	<1	<1	■	4
330	Jogolé Molke Drink 0,1%, Zott	60	1	<1	■	2
150	Knusper Ecke Balls, Müller	147	8	5	■	5
150	Knusper Ecke Flakes, Müller	137	8	5	■	5
150	Knusper Ecke Müsli, Müller	124	8	5	■	5
150	Knusper Ecke Original, Müller	132	9	6	■	6
125	LC 1 Cerealien, Nestlé	96	4	3	■	4
100	LC 1 Drink Multifrucht, Nestlé	82	2	2	■	3
100	LC 1 Drink Original, Nestlé	80	2	2	■	3
100	LC 1 Drink Vanilla, Nestlé	81	2	2	■	3
125	LC 1 mit Frucht, Nestlé	108	2	2	■	3
125	LC 1 Pur, Nestlé	76	5	4	■	5
125	LC 1 Vanilla, Nestlé	104	5	4	■	3
125	Milchpudding Schoko laktosefrei, MinusL	125	6	5	■	3
200	Milchpudding Vanille	115	2	1	■	3
200	Milchreis der leichte Erdbeere, Müller	75	<1	<1	■	4
200	Milchreis der leichte Schoko, Müller	76	<1	<1	■	4
200	Milchreis Diät Original, Müller	84	6	3	■	4
100	Milchreis Diät Zimt, Müller	85	2	2	■	3
200	Milchreis original Vanilla, Müller	105	6	3	■	3
200	Milchreis original Zimt, Müller	110	4	2	■	3
100	Milchreis pur, Müller	103	4	3	■	4
200	Milchreis Zimt & Zucker, Müller	113	6	3	■	3
150	Moccajoghurt, Zott	100	5	3	■	3
100	Monte Drink, Zott	85	2	2	■	4
100	Monte, Zott	195	13	13	■	3
200	Obstgarten Diät 0,4% Erdbeere, Danone	62	<1	<1	■	5
200	Obstgarten Erdbeere, Danone	119	8	4	■	4
200	Obstgarten Vanilla Himbeere, Danone	135	10	5	■	4
125	Paula Schokoladenpudding mit Vanille, Dr. Oetker	116	5	4	■	3

PG = Portionsgröße / Packungsinhalt
kcal/100 = Kalorien in 100 g oder 100 ml
FP/PG = Fettpunkte pro Portion
FP/100 = Fettgehalt pro 100 g oder 100 ml
Z = Zuckerwürfel
P/100 = Protein pro 100 g oder 100 ml

Milch und Milchprodukte

PG	Joghurt / Pudding / Quark	kcal/100	FP/PG	FP/100	Z	P/100
125	Paula Vanillepudding mit Schoko, Dr. Oetker	111	5	4	🟥	3
150	Pudding mit Soße Optiwell, Danone	54	<1	<1	🟨	3
150	Pudding Schoko Optiwell, Danone	53	<1	<1	🟨	3
150	Pudding Vanille Optiwell, Danone	54	<1	<1	🟨	3
100	Pudding Vanille mit Schokosauce, Müller	113	3	3	🟥	3
100	Puddis Cappuccino & Schokoladenmousse	142	5	5	🟥	4
125	Puddis Milchstrudel Karamell-Sahne	119	5	4	🟥	3
125	Puddis Milchstrudel Nuss	118	5	4	🟥	3
125	Puddis Milchstrudel Vanille & Schokoladenpudding	121	5	4	🟥	3
100	Puddis Schokoladenpudding mit Keksballs	149	6	6	🟥	4
100	Puddis Vanillepudding mit Keksballs	145	5	5	🟥	3
100	Puddis weiß & dunkles Nussmousse	140	5	5	🟥	4
100	Puddis weiß & dunkles Schokoladenmousse	147	5	5	🟥	4
150	Quark Dessert fein-sahning Vanilla, Exquisa	137	9	6	🟥	5
30	Quark Doppelrahmstufe	217	6	20	🟩	7
30	Quark Dreiviertelfettstufe	122	2	7	🟩	10
30	Quark Fettstufe	143	3	10	🟩	9
150	Quark Genuss Vanilla auf Frucht 0,2%, Exquisa	103	<1	<1	🟥	5
30	Quark Halbfettstufe	100	1	4	🟩	11
30	Quark Magerstufe	75	<1	<1	🟩	14
150	Rahmjoghurt Erdbeere, Weihenstephan	144	12	8	🟥	3
150	Rahmjoghurt Heidelbeere, Weihenstephan	143	12	8	🟥	3
150	Rahmjoghurt natur, Weihenstephan	135	15	10	🟨	4
230	Rosen-Lassi, Alnatura	92	7	3	🟨	2
150	Sahnejoghurt Diät, Zott	114	12	8	🟨	2
150	Sahnejoghurt mit Früchten 10%	114	13	9	🟥	3
150	Sahnepudding Bratapfel, Landliebe	154	8	5	🟥	3
150	Sahnepudding Milchkaffee, Landliebe	146	13	8	🟥	3
150	Sahnepudding Milchkaramell, Landliebe	153	13	8	🟥	3
150	Sahnepudding Spekulatius, Landliebe	154	13	8	🟥	3

PG = Portionsgröße / Packungsinhalt
kcal/100 = Kalorien in 100 g oder 100 ml
FP/PG = Fettpunkte pro Portion
FP/100 = Fettgehalt pro 100 g oder 100 ml
Z = Zuckerwürfel
P/100 = Protein pro 100 g oder 100 ml

Milch und Milchprodukte

PG	Joghurt / Pudding / Quark	kcal /100	FP/ PG	FP/ 100	Z	P/ 100
150	Sahnepudding Vanille, Landliebe	153	14	9	■	3
100	SahneStrudel Schokolade, Puddis	125	5	5	■	3
100	SahneStrudel Vanille, Puddis	122	6	6	■	3
150	Schlemmerecke Banana Split, Müller	119	5	3	■	4
150	Schlemmerecke Erdbeere, Müller	98	5	3	■	4
150	Schlemmerecke Himbeere, Müller	102	5	3	■	4
150	Schlemmerecke Kirsche, Müller	102	5	3	■	4
150	Schlemmerecke Rote Grütze, Müller	100	5	3	■	4
100	Schokopudding mit Vanillesauce, Müller	116	3	3	■	3
100	Schüttel Shake verschiedene Sorten, Bärenmarke	66	2	2	■	3
200	Starfrucht leicht, Zott	56	2	1	■	3
200	Starfrucht, Zott	94	5	3	■	3
75	Tiramisu, Zott	314	12	18	■	5
165	Vanillepudding Optiwell mit versch. Fruchtsoßen, Danone	60	<1	<1	■	3
125	Wölkchen Cappuccino, Dr. Oetker	139	8	6	■	3

Käse

Geschätzte 4.000 Sorten Käse werden weltweit dem Verbraucher angeboten und die Deutschen greifen kräftig zu. Über 22 kg Käse verzehrt jeder von uns pro Jahr, vorwiegend Schnittkäse wie Edamer, Gouda oder Tilsiter gefolgt von Weich- oder Frischkäse wie Feta oder Mozzarella mit steigender Tendenz. Dieser Trend ist sehr positiv, sind doch die weichen Käse durch den höheren Wassergehalt gut zum Abnehmen geeignet.

Die Herstellung aller Käsesorten beginnt immer bei der Milch, die durch Gerinnung mittels Milchsäurebakterien oder Enzyme verdickt wird. Nach dem Abtrennen der jetzt fast eiweißfreien Molke wird der Käse je nach Sorte mit Schimmelkulturen versetzt, was zu Camembert, Brie oder Edelpilzkäsen führt oder in Formen gepresst und in einem Salzbad weiter entwässert. Nach Reifegrad, Lagerung, Gärung oder anderen äußeren Bedingungen entwickeln sich geschmacklich und optisch sehr unterschiedliche Sorten. Einen intensiven Blick beim Einkaufen sollten Sie immer auf den Fettgehalt richten. In der Regel sind die Fettwerte in der Trockenmasse angegeben (% Fett i. Tr.) oder Fettgehaltsstufen.

PG	= Portionsgröße / Packungsinhalt	**FP/100** = Fettgehalt pro 100 g oder 100 ml
kcal/100	= Kalorien in 100 g oder 100 ml	**Z** = Zuckerwürfel
FP/PG	= Fettpunkte pro Portion	**P/100** = Protein pro 100 g oder 100 ml

Milch und Milchprodukte

Fettgehaltsstufen	Fettgehalt in der Trockenmasse
Doppelrahmstufe	ca. 60 % bis 87 %
Rahmstufe	über 50 %
Vollfettstufe	circa 45 %
Fettstufe	circa 40 %
Dreiviertelfettstufe	circa 30 %
Halbfettstufe	circa 20 %
Viertelfettstufe	circa 10 %
Magerstufe	unter 10 %

Was aber ist Trockenmasse? Wie rechnet man in Fett absolut um? Ein Käse besteht immer aus Trockenmasse und Wasser. Je härter ein Käse ist, umso geringer ist normalerweise der Wassergehalt, je weicher ein Käse ist, umso mehr Wasser ist – bis auf wenige Ausnahmen – enthalten.

Käsegruppe	Wassergehalt in der fettfreien Käsemenge
Hartkäse	56 % oder weniger
Schnittkäse	zwischen 54 % und 63 %
Halbfester Schnittkäse	zwischen 61 % und 69 %
Sauermilchkäse	zwischen 60 % und 73 %
Weichkäse	über 67 %
Frischkäse	über 73 %

Wenn Käse aus Trockenmasse und Wasser besteht, dann enthält ein Käse mit viel Wasser entsprechend weniger Trockenmasse. Viel Wasser = weniger Trockenmasse. Bezieht sich der Fettgehalt auf die Trockenmasse (Fett i.Tr.) muss in die Beurteilung demnach auch die Trockenmasse einbezogen werden. Vergleich: Ein Doppelfrischkäse mit 60 % Fett i.Tr. (in der Trockenmasse) enthält 26 g Fett/100 g. Ein Emmentaler mit 45 % i.Tr. dagegen enthält – da ein geringerer Wassergehalt – 28 g Fett/100 g.

Es genügt also nicht, nur den aufgedruckten Fettgehalt i.Tr. zu beachten, auch der Wassergehalt, sprich die Käsesorte ist von Bedeutung.

PG = Portionsgröße / Packungsinhalt
kcal/100 = Kalorien in 100 g oder 100 ml
FP/PG = Fettpunkte pro Portion
FP/100 = Fettgehalt pro 100 g oder 100 ml
Z = Zuckerwürfel
P/100 = Protein pro 100 g oder 100 ml

Milch und Milchprodukte

Mit einer einfachen Umrechnung können Sie beim Einkaufen das Fett i. Tr. in Fett absolut umrechnen:

Käsesorte	Multiplikator	Beispiel
Hartkäse	x 0,7	45 % i. Tr. = 31,5 % Fett absolut
Schnittkäse	x 0,6	45 % i. Tr. = 27,0 % Fett absolut
Weichkäse	x 0,5	45 % i. Tr. = 22,5 % Fett absolut
Frischkäse	x 0,3	45 % i. Tr. = 13,5 % Fett absolut

Einkaufstipp für Käse

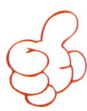

- Je streichfähiger, je weicher ein Käse ist (Weichkäse, Frischkäse) umso höher darf der angegebene Fettgehalt i.Tr. sein, je härter die Käsesorte ist, umso geringer soll der Fettgehalt i. Tr. sein. Am besten kaufen Sie Käse nach unserem Einkaufsführer oder greifen generell zu Weich- oder Streichkäse.

- Kaufen Sie einen Käse mit kräftigem Geschmack, davon genügt eine geringere Menge, um ein Geschmackserlebnis auszulösen.

- Geschmackloser Gummikäse schmeckt auch in der doppelten Menge nicht besser, liefert aber mehr Fettpunkte.

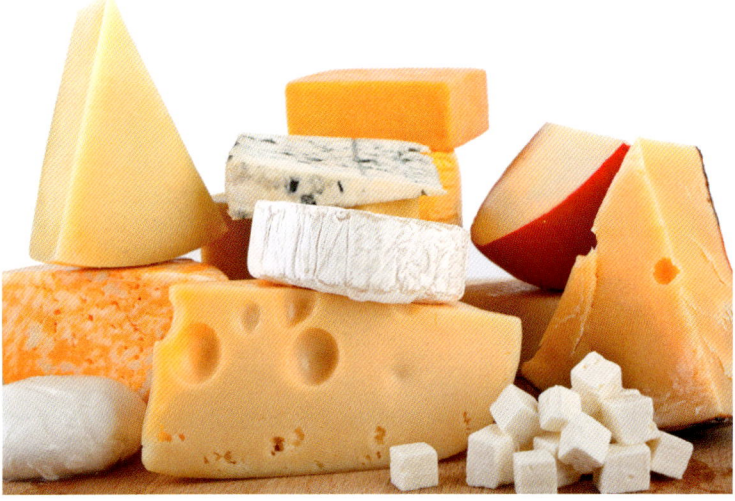

PG = Portionsgröße / Packungsinhalt
kcal/100 = Kalorien in 100 g oder 100 ml
FP/PG = Fettpunkte pro Portion
FP/100 = Fettgehalt pro 100 g oder 100 ml
Z = Zuckerwürfel
P/100 = Protein pro 100 g oder 100 ml

Milch und Milchprodukte

Hartkäse

Das Typische für einen Hartkäse ist sein Trockenmassegehalt von mindestens 60 % und mehr.
Hartkäse hat die längste Reifezeit aller Käsesorten – sie liegt, je nach Sorte, zwischen drei Monaten bis über drei Jahre. Deshalb ist der Hartkäse für seinen kräftigen Geschmack und sein intensives Aroma berühmt.

PG	Hartkäse	kca/100	FP/PG	FP/100	Z	P/100
30	Allgäutaler	369	10	35	■	28
30	Allgäutaler leicht	296	5	18	■	34
30	Bauernhandkäse, Alnatura	113	<1	<1	■	27
20	Bergkäse laktosefrei, MinusL	422	7	35	■	28
20	Bergkäse Rahmstufe	419	7	35	■	27
20	Bergkäse Vollfettstufe	384	6	30	■	29
20	Chester Vollfettstufe	367	6	29	■	27
20	Emmentaler Vollfettstufe	383	6	30	■	29
20	Emmentaler Vollfettstufe laktosefrei, MinusL	386	6	30	■	29
20	Greyerzer Rahmstufe	406	6	32	■	29
20	Parmesan Dreiviertelfettstufe	356	4	23	■	39
20	Parmesan Fettstufe	407	6	30	■	34
20	Parmesan Vollfettstufe	440	7	34	■	32
30	Pecorino	382	9	31	■	25
20	Provolone Vollfettstufe	340	5	27	■	26

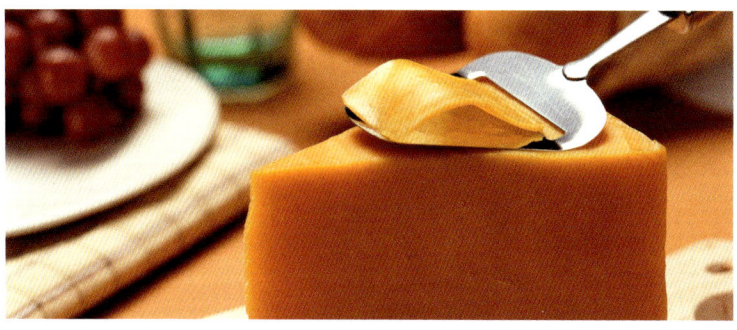

PG = Portionsgröße / Packungsinhalt
kcal/100 = Kalorien in 100 g oder 100 ml
FP/PG = Fettpunkte pro Portion
FP/100 = Fettgehalt pro 100 g oder 100 ml
Z = Zuckerwürfel
P/100 = Protein pro 100 g oder 100 ml

Milch und Milchprodukte

Schnittkäse

Schnittkäse ist Käse, der sich gut in Scheiben schneiden lässt. Seine Reifezeit liegt zwischen vier und sechs Wochen. Der Schnittkäse hat meistens eine geschmeidige bis feste Konsistenz und seine Geschmacksvielfalt reicht von mild bis kräftig. Der Wassergehalt von Schnittkäse ist höher als bei Hartkäsesorten, was ihn weicher und leichter schneidbar macht.

PG	Schnittkäse	kcal/100	FP/PG	FP/100	Z	P/100
20	Appenzeller Rahmstufe	386	6	32	■	25
20	Bel Paese	372	6	30	■	25
20	Butterkäse Doppelrahmstufe	379	7	35	■	17
20	Butterkäse Vollfettstufe	299	5	24	■	22
20	Butterkäse Vollfettstufe laktosefrei, MinusL	330	5	26	■	24
20	Cambozola 70% Fett i.Tr.	421	8	40	■	13
20	Cambozola classic light	303	5	25	■	19
30	Cheddar Rahmstufe	405	10	34	■	25
20	Dambo Vollfettstufe	322	5	25	■	23
30	Edamer 40% Fett i.Tr. laktosefrei, MinusL	311	7	23	■	26
20	Edamer Dreiviertelfettstufe	257	3	16	■	27
20	Edamer Fettstufe	316	5	25	■	26
20	Edamer Rahmstufe	353	6	30	■	22
20	Edamer Vollfettstufe	354	6	28	■	25
30	Edamer, Du darfst	265	5	16	■	27
30	Fol Epi	351	8	27	■	25
20	Geheimratskäse Vollfettstufe	326	5	25	■	24
25	Gemüse-Gouda-Scheiben, Du darfst	260	3	12	■	20
30	Gouda 30% Fett i.Tr.	256	5	16	■	27
30	Gouda 45% Fett i.Tr.	345	9	30	■	25
30	Gouda 48% Fett i.Tr. laktosefrei	344	8	28	■	23
30	Gouda, Du darfst	262	5	16	■	29
50	Halloumi, Fontana	316	12	24	■	23
30	Käse herzhaft, WeightWatchers	242	3	11	■	34
30	Käse mild, WeightWatchers	234	3	11	■	31

PG = Portionsgröße / Packungsinhalt
kcal/100 = Kalorien in 100 g oder 100 ml
FP/PG = Fettpunkte pro Portion
FP/100 = Fettgehalt pro 100 g oder 100 ml
Z = Zuckerwürfel
P/100 = Protein pro 100 g oder 100 ml

Milch und Milchprodukte

PG	Schnittkäse	kcal /100	FP/ PG	FP/ 100	Z	P/ 100
30	Käseaufschnitt, Du darfst	269	5	17	■	29
30	Käseaufschnitt, WeightWatchers	235	3	11	■	32
30	Maasdamer laktosefrei, MinusL	347	8	27	■	26
30	Maasdamer, WeightWatchers	236	3	11	■	33
30	Raclettekäse 50% Fett i.Tr.	369	9	30	■	23
30	Schafsgouda, Alnatura	381	6	31	■	25
30	Tête de Moine 50% Fett i.Tr.	419	10	32	■	24
30	Tilsiter 30% Fett i.Tr.	256	5	17	■	27
30	Tilsiter 45% Fett i.Tr.	345	8	27	■	25
30	Tilsiter 45% Fett i.Tr. laktosefrei	347	8	27	■	26
30	Tilsiter, Du darfst	273	5	17	■	20
30	Weißlacker vollfett	291	7	23	■	21
20	Wilstermarsch Vollfettstufe	319	5	25	■	23
20	Ziegengouda, Alnatura	377	6	31	■	24
30	Ziegenmilch Schnittkäse 48% Fett i.Tr.	364	8	27	■	22

Weichkäse

Der Wasseranteil in der fettfreien Käsemasse liegt bei einem Weichkäse zwischen 50 und 60 %. Die Reifung des Weichkäses verläuft von außen nach innen. In höher temperierten Umgebungen verläuft die Reifung schneller. Die typisch cremig-weiche Konsistenz hängt vom Reifegrad ab. Meist zeigen sie erst mit zunehmender Reife eine weiche Konsistenz, manchmal auch mit einem weichen Kern.

PG	Weichkäse	kcal /100	FP/ PG	FP/ 100	Z	P/ 100
30	Bavaria Blu Doppelrahmstufe	349	9	31	■	18
30	Becel Camembert Milde Reife	347	9	30	■	19
30	Becel Milde Reife mit grünem Pfeffer	347	9	30	■	19
30	Bierkäse 15% Fett i.Tr.	215	2	8	■	34
30	Brie Doppelrahmstufe	362	10	33	■	22
30	Brie Vollfettstufe	284	7	22	■	21
30	Camembert Doppelrahmstufe	362	10	33	■	17

PG = Portionsgröße / Packungsinhalt
kcal/100 = Kalorien in 100 g oder 100 ml
FP/PG = Fettpunkte pro Portion
FP/100 = Fettgehalt pro 100 g oder 100 ml
Z = Zuckerwürfel
P/100 = Protein pro 100 g oder 100 ml

Milch und Milchprodukte

PG	Weichkäse	kcal /100	FP/ PG	FP/ 100	Z	P/ 100
30	Camembert Dreiviertelfettstufe	209	4	13	■	23
30	Camembert Fettstufe	267	6	20	■	22
30	Camembert Halbfettstufe	175	3	9	■	24
30	Camembert laktosefrei, MinusL	293	7	23	■	21
30	Camembert leicht 12%, Weihenstephan	200	4	12	■	23
30	Camembert Rahmstufe	309	8	25	■	20
30	Camembert Vollfettstufe	288	7	23	■	21
30	Camembert, Du darfst	197	4	12	■	22
30	Chaumes	317	8	25	■	21
30	Edelpilzkäse Doppelrahmstufe	456	13	45	■	15
30	Edelpilzkäse Vollfettstufe	303	7	24	■	22
30	Feta	236	6	19	■	17
30	Feta leicht	164	3	9	■	20
30	Französicher Weichkäse leicht, Géramont	232	5	16	■	20
30	Französicher Weichkäse, Géramont	360	10	32	■	17
30	Französischer Weichkäse mit Joghurt, Géramont	268	3	20	■	20
30	Französischer Weichkäse würzig, Géramont	334	9	29	■	16
30	Gorgonzola	356	9	31	■	19
30	Handkäse, Harzer	473	<1	1	■	30
30	Käsepastete mit Walnüssen 50% Fett i.Tr.	314	8	28	■	13
30	Limburger Doppelrahmstufe	374	10	34	■	18
30	Limburger Fettstufe	270	6	20	■	23
30	Münster Dreiviertelfettstufe	239	4	14	■	28
30	Münster Rahmstufe	313	8	26	■	20
30	Rahmcamembert, Weihenstephan	336	9	29	■	19
30	Reblochon	343	8	27	■	24
30	Romadur Halbfettstufe	179	3	9	■	24
30	Romadur leicht, Weihenstephan	186	3	9	■	26
30	Romadur Rahmstufe	313	8	26	■	20
30	Roquefort	361	9	31	■	21

PG = Portionsgröße / Packungsinhalt
kcal/100 = Kalorien in 100 g oder 100 ml
FP/PG = Fettpunkte pro Portion
FP/100 = Fettgehalt pro 100 g oder 100 ml
Z = Zuckerwürfel
P/100 = Protein pro 100 g oder 100 ml

Milch und Milchprodukte

PG	Weichkäse	kcal /100	FP/ PG	FP/ 100	Z	P/ 100
30	Stilton	410	11	35	■	24
30	Weichkäse cremig-frisch verschiedene Sorten, Bresso	334	9	29	■	18
30	Weichkäse leicht, Bresso	183	3	10	■	21
30	Weichkäse mild würzig, Bresso	366	10	33	■	17
30	Weichkäse mit Blauschimmel, Bresso	436	13	43	■	15
40	Weichkäsescheiben, Bresso	404	11	37	■	18
30	Weinbergkäse 60% Fett i.Tr.	400	10	33	■	13
30	Ziegenmilch Weichkäse 45% Fett i.Tr.	323	7	22	■	21

Frischkäse und -zubereitungen

Frischkäse sind Käse, die im Gegensatz zu anderen Käsearten nur sehr wenig reifen müssen und sofort verzehrfertig sind. Er ist kurz haltbar und muss möglichst kühl gelagert werden. Manchmal werden ihm Kräuter und Gewürze beigemischt. Man kann den Frischkäse in allen Fettstufen erhalten. Durch den hohen Wassergehalt im Vergleich zu Hart- oder Schnittkäsen sind diese Zubereitungen optimal für eine Gewichtsreduktion. Sie dürfen hier ruhig zu Produkten greifen, deren Fettgehalt in der Trockenmasse (Fett i.Tr.) etwas höher liegt, denn der Fettgehalt absolut ist durch den Wassergehalt meist niederer.

PG	Frischkäse und -zubereitungen	kcal /100	FP/ PG	FP/ 100	Z	P/ 100
30	Boursin Kräuterfrischkäse 70% Fett i.Tr.	417	12	40	■	7
30	Bresso Balance Kräuter der Provence	186	5	15	■	9
30	Bresso grüner Pfeffer	242	7	22	■	8
30	Bresso Joghurt feine Kräuter	202	5	18	■	7
30	Bresso Knoblauch 60% Fett i. Tr.	267	7	23	■	7
30	Bresso Kräuter der Provence	240	7	22	■	8
30	Bresso Leicht Genuss feine Kräuter	132	2	8	■	11
30	Bresso Leicht Genuss Knoblauch	136	2	8	■	11
30	Brunch Frischkäse classic	230	7	22	■	5
30	Brunch Frischkäse feine Kräuter	220	6	21	■	5
30	Brunch Frischkäse légère	170	5	15	■	5
30	Brunch mini getrocknete Tomaten	200	5	18	■	3

PG = Portionsgröße / Packungsinhalt
kcal/100 = Kalorien in 100 g oder 100 ml
FP/PG = Fettpunkte pro Portion
FP/100 = Fettgehalt pro 100 g oder 100 ml
Z = Zuckerwürfel
P/100 = Protein pro 100 g oder 100 ml

Milch und Milchprodukte

PG	Frischkäse und -zubereitungen	kcal /100	FP/ PG	FP/ 100	Z	P/ 100
30	Brunch mini Knoblauch oder Schnittlauch	220	4	20	■	3
30	Brunch Paprika & Peperoni	210	4	20	■	5
30	Exquisa Balance 5%	99	2	5	■	10
30	Exquisa Der Sahnige Meerrettich	225	7	21	■	6
30	Exquisa Der Sahnige natur	247	7	24	■	6
30	Exquisa Elsässer Flammkuchen	230	7	22	■	6
30	Exquisa fitline 0,2% Kräuter	62	<1	<1	■	11
30	Exquisa fitline 0,2% Natur	61	<1	<1	■	11
30	Exquisa Frischkäse körnig 0,8%	65	<1	<1	■	14
20	Exquisa Frischkäsescheiben Kräuter	309	6	29	■	10
20	Exquisa Frischkäsescheiben Natur	316	6	30	■	10
20	Exquisa Frischkäsescheiben, leicht natur	138	2	8	■	13
30	Exquisa Joghurt Kräuter	175	5	15	■	7
30	Exquisa Joghurt natur	157	4	13	■	7
30	Finesse mit Antipasti, Du darfst	130	2	8	■	10
30	Finesse mit Buttermilch, Du darfst	132	3	10	■	11
30	Finesse mit Kräutern, Du darfst	129	3	10	■	10
30	Frischkäse Balance Kräuter, Philadelphia	196	4	12	■	8
30	Frischkäse Balance natur, Philadelphia	163	4	12	■	8
30	Frischkäse Balance Schnittlauch, Philadelphia	157	4	12	■	8
30	Frischkäse Doppelrahmstufe natur, Philadelphia	260	7	25	■	6
30	Frischkäse Joghurt Balance, Philadelphia	169	5	13	■	8
30	Frischkäse so leicht Kräuter, Philadelphia	107	1	5	■	11
30	Frischkäse so leicht natur, Philadelphia	110	1	5	■	12
30	Frischkäse, Géramont	344	10	32	■	14
20	Frischkäsescheiben Doppelrahmstufe, Philadelphia	330	9	31	■	10
20	Frischkäsescheiben getrocknete Tomaten, Philadelphia	325	6	30	■	10
20	Frischkäsescheiben Kräuter, Philadelphia	330	6	30	■	10
30	Frischkäsezubereitung Dreiviertelfettstufe	113	2	6	■	11
30	Frischkäsezubereitung Magerstufe	82	<1	<1	■	13

PG = Portionsgröße / Packungsinhalt
kcal/100 = Kalorien in 100 g oder 100 ml
FP/PG = Fettpunkte pro Portion
FP/100 = Fettgehalt pro 100 g oder 100 ml
Z = Zuckerwürfel
P/100 = Protein pro 100 g oder 100 ml

Milch und Milchprodukte

PG	Frischkäse und -zubereitungen	kcal/100	FP/PG	FP/100	Z	P/100
30	Frischkäsezubereitung Rahmstufe	284	7	24	■	14
30	Frischkäsezubereitung Viertelfettstufe	83	1	2	■	11
30	Hirtenkäse laktosefrei, MinusL	263	7	22	■	17
30	Hüttenkäse Halbfettstufe	102	1	4	■	13
30	Hüttenkäse Magerstufe	81	<1	1	■	13
30	Kräuterquark 10% Fett i.Tr.	90	<1	2	■	15
30	Kräuterquark 20% Fett i.Tr.	105	1	4	■	10
30	Kräuterquark 40% Fett i.Tr.	155	3	10	■	10
30	Mascarpone 80% Fett i Tr.	460	14	48	■	5
30	Mascarpone light, Santa Lucia	163	9	29	■	7
30	Mozzarella 45% Fett i.Tr.	250	6	20	■	19
30	Mozzarella 8,5%	159	3	9	■	20
30	Mozzarella laktosefrei, MinusL	260	6	20	■	19
30	Quark Doppelrahmstufe	217	6	20	■	7
30	Quark Dreiviertelfettstufe	122	2	7	■	10
30	Quark Fettstufe	143	3	10	■	9
30	Quark Halbfettstufe	100	1	4	■	11
30	Quark Magerstufe	75	<1	<1	■	14
30	Ricotta Doppelrahmstufe	174	5	15	■	10
30	Ricotta Dreiviertelfettstufe	121	2	8	■	11
30	Ricotta Vollfettstufe	164	4	13	■	11
30	Schafskäse	236	6	19	■	17
30	Schichtkäse	100	1	3	■	11
30	Schichtkäse Dreiviertelfettstufe	113	2	6	■	11
30	Schichtkäse Halbfettstufe	100	1	4	■	11
30	Schichtkäse Rahmstufe	217	6	19	■	9
30	Schichtkäse Vollfettstufe	168	4	13	■	9
30	Schichtkäse, Landliebe	92	1	4	■	11
50	Zottarella	247	10	19	■	18
50	Zottarella Basilikum	247	10	19	■	18
50	Zottarella leicht	157	5	9	■	19

PG = Portionsgröße / Packungsinhalt
kcal/100 = Kalorien in 100 g oder 100 ml
FP/PG = Fettpunkte pro Portion
FP/100 = Fettgehalt pro 100 g oder 100 ml
Z = Zuckerwürfel
P/100 = Protein pro 100 g oder 100 ml

Milch und Milchprodukte

Schmelzkäse

Schmelzkäse und Schmelzkäsezubereitungen werden aus Käse durch Erhitzen – meist unter Zusatz von Schmelzsalzen - hergestellt. Sie finden die Salze der Milch-, Zitronen- oder Phosphorsäure auf den Packungen meist angegeben als E 325 – E 327, E 331 – 333, E 339 - E 341. Wenn mindestens 75 % von einer bestimmten Käsesorte stammen, kann der Schmelzkäse nach dieser Sorte benannt werden. Es gibt diese Ecken oder Würfel mit verschiedenen Aromen: mit Pilzen, Schinken, Kräutern, Walnüssen und vielen mehr.

PG	Schmelzkäse	kcal /100	FP/ PG	FP/ 100	Z	P/ 100
25	Diät Schmelzkäse, Becel	200	3	13	■	16
25	Feine Ecken, Du darfst	187	3	11	■	16
30	Kochkäse 10% Fett i.Tr.	83	1	3	■	15
30	Kochkäse 30% Fett i.Tr.	122	4	12	■	12
30	Kochkäse 50% Fett i.Tr.	187	6	18	■	11
30	Kochkäse mit Kümmel 40%, „der kleine Strolch"	183	12	40	■	17
25	Milkana Balance	206	14	56	■	15
25	Milkana Cremig leicht	165	2	9	■	16
25	Milkana Cremig leicht Kräuter	165	2	9	■	16
25	Milkana Gouda leicht	165	2	9	■	16
25	Milkana Kräuter 50% Fett i.Tr.	342	8	30	■	15
25	Milkana Milchcreme natur	207	5	19	■	4
25	Milkana Milchcreme natur leicht	116	2	8	■	5
25	Milkana Sahne 50% Fett i.Tr.	342	8	30	■	15
25	Milkana Salami 40% Fett i.Tr.	341	5	20	■	15
25	Milkana Würzig 45% Fett i.Tr.	248	5	20	■	10
20	Scheibletten Toast 45% Fett i.Tr.	300	4	20	■	17
20	Scheibletten Toast leicht 20% Fett i.Tr.	200	2	10	■	22
25	Schmelzkäse Kräuter, Du darfst	191	2	9	■	16
30	Schmelzkäse mit Walnüssen 50% Fett i.Tr.	342	7	22	■	14
25	Schmelzkäse Salami, Du darfst	187	3	10	■	16

PG = Portionsgröße / Packungsinhalt
kcal/100 = Kalorien in 100 g oder 100 ml
FP/PG = Fettpunkte pro Portion
FP/100 = Fettgehalt pro 100 g oder 100 ml
Z = Zuckerwürfel
P/100 = Protein pro 100 g oder 100 ml

Milch und Milchprodukte

PG	Schmelzkäse	kcal/100	FP/PG	FP/100	Z	P/100
25	Schmelzkäse schnittfest Doppelrahmstufe	341	8	32	■	13
25	Schmelzkäse schnittfest Dreiviertelfettstufe	215	3	12	■	19
25	Schmelzkäse schnittfest Fettstufe	271	5	20	■	17
25	Schmelzkäse schnittfest Rahmstufe	310	6	24	■	16
25	Schmelzkäse schnittfest Viertelfettstufe	150	1	5	■	21
25	Schmelzli, Du darfst	191	2	9	■	16
25	Toasties verschiedene Sorten, Du darfst	212	3	12	■	20
25	Toastscheiben laktosefrei, MinusL	283	6	23	■	15

Käsegerichte

Der Trend geht immer mehr zu Convenienceprodukten. Einfach schnell, bequem, fast essfertig sind die gefragten Eigenschaften in unserer schnellen Zeit.
Achten Sie hier sehr genau auf die Deklarationen, auf die Zutaten und die Nährwerte.

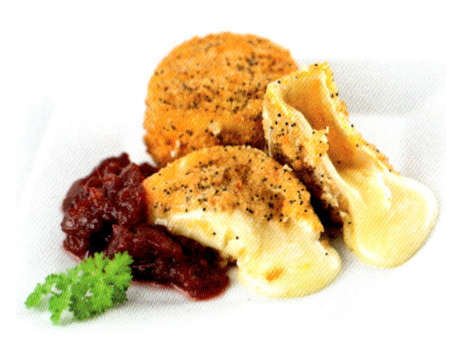

PG	Käsegerichte	kcal/100	FP/PG	FP/100	Z	P/100
100	Camembert, gebacken	255	16	16	■	14
100	Camembert, gebacken, Alpenhain	376	28	28	■	19
100	Emmentaler, gebacken, Alpenhain	372	24	24	■	17
100	Käsesalat	245	18	18	■	13
100	Mozzarella Sticks, gebacken, Alpenhain	282	14	14	■	15
100	Obazda leicht, Alpenhain	213	13	13	■	20
100	Obazda, Alpenhain	347	31	31	■	14
100	Radi Kas, Alpenhain	344	32	32	■	12

PG = Portionsgröße / Packungsinhalt
kcal/100 = Kalorien in 100 g oder 100 ml
FP/PG = Fettpunkte pro Portion
FP/100 = Fettgehalt pro 100 g oder 100 ml
Z = Zuckerwürfel
P/100 = Protein pro 100 g oder 100 ml

Milch und Milchprodukte

Milchersatz

Die Bezeichnung „Milch" ist EU-weit geschützt und darf nur für die Milch von Kühen verwendet werden. Bei Milch von Ziegen, Stuten etc. muss die Tierart im Namen angegeben werden. Daher nennen sich Milchersatzprodukte oft „Drink" oder ähnlich.

PG	Milchersatz	kcal/100	FP/PG	FP/100	Z	P/100
250	Bio Hafer Drink, Vitaquell	42	4	2	🟨	1
250	Bio Sojadrink, Provamel	44	6	2	🟨	4
200	Cereals & Soy Drink Naturel, Limafood	46	2	1	🟨	1
200	Dinkeldrink Natur, Limafood	42	2	1	🟨	-
200	Haferdrink, Limafood	50	3	1	🟩	1
200	Rice Drink Natural, Limafood	47	2	1	🟨	-
200	Rice Drink Original Calcium, Limafood	47	2	1	🟨	-
200	Rice Drink Original, Limafood	57	2	1	🟥	-
200	Rice Drink Vanille, Limafood	48	2	1	🟥	-
125	Soja Yofu natur, Alpro	60	3	2	🟨	5
200	Soja-Drink	53	4	2	🟨	3
10	Sojamilchpulver	360	2	23	🟨	37
200	Soya Banane Drink, Alpro	71	4	2	🟥	3
100	Soya Cuisine, Alpro	170	17	17	🟨	2
100	Soya Culinair, Alpro	175	17	17	🟨	2
125	Soya Dessert dunkle Schokolade, Alpro	92	3	2	🟥	3
125	Soya Dessert Schoko, Alpro	88	5	4	🟨	3
200	Soya Drink Calcium, Limafood	48	4	2	🟨	3
200	Soya Drink Natural, Limafood	40	4	2	🟨	4
200	Soya Macchiato Drink, Alpro	71	4	2	🟥	3
200	Soya Schoko Drink, Alpro	70	4	2	🟥	3
125	Soya Yofu Exotic, Alpro	84	3	2	🟥	4
125	Soya Yofu Vanille, Alpro	88	3	2	🟥	4
100	Tofu, Sojaquark	80	5	5	🟩	8

PG = Portionsgröße / Packungsinhalt
kcal/100 = Kalorien in 100 g oder 100 ml
FP/PG = Fettpunkte pro Portion
FP/100 = Fettgehalt pro 100 g oder 100 ml
Z = Zuckerwürfel
P/100 = Protein pro 100 g oder 100 ml

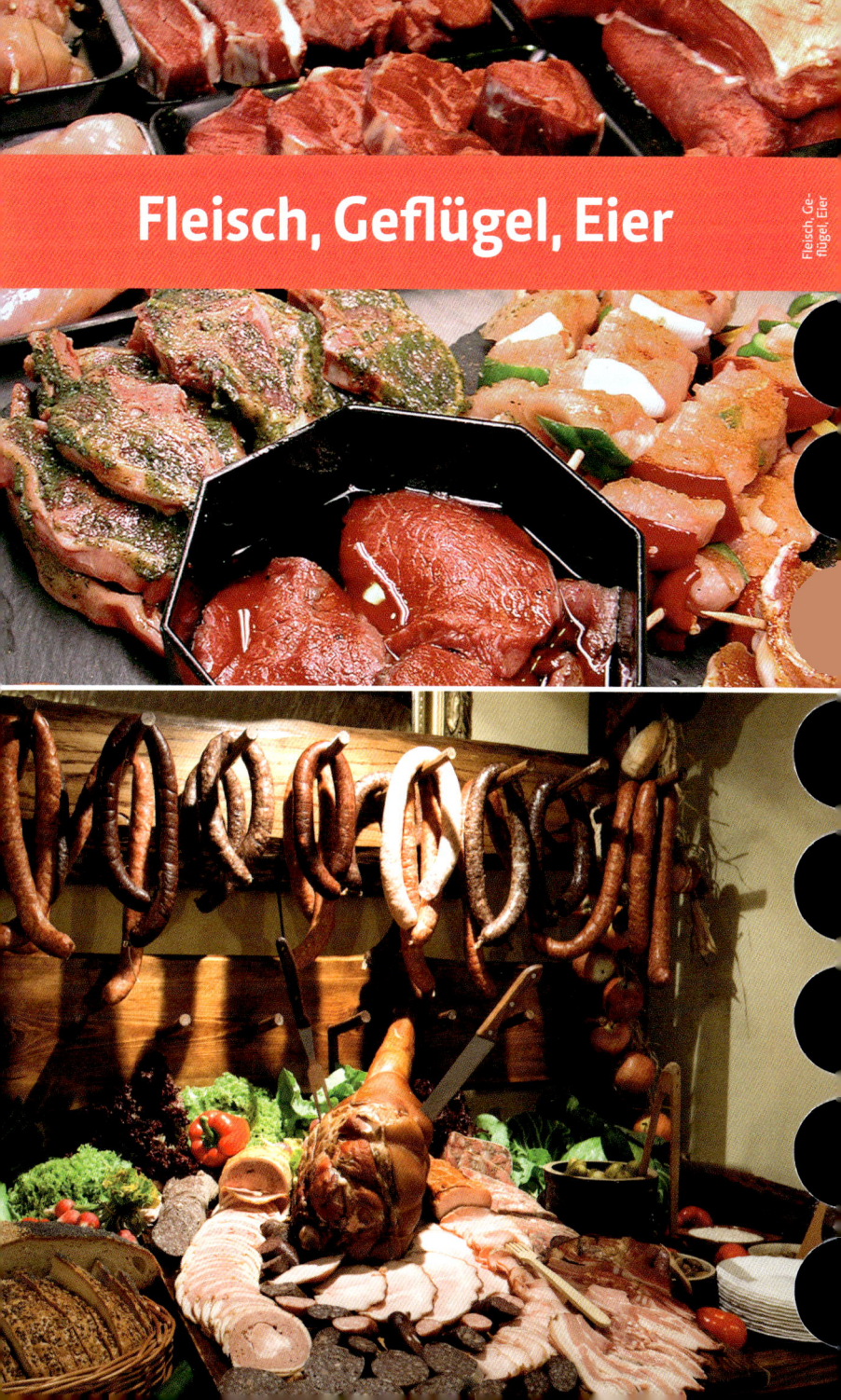

Fleisch, Geflügel, Eier

Fleisch, Geflügel, Eier

Fleisch

„Fleisch- ein Stück Lebenskraft" heißt es in der Werbung. Fleisch hat viele wichtige Nährstoffe, wenig Kalorien und gehört zu einer gesunden Ernährung einfach dazu.

- Hochwertiges Eiweiß dient dem Erhalt der Muskulatur, die wiederum die Höhe des Grundumsatzes mitbestimmt.
- Magere Fleischstücke wie Schnitzel oder Lende enthalten nur 100 -120 kcal pro 100 g und nur 1 – 5 % Fett.
- Fleisch ist ein wichtiger Lieferant für Mineralstoffe wie Eisen und Zink.
- Fleisch liefert dem Körper unter anderem die Vitamine B_1 und B_{12}.

Die Meinung, zum Abnehmen sei weißes Fleisch von Huhn oder Pute besser geeignet, da fettärmer, ist irrig. Über den Fettgehalt entscheidet nicht das Herkunftstier, sondern allein das Fleischstück. Vergleichen Sie die Fettgehalte einfach in den nachfolgenden Tabellen. Grundsätzlich sind fast alle Fleischsorten in den vergangenen Jahren deutlich fettärmer geworden.

Wichtig ist natürlich wie das Fleischstück weiter verarbeitet wird. Paniert im schwimmenden Öl wird die eigentlich fettarme Lende zur fetten Kalorienbombe.

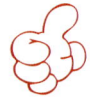

Einkaufstipp für Fleisch

- Erfahrungswerte zeigen, dass Sie beim heimischen Metzgereibetrieb nebenan meist bessere Qualität erhalten, als im Billig-Discounter. Gutes Fleisch hat seinen Preis, kaufen Sie daher lieber weniger oder seltener Fleisch, wenn aber, dann eine entsprechend gute Qualität.
- Frisches Fleisch sollte keinen auffallenden Geruch haben.
- Gutes, qualitativ hochwertiges Fleisch verliert nur wenig Saft.
- Marmorierung: Zarte Fettadern garantieren Geschmack, Zartheit und Saftigkeit.
- Richtige Struktur: Je feiner die Fasern, desto zarter das Fleisch und desto kürzer die Zubereitung.
- Fleisch sollte immer einen frischen Glanz haben und nicht schmierig wirken, es muss fest sein und sich nicht leicht eindrücken lassen.

Fleisch, Geflügel, Eier

Was ist bei abgepacktem Fleisch zu beachten?

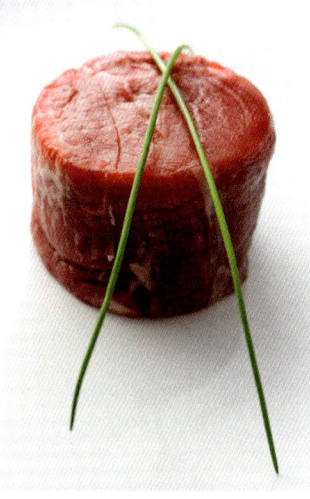

Die Qualität von abgepacktem Fleisch ist in der Regel ebenso hoch wie von Teilstücken aus der Fleischtheke. Beim Griff ins Kühlregal sollte man folgendes beachten:

Bei fertig abgepacktem Fleisch ist vor allem der Unterschied zwischen Mindesthaltbarkeitsdatum und Verbrauchsdatum entscheidend. So wird bei leicht verderblichen Lebensmitteln wie Hackfleisch das Verbrauchsdatum angegeben. Bis zu diesem Tag sollte das Fleisch aufgebraucht sein.

Das Mindesthaltbarkeitsdatum gibt Auskunft darüber, bis zu welchem Zeitpunkt die Ware ihre spezifischen geschmacklichen Eigenschaften behält – vorausgesetzt sie wird entsprechend gelagert. Tag und Monat müssen genannt werden, wenn die Haltbarkeit weniger als 3 Monate beträgt. Monat und Jahr ist anzugeben, wenn die Haltbarkeit zwischen 3 und 18 Monaten liegt.

Wenn Sie Fleisch auf Vorrat kaufen:
Im Kühlschrank sollte Fleisch an der kältesten Stelle lagern - also in der Nähe des Verdampfers. Bei 0-4 ° C hält sich Rindfleisch 3-4 Tage. Kalb- und Schweinefleisch sollten innerhalb von 2-3 Tagen zubereitet werden. Hackfleisch ist besonders empfindlich. Hier gilt: sofort in den Kühlschrank damit und außerdem am selben Tag zubereiten.

Schnell einfrieren...
Durch Tiefgefrieren hält sich Fleisch länger. Rindfleisch läßt sich 8-10 Monate und Schweinefleisch immerhin ein halbes Jahr in der Tiefkühltruhe lagern. Achten Sie beim Einkauf von Tiefkühlware darauf, dass die Verpackung unversehrt ist. Gefrierbrand ist keine Erfindung der Werbung. Er entsteht, wenn Luft an das Gefriergut kommt und das Fleisch an diesen Stellen austrocknet.

...langsam auftauen
Zum Auftauen das Fleisch in eine abgedeckte Schüssel in den Kühlschrank stellen. So können sich eventuell vorhandene Krankheitserreger nicht vermehren oder mit der abtropfenden Flüssigkeit auf andere Lebensmittel gelangen.

Fleisch, Geflügel, Eier

Kalbfleisch (alle Angaben beziehen sich auf Frischfleisch oder TK-Ware)

Kalbfleisch ist das Fleisch von wenige Wochen bis Monate alten Rindern (Kälbern). Es ist allgemein zarter und heller als Rindfleisch.

PG	Kalbfleisch	kcal /100	FP/ PG	FP/ 100	Z	P/ 100
125	Bauch mittelfett	176	15	12	■	18
125	Bratenfleisch mager	107	6	5	■	19
125	Bries	100	4	3	■	17
125	Brust (Spannrippe)	131	8	6	■	19
125	Filet (Lende) mager	111	4	3	■	20
125	Filet (Lende) mittelfett	157	11	9	■	19
150	Gulaschfleisch mittelfett	125	8	5	■	19
100	Hackfleisch	148	8	8	■	20
125	Herz	105	5	4	■	17
150	Hinterhaxe mager	123	6	4	■	21
125	Keule mager	102	2	2	■	21
125	Keule mittelfett	112	4	3	■	21
125	Kochfleisch mittelfett	131	8	6	■	19
150	Kotelett mittelfett	146	11	8	■	19
125	Leber	139	5	4	■	20
125	Lunge	87	3	2	■	16
125	Nacken (Kamm) mager	119	6	5	■	20
125	Nacken (Kamm) mittelfett	128	6	5	■	20
125	Niere	112	6	5	■	16
150	Rouladenfleisch mager	102	3	2	■	21
150	Rücken mager	105	5	3	■	20
150	Rücken mittelfett	146	12	8	■	19
125	Schnitzel mager	102	3	2	■	21
125	Schnitzel mittelfett	112	4	3	■	21
125	Schulter (Bug) fett	165	13	10	■	18
125	Schulter (Bug) mager	107	4	3	■	20
150	Steak mager	105	5	3	■	20
150	Steak mittelfett	146	12	8	■	19

PG	= Portionsgröße / Packungsinhalt	
kcal/100	= Kalorien in 100 g oder 100 ml	
FP/PG	= Fettpunkte pro Portion	
FP/100	= Fettgehalt pro 100 g oder 100 ml	
Z	= Zuckerwürfel	
P/100	= Protein pro 100 g oder 100 ml	

Fleisch, Geflügel, Eier

PG	Kalbfleisch	kcal/100	FP/PG	FP/100	Z	P/100
150	Vorderhaxe mager	123	7	4	■	21
125	Zunge	180	15	12	■	17

Rindfleisch (alle Angaben beziehen sich auf Frischfleisch oder TK-Ware)

Das Rindfleisch ist das Fleisch von Hausrind. Es ist eine der beliebtesten Fleischsorten der deutschen Küche. Die verschiedenen Muskelpartien des Rinds kommen oft als Ganzes (z.B. Rinderbraten), in Scheiben (z.B. als Steak) oder fein zerschnitten, zum Beispiel im Gulasch, auf den Tisch. Rindfleisch dient auch als Grundlage für Hamburger.

PG	Rindfleisch	kcal/100	FP/PG	FP/100	Z	P/100
125	Bratenfleisch mager	129	6	5	■	20
125	Bratenfleisch mittelfett	155	11	9	■	20
125	Brustkern	187	16	13	■	19
125	Filet (Lende) mager	121	5	4	■	21
150	Gulaschfleisch mager	129	8	5	■	20
100	Hackfleisch	202	14	14	■	20
125	Herz	97	3	3	■	18
125	Hirn	127	11	9	■	10
150	Hochrippe	159	12	8	■	22
150	Keule mager	121	6	4	■	21
150	Keule mittelfett	148	12	8	■	20
125	Kochfleisch fett	257	25	20	■	19
125	Kochfleisch mager	189	15	12	■	21
150	Kotelett mager	130	6	4	■	23
150	Kotelett mittelfett	160	14	9	■	19
125	Leber	139	5	4	■	21
125	Lunge	94	3	3	■	17
125	Magen/Kutteln	94	5	4	■	15
125	Mark	837	118	94	■	2
125	Muskelfleisch	108	3	2	■	22
150	Nacken (Kamm) mager	149	13	8	■	19

PG = Portionsgröße / Packungsinhalt
kcal/100 = Kalorien in 100 g oder 100 ml
FP/PG = Fettpunkte pro Portion
FP/100 = Fettgehalt pro 100 g oder 100 ml
Z = Zuckerwürfel
P/100 = Protein pro 100 g oder 100 ml

Fleisch, Geflügel, Eier

PG	Rindfleisch	kcal/100	FP/PG	FP/100	Z	P/100
150	Nacken (Kamm) mittelfett	160	14	9	■	19
125	Niere	97	4	3	■	16
125	Oberschale	111	4	3	■	22
150	Ochsenschwanz	183	18	12	■	20
150	Rouladenfleisch mager	121	6	4	■	21
150	Rouladenfleisch mittelfett	148	12	8	■	20
125	Rücken (Roastbeef) mager	130	5	4	■	23
125	Rücken (Roastbeef) mittelfett	146	8	6	■	22
125	Schnitzel mager	121	5	4	■	21
125	Schnitzel mittelfett	148	10	8	■	20
125	Schulter (Bug) fett	187	16	13	■	19
125	Schulter (Bug) mager	129	6	5	■	20
150	Steak mager	130	6	4	■	23
150	Steak mittelfett	146	9	6	■	22
100	Tatar	113	3	3	■	21
150	Vorderhaxe (Beinfleisch)	111	5	3	■	22
125	Zunge	195	16	13	■	16

Schaf (alle Angaben beziehen sich auf Frischfleisch oder TK-Ware)

Lammfleisch, Hammelfleisch und Schaffleisch bezeichnet das Fleisch von Schafen. Die unterschiedlichen Bezeichnungen kennzeichnen das Alter:
- Lammfleisch stammt von Tieren, die jünger sind als 1 Jahr.
- Hammelfleisch stammt von Tieren, die jünger als 2 Jahre sind.
- Schaffleisch stammt von mindestens 2 Jahre alten Tieren.

PG	Schaf / Lamm	kcal/100	FP/PG	FP/100	Z	P/100
125	Bratenfleisch mager	139	9	7	■	20
125	Brust mittelfett	163	11	9	■	20
125	Filet mager	113	5	3	■	20
125	Filet mittelfett	169	14	11	■	19
150	Gulaschfleisch mager	139	11	7	■	20
150	Gulaschfleisch mittelfett	222	26	17	■	17

PG = Portionsgröße / Packungsinhalt
kcal/100 = Kalorien in 100 g oder 100 ml
FP/PG = Fettpunkte pro Portion
FP/100 = Fettgehalt pro 100 g oder 100 ml
Z = Zuckerwürfel
P/100 = Protein pro 100 g oder 100 ml

Fleisch, Geflügel, Eier

PG	Schaf / Lamm	kcal/100	FP/PG	FP/100	Z	P/100
125	Herz	161	13	10	■	17
125	Hinterhaxe mager	115	4	3	■	21
125	Keule mager	123	6	5	■	21
125	Keule mittelfett	195	18	14	■	19
125	Kochfleisch fett	363	43	34	■	15
125	Kochfleisch mager	222	21	17	■	17
150	Kotelett mager	201	21	14	■	19
150	Kotelett mittelfett	212	24	16	■	18
125	Lende mager	113	4	3	■	20
125	Lende mittelfett	169	14	11	■	19
125	Nacken (Hals) mager	173	14	11	■	20
125	Nacken (Hals) mittelfett	223	21	17	■	18
150	Roulade mager	123	8	5	■	21
150	Roulade mittelfett	195	21	14	■	19
125	Rücken (Kotelett) mager	201	18	14	■	19
125	Rücken (Kotelett) mittelfett	212	20	16	■	18
150	Schnitzel mager	123	8	5	■	21
150	Schnitzel mittelfett	195	21	14	■	19
125	Schulter (Bug) fett	257	28	22	■	17
125	Schulter (Bug) mager	139	9	7	■	20
150	Steak mager	201	21	14	■	19
150	Steak mittelfett	212	24	16	■	18
150	Vorderhaxe mager	115	5	3	■	21
125	Zunge	193	19	15	■	14

Schwein (alle Angaben beziehen sich auf Frischfleisch oder TK-Ware)

In Europa und Ostasien ist Schweinefleisch die am häufigsten gegessene Fleischsorte. Der Pro-Kopf-Verbrauch in Deutschland lag 2004 bei 39,5 kg. Dagegen ist Schweinefleisch in einigen Religionen streng verboten.

PG	Schwein	kcal/100	FP/PG	FP/100	Z	P/100
150	Bauch mager	259	32	21	■	18

PG = Portionsgröße / Packungsinhalt
kcal/100 = Kalorien in 100 g oder 100 ml
FP/PG = Fettpunkte pro Portion
FP/100 = Fettgehalt pro 100 g oder 100 ml
Z = Zuckerwürfel
P/100 = Protein pro 100 g oder 100 ml

Fleisch, Geflügel, Eier

PG	Schwein	kcal/100	FP/PG	FP/100	Z	P/100
30	Bauchspeck	796	27	89	■	3
125	Bratenfleisch mittelfett	177	14	11	■	20
150	Brust (Brustspitze)	187	18	12	■	20
175	Eisbein (Haxe) mittelfett	178	19	11	■	20
125	Filet mager	107	3	2	■	22
30	Flomen (Bauchfett)	796	27	89	■	3
150	Gulaschfleisch mager	161	14	9	■	20
150	Gulaschfleisch mittelfett	177	17	11	■	20
100	Hackfleisch	250	20	20	■	18
125	Herz	103	5	4	■	17
125	Hirn	122	10	8	■	10
100	Kaiserfleisch	101	1	1	■	23
125	Keule (Schinken) fett	152	10	8	■	21
125	Keule (Schinken) mager	136	8	6	■	21
125	Kochfleisch mittelfett	187	15	12	■	20
150	Kotelett mager	133	8	5	■	22
150	Kotelett mittelfett	170	15	10	■	21
125	Leber	117	4	3	■	19
150	Lende mager	107	3	2	■	22
125	Lunge	96	4	3	■	17
150	Nacken (Kamm) mager	169	15	10	■	21
150	Nacken (Kamm) mittelfett	199	21	14	■	20
125	Niere	110	6	5	■	17
125	Oberschale	107	3	2	■	22
150	Roulade mager	136	9	6	■	21
150	Roulade mittelfett	147	11	7	■	21
150	Rücken (Kotelett) mager	133	8	5	■	22
150	Rücken (Kotelett) mittelfett	170	15	10	■	21
125	Schnitzel mager	107	4	2	■	22
125	Schnitzel mittelfett	136	8	6	■	21
150	Schulter (Bug) fett	187	18	12	■	20

PG = Portionsgröße / Packungsinhalt
kcal/100 = Kalorien in 100 g oder 100 ml
FP/PG = Fettpunkte pro Portion
FP/100 = Fettgehalt pro 100 g oder 100 ml
Z = Zuckerwürfel
P/100 = Protein pro 100 g oder 100 ml

Fleisch, Geflügel, Eier

PG	Schwein	kcal /100	FP/ PG	FP/ 100	Z	P/ 100
150	Schulter (Bug) mager	161	14	9	■	20
150	Steak mager	133	8	5	■	22
150	Steak mittelfett	170	15	10	■	21
100	Tatar	113	3	3	■	29
125	Zunge	208	20	16	■	15

Geflügel (alle Angaben beziehen sich auf Frischfleisch oder TK-Ware)

Wegen der möglichen Verunreinigung durch Salmonellen sollte Geflügelfleisch stets durchgegart werden. Einmal aufgetautes Tiefkühlgeflügel darf nicht wieder eingefroren werden.
Immer noch weit verbreitet ist die Meinung, dass Fleisch von Huhn oder Pute besonders fett- und cholesterinarm ist. Vergleichen Sie selbst die einzelnen Tabellen und stellen Sie fest, dass viele andere Fleischsorten im Vergleich zu früher deutlich weniger Fett enthalten. Es muss also nicht immer Huhn oder Pute sein.
Bei Geflügel differieren die Fettgehalte je nach Herkunft, Züchtung, Haltung und Fütterung sehr stark.

PG	Geflügel	kcal /100	FP/ PG	FP/ 100	Z	P/ 100
150	Baby Pute	151	11	7	■	22
150	Brathähnchen	166	14	10	■	20
150	Ente	225	26	17	■	18
125	Entenleber	131	6	5	■	19
150	Entenschenkel	249	31	21	■	16
150	Gans	338	47	31	■	16
150	Gänseklein	354	50	3	■	15
125	Gänseleber	131	6	5	■	18
150	Gänseschenkel	218	27	18	■	14
150	Gansfleisch, mager	155	11	7	■	23
150	Hähnchenbrustfilet	102	1	1	■	24
150	Hähnchenflügel	208	24	16	■	17
125	Hähnchenherz	125	7	6	■	17
125	Hähnchenleber	139	6	5	■	19
150	Hähnchenschenkel	173	17	11	■	18

PG = Portionsgröße / Packungsinhalt
kcal/100 = Kalorien in 100 g oder 100 ml
FP/PG = Fettpunkte pro Portion
FP/100 = Fettgehalt pro 100 g oder 100 ml
Z = Zuckerwürfel
P/100 = Protein pro 100 g oder 100 ml

Fleisch, Geflügel, Eier

PG	Geflügel	kcal /100	FP/PG	FP/100	Z	P/100
150	Perlhuhn	146	11	7	■	20
150	Poularde	240	27	18	■	19
150	Pute	216	23	15	■	21
150	Putenbrust	107	2	1	■	24
150	Putenflügel	191	18	12	■	20
150	Putenklein	225	20	13	■	27
150	Putenschenkel	189	13	9	■	25
125	Straußenfleisch	114	3	2	■	1
150	Suppenhuhn	276	30	20	■	25
150	Suppenhuhnschenkel	280	35	24	■	17

Wild und Wildgeflügel
(alle Angaben beziehen sich auf Frischfleisch oder TK-Ware)

In der Regel ist das Fleisch von wildlebenden Tieren fettärmer als das von Tieren aus Stall- oder Käfighaltung. Auch der Geschmack ist ausgeprägter und intensiver. Achten Sie besonders auf die Herkunft und kaufen Sie nur von vertrauenswürdigen Händlern.

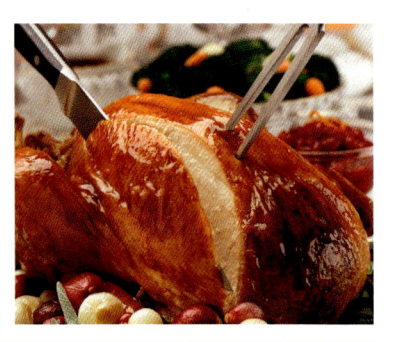

PG	Wild und Wildgeflügel	kcal /100	FP/PG	FP/100	Z	P/100
150	Fasan mager	135	8	5	■	22
150	Hase	116	5	3	■	22
150	Hauskaninchen	146	11	8	■	19
150	Hirsch	149	6	4	■	28
150	Hirschrücken	113	5	3	■	21
150	Pferdefleisch	115	5	3	■	21
150	Rebhuhn	222	14	9	■	35
150	Reh	122	5	4	■	22
150	Ren	171	14	9	■	22

PG = Portionsgröße / Packungsinhalt
kcal/100 = Kalorien in 100 g oder 100 ml
FP/PG = Fettpunkte pro Portion
FP/100 = Fettgehalt pro 100 g oder 100 ml
Z = Zuckerwürfel
P/100 = Protein pro 100 g oder 100 ml

Fleisch, Geflügel, Eier

PG	Wild und Wildgeflügel	kcal/100	FP/PG	FP/100	Z	P/100
150	Taube	226	27	18	■	22
150	Truthahnfleisch	153	12	8	■	20
150	Wachtel	175	15	9	■	22
150	Wildente	205	22	15	■	23
150	Wildentenschenkel	240	26	18	■	21
150	Wildkaninchen	109	3	2	■	22
125	Wildschwein	145	6	4	■	19
150	Ziegenfleisch	149	12	8	■	20

Wurst

Die Grundrezepte verschiedener Wurstsorten sind häufig sehr ähnlich. Sie bestehen meist aus zerkleinertem Muskelgewebe, diversen Zusätzen aus den Schlachtungen, Speck und Fett unter Zusatz von Salz, Gewürzen und Wasser. Problem bei vielen Wurstwaren ist oft der hohe Fettgehalt, welcher optisch kaum beurteilt werden kann. So kann der Fettgehalt bis zu 65 % betragen.

Aber, welche Wurst ist am fettärmsten…?

Im Handel werden immer öfter fettarme oder fettreduzierte Produkte als „Diätwurst" angeboten. Als Diätwurst kann eine Wurst erst bezeichnet werden, wenn der Fettgehalt um 40 % und mehr unterhalb der eines vergleichbaren Produktes liegt. Eine „Diätsalami" hat daher einen Fettgehalt der mindestens 40 % unter dem Fettgehalt einer „normalen" Salami liegt. Bei anderen Deklarationen wie „Light-", „Mager-" oder „Fastenwurst" bestehen diese rechtlichen Vorgaben aber nicht.

Vergleichen Sie trotz solcher Aussagen dennoch sehr genau den absoluten Fettgehalt miteinander. Eine fettarme Diät-Salami enthält immer noch deutlich mehr Fett, als ein von Natur aus fettärmeres Produkt, wie Schinken.

Wurst hat bei Ernährungsexperten insgesamt einen sehr schlechten Ruf: Salzig, fettig, ungesund. Teilweise aber zu Unrecht, denn in Maßen gegessen, liefert manche Wurstsorte viel Protein und auch die Fettzusammensetzung ist durchaus akzeptabel. Betrachtet man die Fette in der Wurst, dann überwiegen die einfach und mehrfach ungesättigten Fettsäuren. Wer also die Gesamtmenge reduziert, kann beruhigt etwas Wurst essen, auch wenn das manche „Experten" nicht gerne hören und weiter die einmal gefasste Meinung verbreiten.

PG	= Portionsgröße / Packungsinhalt	**FP/100**	= Fettgehalt pro 100 g oder 100 ml
kcal/100	= Kalorien in 100 g oder 100 ml	**Z**	= Zuckerwürfel
FP/PG	= Fettpunkte pro Portion	**P/100**	= Protein pro 100 g oder 100 ml

Fleisch, Geflügel, Eier

Der Fettanteil in der Wurst hat auch einen Einfluss auf die Intensität des Salzgeschmacks: So tritt z. B. bei einem Fettgehalt von 10 % der Salzgeschmack deutlich stärker hervor als bei einer Wurstsorte mit einem Fettgehalt von 40 %. Daher wird bei fettarmen Wurstsorten auch der Salzgehalt entsprechend reduziert. Ein weiterer Vorteil von fettarmen Wurstwaren.

Weitere häufige Zusatzstoffe sind Antioxidantien, Emulgatoren und Geschmacksverstärker. Antioxidantien wie Vitamin C verzögern das Ranzigwerden und sensorische Verderben von Fetten. Stabilisatoren und Emulgatoren, zum Beispiel Mono- und Diglyceride von Speisefetten, verhindern das Entmischen der einzelnen Komponenten und sorgen so für eine gleichmäßige Konsistenz. Als Geschmacksverstärker bewirken Glutamate ein intensiveres Aroma.

Einkaufstipp für Wurstwaren

Versuchen Sie den Verzehr von Wurst und Wurstwaren etwas zu reduzieren. Greifen Sie zu den von Haus aus fettarmen Produkten, wie Corned Beef, mageren Schinken in allen Variationen, Geflügelwurst, Sorten mit Aspik und Sülzen. Ihre Fachmetzgerei kennt die genauen Fettgehalte der Produkte und berät Sie gerne. Fragen Sie doch immer nach und wechseln Sie die Einkaufsstätte, wenn Sie keine befriedigenden Antworten erhalten. Bei Fertigprodukten nehmen Sie die Deklaration auf der Verpackung und unseren Einkaufsführer zu Hilfe.

PG	Wurst	kcal/100	FP/PG	FP/100	Z	P/100
30	Apfel-Zwiebel Wurstaufstrich, WeightWatchers	184	3	10	■	8
30	Barbecue Putenbrust, Herta	111	1	3	■	20
30	Bauernbratwurst	306	8	25	■	20
30	Bauernleberwurst	356	10	32	■	17
30	Bierschinken/Schinkenpastete	180	4	12	■	18
30	Bierwurst	252	7	22	■	13
25	Bifi	540	12	49	■	22
30	Blutpresssack	267	7	22	■	17
100	Blutwurst	340	29	29	■	10
115	Bockwurst	296	30	26	■	15
30	Braunschweiger Mettwurst	364	10	32	■	20
100	Cabanossi (Brühwurst)	331	31	31	■	14

PG = Portionsgröße / Packungsinhalt
kcal/100 = Kalorien in 100 g oder 100 ml
FP/PG = Fettpunkte pro Portion
FP/100 = Fettgehalt pro 100 g oder 100 ml
Z = Zuckerwürfel
P/100 = Protein pro 100 g oder 100 ml

Fleisch, Geflügel, Eier

PG	Wurst	kcal /100	FP/ PG	FP/ 100	Z	P/ 100
30	Cervelatwurst	369	10	32	■	21
70	Cocktailwürstchen, Konserve	304	19	28	■	14
30	Corned Beef	141	2	6	■	22
30	Debreziner	331	9	30	■	16
45	Delikatess Bratwurst, WeightWatchers	170	5	11	■	15
30	Delikatess Jagdwurst, WeightWatchers	123	2	5	■	17
30	Delikatess Leberwurst	328	9	29	■	15
30	Delikatess Leberwurst, WeightWatchers	237	6	19	■	16
45	Delikatess Mini Frikadellen, WeightWatchers	152	3	7	■	17
30	Delikatess Schinkenwurst, WeightWatchers	129	2	5	■	15
45	Delikatess Wiener, WeightWatchers	152	5	10	■	15
100	Delikatess Würstchen	276	25	25	■	15
30	Diät Kalbsleberwurst, Becel	300	8	26	■	15
30	Diät Landleberwurst, Becel	398	8	27	■	15
30	Diät Teewurst, Becel	313	8	27	■	15
30	Edel-Salami, Herta	340	8	24	■	25
30	Farmerschinken Virginia	104	1	3	■	19
30	Feine Schinkenwurst, Herta	214	5	17	■	15
30	Finesse hauchzarter Schinken, Herta	106	1	2	■	21
30	Finesse Prosciutto Cotto, Herta	108	1	3	■	19
30	Finesse Putenbrust mild geräuchert, Herta	102	<1	2	■	20
30	Finesse Putenbrust, Herta	111	1	3	■	20
30	Finesse Salami mild & hauchzart, Herta	288	6	20	■	26
30	Finesse Salami mit Belém-Pfeffer, Herta	271	6	19	■	24
125	Fleischkäse	302	34	28	■	14
100	Fleischwurst mit Knoblauch, Herta	295	27	27	■	12
100	Fleischwurst, Herta	295	27	27	■	12
100	Frankfurter Würstchen	276	24	24	■	13
30	Gänseleberpastete	247	5	18	■	18
80	Geflügel Hacksteaks, WeightWatchers	127	4	5	■	18
80	Geflügelbratwurst, Herta	132	6	8	■	15

PG = Portionsgröße / Packungsinhalt
kcal/100 = Kalorien in 100 g oder 100 ml
FP/PG = Fettpunkte pro Portion
FP/100 = Fettgehalt pro 100 g oder 100 ml
Z = Zuckerwürfel
P/100 = Protein pro 100 g oder 100 ml

Fleisch, Geflügel, Eier

PG	Wurst	kcal/100	FP/PG	FP/100	Z	P/100
30	Geflügelmortadella, Alnatura	201	5	15	■	17
30	Geflügelsalami, Herta	105	10	33	■	19
30	Geflügelwurst, mager	112	1	5	■	16
70	Gefügelwiener, Alnatura	223	13	19	■	14
30	Gelbwurst	285	8	27	■	11
30	Gourmet Schinken, WeightWatchers	130	<1	<1	■	28
30	Grobe Leberwurst, Herta	350	10	33	■	13
100	Große Bengels, Herta	274	25	25	■	12
30	Gutsleberwurst	323	8	28	■	18
50	Hähnchenbrustfilet in Aspik	105	<1	1	■	24
30	Herzwurst	281	7	24	■	17
30	Hirnwurst	280	7	24	■	15
30	Holzfällerschinken	227	5	16	■	23
30	Jagdwurst	205	5	17	■	17
125	Kalbfleischkäse	321	38	30	■	13
30	Kalbfleischsülze	108	1	3	■	20
125	Kalbfleischwurst	321	38	30	■	13
100	Kalbsbratwurst	270	25	25	■	13
30	Kalbskäse	283	7	25	■	15
30	Kalbsleberwurst	316	8	27	■	17
30	Kalbsleberwurst, Alnatura	292	7	23	■	16
30	Kalbswurstaufstrich, WeightWatchers	200	4	13	■	10
30	Kasseler Rippenspeer, roh, geräuchert	172	2	8	■	17
100	Knacker, einfach	298	28	28	■	12
100	Knacki Geflügel, Herta	263	22	22	■	15
100	Knackwurst/Servelat	283	26	26	■	13
30	Knoblauchwurst	332	9	31	■	15
30	Knoblauchwurst, einfach	367	10	34	■	16
30	Kochsalami	321	9	29	■	15
30	Krakauer	299	8	27	■	16
30	Krakauer, roh (Colbassa)	307	8	28	■	15

PG = Portionsgröße / Packungsinhalt
kcal/100 = Kalorien in 100 g oder 100 ml
FP/PG = Fettpunkte pro Portion
FP/100 = Fettgehalt pro 100 g oder 100 ml
Z = Zuckerwürfel
P/100 = Protein pro 100 g oder 100 ml

Fleisch, Geflügel, Eier

PG	Wurst	kcal/100	FP/PG	FP/100	Z	P/100
30	Küstenschinken, Herta	111	1	3	■	20
30	Landjäger	456	13	44	■	15
30	Landschinken, Alnatura	388	10	32	■	22
100	Lange Kerls, Herta	274	25	25	■	12
30	Leberpastete	299	8	25	■	18
30	Leberpastete, WeightWatchers	238	5	18	■	17
30	Leberwurst, einfach	330	9	32	■	12
30	Leberwurst, grob	323	8	28	■	18
30	Mettwurst, einfach	413	12	40	■	14
30	Mettwurst, gekocht	337	10	32	■	12
30	Mettwurst, grob	311	8	27	■	17
30	Mettwurst, luftgetrocknet	335	9	29	■	20
30	Milzwurst	276	7	23	■	17
30	Mortadella, süddeutsch	281	7	24	■	17
30	Pfälzer Kräuterleberwurst, Herta	406	12	40	■	12
30	Pfälzer Saumagen	158	2	7	■	17
100	Pfälzer/Augsburger/Regensburger	331	31	31	■	14
30	Plockwurst	432	11	37	■	26
90	Premium Leberkäse, WeightWatchers	141	5	6	■	13
30	Premium Putenbrustfilet, WeightWatchers	97	<1	1	■	21
30	Premium Salami, WeightWatchers	241	5	17	■	23
30	Premium Schinken, WeightWatchers	104	<1	1	■	21
30	Presssack	243	6	20	■	10
30	Putenbrustaufschnitt	102	<1	2	■	20
30	Putenbrust natur oder gegrillt, Herta	106	<1	2	■	21
50	Putenfleischwurst	236	10	20	■	12
30	Putensalami	346	9	30	■	20
80	Putensalami, WeightWatchers	231	13	16	■	22
30	Rauchfleisch	129	2	6	■	17
20	Rindersaftschinken	194	1	5	■	18
30	Rinderschinken, Alnatura	231	2	8	■	39

PG = Portionsgröße / Packungsinhalt
kcal/100 = Kalorien in 100 g oder 100 ml
FP/PG = Fettpunkte pro Portion
FP/100 = Fettgehalt pro 100 g oder 100 ml
Z = Zuckerwürfel
P/100 = Protein pro 100 g oder 100 ml

Fleisch, Geflügel, Eier

PG	Wurst	kcal/100	FP/PG	FP/100	Z	P/100
150	Rostbratwürstel	329	44	30	■	17
30	Saftschinken, Herta	111	1	3	■	20
30	Salami Parmesan, Herta	398	10	34	■	23
30	Salami Tramezzini, Herta	434	11	38	■	24
30	Salami, mager	269	7	23	■	18
30	Salami, ungarische Art	366	10	32	■	20
30	Schinken, gekocht	175	1	6	■	30
30	Schinken, roh	136	1	5	■	21
30	Schinkenmettwurst	356	10	32	■	18
30	Schinkenspeck	152	2	8	■	21
30	Schinkenwurst	294	8	28	■	11
30	Schlackwurst	391	11	36	■	16
30	Schweinespeck, roh, geräuchert	152	9	29	■	16
150	Schweinsbratwürstel, grob	259	42	28	■	16
125	Stadtwurst, einfach	326	38	30	■	14
150	Stockwurst	259	32	21	■	17
100	Stramme Jungs, Herta	274	25	25	■	12
30	Streichmettwurst	370	10	34	■	17
30	Teewurst	367	10	35	■	14
30	Teewurst, grob	302	8	27	■	17
30	Teewurst, Rügenwälder Art	295	7	25	■	18
30	Thüringer Rotwurst	173	3	10	■	20
30	Thüringer Rotwurst, Konserve	241	5	16	■	24
30	Tiroler	155	2	7	■	23
30	Trüffelleberwurst	321	9	29	■	15
30	Wacholder Schinken, Herta	111	1	3	■	20
30	Weiße Lyoner	260	6	21	■	18
125	Weißwurst, 1 Paar	270	30	24	■	15
70	Wiener	304	20	28	■	10
150	Wollwürste/Geschwollene	272	38	25	■	12

PG = Portionsgröße / Packungsinhalt
kcal/100 = Kalorien in 100 g oder 100 ml
FP/PG = Fettpunkte pro Portion
FP/100 = Fettgehalt pro 100 g oder 100 ml
Z = Zuckerwürfel
P/100 = Protein pro 100 g oder 100 ml

Fleisch, Geflügel, Eier

PG	Wurst	kcal /100	FP/ PG	FP/ 100	Z	P/ 100
30	Würzige Pfeffersalami, Herta	298	7	22	■	24
30	Würziger Röstschinken, Herta	106	<1	2	■	20
30	Zarter Landschinken, Herta	113	1	3	■	21
30	Zungenblutwurst	293	7	24	■	19
30	Zwiebelwurst	266	7	23	■	13

Fleisch- und Wurstersatz

Sieht so aus, schmeckt fast so, ist es aber nicht: Fleischimitate erobern langsam aber sicher die Regale der Supermärkte und Bioläden. Waren es früher hauptsächlich finanzielle Gründe, warum auf Imitate ausgewichen wurde, so steht heute eher der gesundheitliche Aspekt im Vordergrund. In der japanischen Küche, in der bis ins 20. Jahrhundert aufgrund des knappen Landes kaum Fleisch verwendet wurde, haben Tofu und Seitan eine lange Tradition als eiweißreiche pflanzliche Lebensmittel, ebenso Würzmittel wie Sojasauce und Miso.

PG	Fleisch- und Wurstersatz	kcal /100	FP/ PG	FP/ 100	Z	P/ 100
100	Bratwürste aus Seitan, Alnatura	238	12	12	■	26
100	Falafel, Alnatura	261	11	11	■	8
100	Frankfurter aus Seitan und Tofu, Alnatura	273	16	16	■	28
100	Räuchertofu, Alnatura	127	8	8	■	13
100	Räuchertofu, Taifun	175	9	9	■	19
100	Schnitzel fleischfrei, Valess	182	9	9	■	13
100	Schnitzel Gouda fleischfrei, Valess	203	10	10	■	13
100	Schnitzel Toskana fleischfrei, Valess	201	10	10	■	10
100	Seidentofu	47	3	3	■	5
100	Seitan	148	2	2	■	25
100	Seitan Gourmet Dinkel, Limafood	119	2	2	■	19
100	Seitan Gourmet Grill, Limafood	144	5	5	■	19
100	Seitan Gourmet Original, Limafood	109	2	2	■	18
100	Seitan Medaillons, Alnatura	119	2	2	■	21
100	Seitan, Limafood	116	1	1	■	21
30	Soja Aufstrich wie feine Leberwurst, Alnatura	226	6	20	■	7

PG	= Portionsgröße / Packungsinhalt	**FP/100**	= Fettgehalt pro 100 g oder 100 ml
kcal/100	= Kalorien in 100 g oder 100 ml	**Z**	= Zuckerwürfel
FP/PG	= Fettpunkte pro Portion	**P/100**	= Protein pro 100 g oder 100 ml

Fleisch, Geflügel, Eier

PG	Fleisch- und Wurstersatz	kcal/100	FP/PG	FP/100	Z	P/100
30	Soja Aufstrich wie grobe Leberwurst, Alnatura	232	6	20	🟨	7
30	Sojasteak, Trockenprodukt	305	<1	1	🟩	43
100	Sojawürstchen, Konserve	279	34	34	🟩	10
20	Tempeh	147	2	8	🟩	19
100	Tofu	120	9	9	🟩	16
100	Tofu Bärlauch, Alnatura	92	6	6	🟩	9
100	Tofu Basilikum, Taifun	216	15	15	🟩	18
100	Tofu Bratlinge, Alnatura	253	17	17	🟩	14
100	Tofu natur, Alnatura	115	8	8	🟩	11
100	Tofu Paprika, Alnatura	109	6	6	🟩	11
100	Tofu Rossa, Taifun	241	17	17	🟩	17
100	Tofu Schnitzel, Sojafrei	138	3	3	🟩	12
100	Tofu Wiener, Taifun	267	20	20	🟩	15
100	Toskana Bällchen, Alnatura	284	15	15	🟩	9
100	Veggie Hack, Vivana	186	10	10	🟩	13

PG	Eier	kca/100	FP/PG	FP/100	Z	P/100
38	Eiweiß von 1 Ei	50	<1	1	🟩	11
50	Entenei	177	7	14	🟩	13
65	Gänseei	173	8	13	🟩	13
60	Hühnerei	149	7	11	🟩	12
22	Hühnereieigelb	348	7	31	🟩	16
65	Putenei	168	8	12	🟩	14
12	Wachtelei	158	1	11	🟩	13

PG	Eipulver	kca/100	FP/PG	FP/100	Z	P/100
13	Diät-Dotterfrei, becel	583	5	42	🟩	50
10	Trockenvollei	550	4	40	🟩	50
10	Trockeneigelb	650	6	60	🟩	30
10	Trockeneiweiß	350	<1	<1	🟩	80

PG = Portionsgröße / Packungsinhalt
kcal/100 = Kalorien in 100 g oder 100 ml
FP/PG = Fettpunkte pro Portion
FP/100 = Fettgehalt pro 100 g oder 100 ml
Z = Zuckerwürfel
P/100 = Protein pro 100 g oder 100 ml

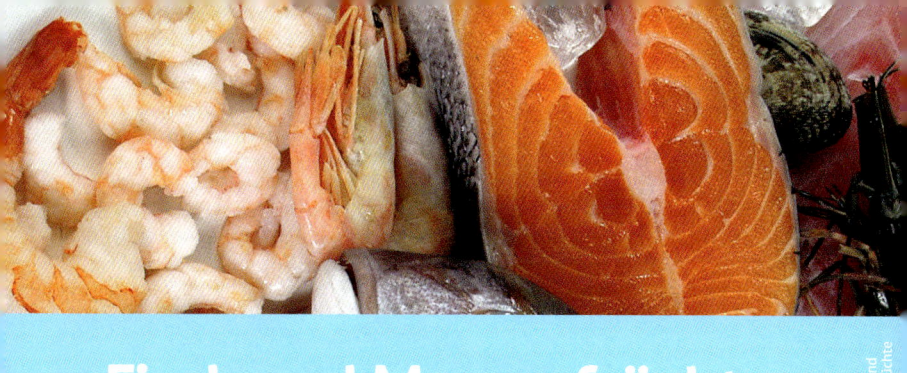

Fisch und Meeresfrüchte

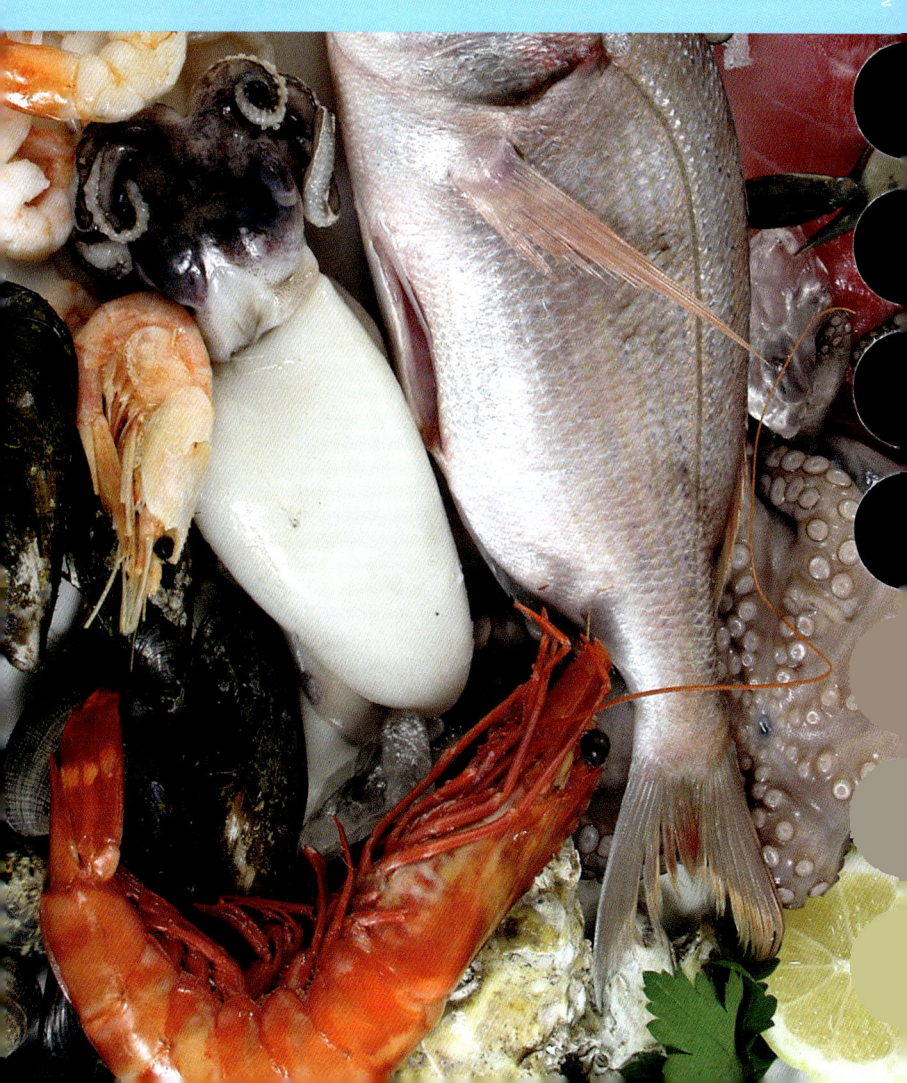

Fisch / Meeresfrüchte

Fisch

Fisch enthält sehr hochwertiges Eiweiß, reichlich Vitamine und Mineralstoffe, vor allem Jod, ist leicht verdaulich und liefert – sofern Seefisch – viele mehrfach ungesättigte Fettsäuren, die so genannten Omega-3-Fettsäuren, die sehr positive Effekte auf unsere Gesundheit haben.

Das sollten Sie wissen: Omega-3-Fettsäuren

Einige der **langkettigen Omega-3-Fettsäuren** gehören zu den essentiellen Fettsäuren. Das bedeutet, dass sie von unserem Körper nicht selbst hergestellt werden können. Deshalb müssen wir eine ausreichende Menge dieser Fettsäuren mit unserer Ernährung aufnehmen, um unseren Körper ausreichend mit diesen Nährstoffen zu versorgen.

Die 3 wichtigsten und bekanntesten Vertreter sind:

- Alpha-Linolensäure (ALA)
- Eicosapentaensäure (EPA)
- Docosahexaensäure (DHA)

Alle 3 Fettsäuren gehören zu der Gruppe der mehrfach ungesättigten Fettsäuren und kommen hauptsächlich in verschiedenen Kaltwasserfischarten wie Hering und Makrele oder in Pflanzenölen wie Leinsamen-, Raps- und Sojaöl vor.

Von der Deutschen Gesellschaft für Ernährung (DGE) wird eine Zufuhr von täglich 1-2 g Omega-3-Fettsäuren empfohlen. Um diesen Bedarf zu decken, wird der Verzehr von mindestens 2 Fischmahlzeiten pro Woche empfohlen. Matjeshering oder Makrele sind die Fische mit dem höchsten Gehalt an Omega-3-Fettsäuren.

Fisch / Meeresfrüchte

Was aber, wenn Fische keinen Zuspruch finden? Es gibt weitere Möglichkeiten und Alternativen: Zum Beispiel ist für die Zubereitung von Salaten und anderen Speisen eine Verwendung von Omega-3-Fettsäure-haltigen Speiseölen zu empfehlen (z.B. Soja-, Raps- und Walnussöl). Auch mit diesen langkettigen Fettsäuren angereicherte Margarinesorten werden in Zukunft häufiger auf dem deutschen Markt erscheinen, die dann bedenkenlos gegen die üblicherweise verwendete Margarine ausgetauscht werden können.

Nutzen der langkettigen Omega-3-Fettsäuren

Bisher wurde den Omega-3-Fettsäuren auf Grund von klinischen Forschungen eine vorbeugende Wirkung bei Arteriosklerose und koronaren Herzkrankheiten zugesprochen. Weiters beobachtet man eine Senkung von erhöhten Cholesterinspiegeln und des Blutdrucks, eine Reduktion der Verklebung von Blutblättchen und eine Hemmung von Entzündungsreaktionen im Körper des Menschen. Ferner zeigen neue Forschungen positive Effekte bei Herzrhythmusstörungen.

Wie viel Fisch ist gesund?

Essen Sie mindesten 1–2 mal pro Woche Fisch. Für eine Portion können Sie 150-200 g Fischfilet oder 250–300 g ganzen Fisch rechnen.
Über 80 % des Fischkonsums in Deutschland fällt auf 5 Fischsorten:
- Seelachs
- Hering
- Kabeljau
- Lachs
- Thunfisch

Einkaufstipp für Fisch

Kaufen Sie Fisch nur als unverarbeitete Ware, entweder frisch oder aus der Tiefkühltruhe und bereiten Sie den Fisch selbst nach geeigneten Rezepten zu.
Vermeiden Sie panierte Varianten und Fertiggerichte mit nicht definierter Zusammensetzung.

Fisch / Meeresfrüchte

Salzwasserfische

70% aller in Deutschland verzehrten Fische sind Salzwasserfische. Greifen Sie hier auch zu TK-Ware, die in ausgezeichneter Qualität auch in küstenfernen Regionen zur Verfügung steht.

PG	Salzwasserfische	kcal /100	FP/ PG	FP/ 100	Z	P/ 100
150	Flunder	93	5	3	■	17
150	Heilbutt	97	3	2	■	20
150	Hering mager	118	8	5	■	18
150	Hornhecht	111	4	3	■	2
150	Kabeljau	77	1	1	■	17
150	Katfisch	88	3	2	■	18
150	Köhler (Seelachs)	82	1	1	■	18
150	Leng	83	1	1	■	19
150	Makrele	182	18	12	■	19
150	Matjeshering	274	34	23	■	18
150	Meerforelle	113	5	4	■	20
150	Rotbarsch (Goldbarsch)	107	6	4	■	19
150	Sardine	119	7	5	■	19
150	Schellfisch	78	1	1	■	18
150	Scholle	90	3	2	■	18
150	Scholle Naturfilet, Iglo	105	2	1	■	19
150	Schwertfisch	116	6	4	■	21
150	Seeforelle (Goldlachs)	113	5	3	■	21
150	Seehecht (Hechtdorsch)	92	4	3	■	17
150	Seelachs Naturfilet, Iglo	90	2	1	■	20
150	Seeteufel	74	3	2	■	15
150	Seewolf	88	3	2	■	18
150	Seezunge	83	2	1	■	18
150	Sprotte, frisch	214	25	17	■	17
150	Steinbutt	83	3	2	■	17
150	Thunfisch, frisch	222	23	15	■	22
150	Tintenfisch, frisch	82	1	1	■	16

PG = Portionsgröße / Packungsinhalt
kcal/100 = Kalorien in 100 g oder 100 ml
FP/PG = Fettpunkte pro Portion
FP/100 = Fettgehalt pro 100 g oder 100 ml
Z = Zuckerwürfel
P/100 = Protein pro 100 g oder 100 ml

Fisch / Meeresfrüchte

Süsswasserfische

Die wichtigsten Süsswasserfische sind Hecht, Flussbarsch, Zander, Lachs, Karpfen, Stör (Kaviar), Aale, Regenbogenforelle, Bachforelle oder Krebs. Besonders Fischgerichte von der Forellen- und Lachsfamilie erfreuen sich großer Beliebtheit. Deutschland liegt bis auf die Küstenregionen, im weltweiten durchschnittlichen Fischkonsum nur im europäischen Mittelfeld.

PG	Süsswasserfische	kcal /100	FP/ PG	FP/ 100	Z	P/ 100
150	Aal	278	37	25	■	15
150	Barsch	82	1	1	■	18
150	Brasse	108	4	3	■	21
150	Forelle	113	5	3	■	22
150	Hecht	82	1	1	■	18
150	Karpfen	116	7	5	■	18
150	Maifisch	111	4	3	■	19
100	Pangasius	85	3	3	■	18
150	Regenbogenforelle	113	5	3	■	21
150	Renke	102	5	3	■	18
150	Schleie	78	1	1	■	18
150	Wels (Waller)	162	17	11	■	15
150	Zander	84	1	1	■	19

PG	geräucherte Fische	kcal /100	FP/ PG	FP/ 100	Z	P/ 100
75	Aal	290	19	26	■	16
75	Flunder	101	3	3	■	18
75	Forelle	120	3	4	■	27
75	Hecht	87	1	1	■	20
75	Katfisch (Steinbeißer)	94	2	2	■	19
75	Lachs	138	5	7	■	20
75	Makrele	192	9	13	■	20
75	Rotbarsch	114	3	4	■	20
75	Schellfisch	83	<1	1	■	19
75	Seeaal (Dornhai)	162	7	9	■	20
75	Seelachs	131	8	11	■	21

PG = Portionsgröße / Packungsinhalt
kcal/100 = Kalorien in 100 g oder 100 ml
FP/PG = Fettpunkte pro Portion
FP/100 = Fettgehalt pro 100 g oder 100 ml
Z = Zuckerwürfel
P/100 = Protein pro 100 g oder 100 ml

Fisch / Meeresfrüchte

PG	Schalentiere	kcal/100	FP/PG	FP/100	Z	P/100
100	Austern, frisch	63	1	1	■	9
100	Flusskrebs	92	1	1	■	19
50	Garnelen, frisch	102	1	2	■	20
100	Hummer, gegart	88	1	1	■	19
100	Jacobsmuscheln	77	1	1	■	11
100	Krabben, frisch	91	1	1	■	19
100	Krebstiere, gegart	93	2	2	■	19
100	Languste, frisch	102	2	2	■	20
100	Miesmuscheln, gegart	70	1	1	■	10
150	Schnecken, gegart	64	-	-	■	13
100	Venusmuscheln	60	1	1	■	11

Fischprodukte und Delikatessen

Wenn Sie sich oder Ihre Familie für Fisch nicht begeistern können, dann servieren Sie doch einmal eine Fischkonserve. Oder reichen Sie einen Salat mit Thunfisch, Krabben oder Lachsstreifen. Rezepte dazu finden Sie in allen unseren Leichter leben in Deutschland Kochbüchern.

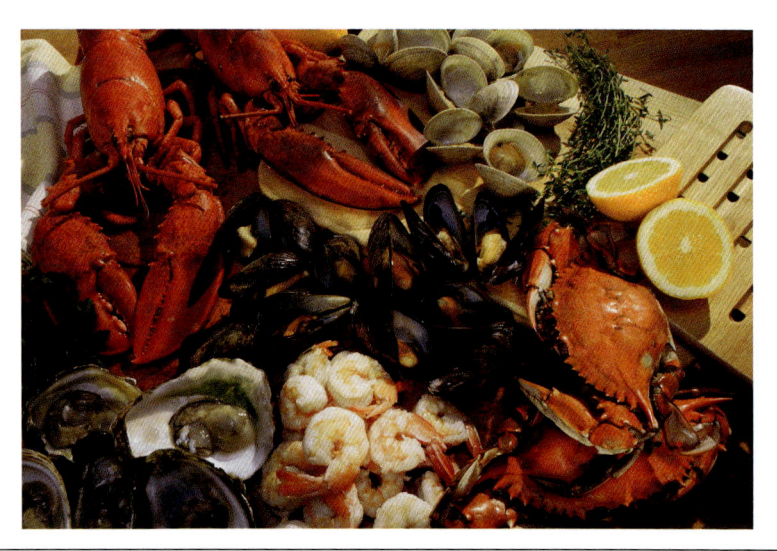

PG = Portionsgröße / Packungsinhalt
kcal/100 = Kalorien in 100 g oder 100 ml
FP/PG = Fettpunkte pro Portion
FP/100 = Fettgehalt pro 100 g oder 100 ml
Z = Zuckerwürfel
P/100 = Protein pro 100 g oder 100 ml

Fisch / Meeresfrüchte

PG	Fischprodukte / Delikatessen	kcal /100	FP/ PG	FP/ 100	Z	P/ 100
100	Alaska Seelachs Schnitzel, Homann	323	31	31	■	12
150	Aioli Krabbensalat, Homann	292	40	27	■	6
65	Bismarckhering, abgetropft	180	8	12	■	16
100	Brathering in Aspik, Homann	133	7	7	■	15
150	Brathering, abgetropft	193	16	10	■	17
100	Bratheringsfilet, Appel	205	8	8	■	8
130	Bratrollmops, Norda	188	20	15	■	14
100	Dillhappen, Lysell	340	30	30	■	9
100	Feine Rollmöpse im Kräuteraufguss, Lysell	154	7	7	■	9
100	Feine Rollmöpse im Zwiebelaufguss, Lysell	158	7	7	■	9
90	Friesenröllchen, Lysell	187	10	11	■	16
75	Froschschenkel TK	69	<1	<1	■	16
125	Gabelröllchen in Mayonnaise	445	59	47	■	18
100	Hering in Gelee, Homann	120	9	9	■	11
100	Heringsbecher mit Gurke und Zwiebeln, Homann	251	22	22	■	8
100	Heringsfilet in Creme, Appel	170	11	11	■	15
170	Heringsfilet in Joghurt Soße, WeightWatchers	142	15	9	■	7
190	Heringsfilet in Paprika Creme	223	31	16	■	15
125	Heringsfilet in Remoulade	443	50	40	■	18
200	Heringsfilet in Senfsoße	200	27	14	■	15
90	Heringsfilet in Tomatensoße	184	12	13	■	15
5	Kaviar, echt	259	1	16	■	26
50	Kaviar, Ersatz (Deutsch)	102	4	7	■	18
150	Krabbencocktail	160	19	13	■	6
75	Krabbencocktail, WeightWatchers	106	4	5	■	7
150	Krabbensalat, Du darfst	148	15	10	■	6
100	Kräuterröllchen, Lysell	185	12	12	■	19
100	Krebsfleisch in Dosen	87	2	2	■	18
50	Lachs in Öl, abgetropft	169	6	12	■	16
50	Lachsersatz in Pflanzenöl	150	6	12	■	15

PG = Portionsgröße / Packungsinhalt
kcal/100 = Kalorien in 100 g oder 100 ml
FP/PG = Fettpunkte pro Portion
FP/100 = Fettgehalt pro 100 g oder 100 ml
Z = Zuckerwürfel
P/100 = Protein pro 100 g oder 100 ml

Fisch / Meeresfrüchte

PG	Fischprodukte / Delikatessen	kcal /100	FP/ PG	FP/ 100	Z	P/ 100
100	Lachssalat, Du darfst	150	9	9	🟨	8
100	Matjeshappen mit Dill-Joghurt Sauce, Homann	264	23	23	🟨	7
100	Matjeshappen mit Räucherspeck, Lysell	273	22	22	🟨	18
65	Matjeshering, abgetropft	245	12	16	🟩	16
100	Matjesmahlzeit nach Hausfrauenart, Lysell	293	21	21	🟨	7
100	Matjessalat, Homann	198	17	17	🟩	8
125	Nordseekrabbensalat, Homann	308	34	27	🟨	10
100	Ölsardinen, abgetropft	166	10	10	🟩	24
100	Roter Heringssalat, Lysell	255	22	22	🟨	6
75	Roter Heringssalat, WeightWatchers	130	5	7	🟨	6
100	Sahne Happen mit Joghurt, Homann	259	22	22	🟩	6
100	Sahne Hering laktosefrei, MinusL	159	14	14	🟨	3
10	Sardellenfilets (1 Stück)	102	<1	1	🟩	20
10	Sardellenpaste	195	1	11	🟩	15
30	Seelachs-Schnittlauch Aufstrich, Du darfst	220	6	19	🟨	4
100	Teufelsröllchen, Lysell	529	14	14	🟨	20
60	Thunfisch in Öl, abgetropft	222	9	16	🟩	21
60	Thunfisch in Wasser	130	7	12	🟩	20
100	Thunfisch Salat, Appel	103	1	1	🟩	2
50	Thunfischaufstrich Mediterran, WeightWatchers	104	2	4	🟨	10
100	Thunfischröllchen, Appel	135	4	4	🟩	8
100	Thunfischsalat, Homann	219	18	18	🟨	9
150	Tiefseekrabbensalat Balsamico Dressing, Homann	298	40	27	🟨	6
180	Tintenfisch, gegart	95	2	1	🟩	18
100	Zwiebelfisch, Lysell	227	13	13	🟩	15

PG = Portionsgröße / Packungsinhalt
kcal/100 = Kalorien in 100 g oder 100 ml
FP/PG = Fettpunkte pro Portion
FP/100 = Fettgehalt pro 100 g oder 100 ml
Z = Zuckerwürfel
P/100 = Protein pro 100 g oder 100 ml

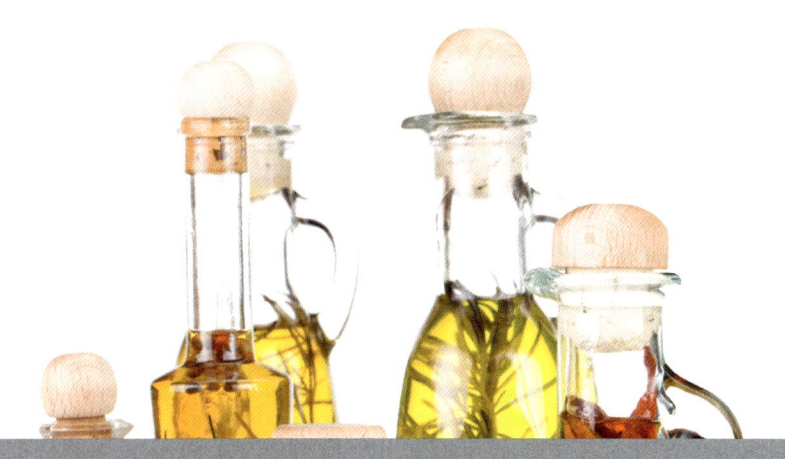

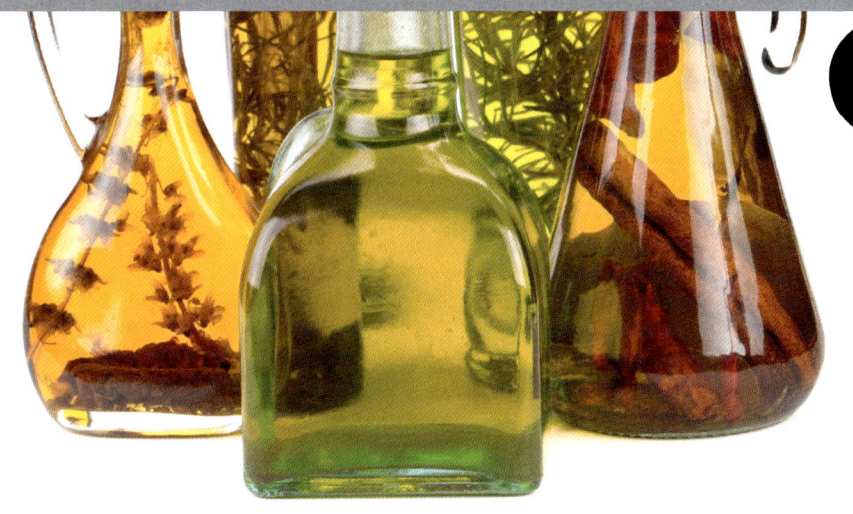

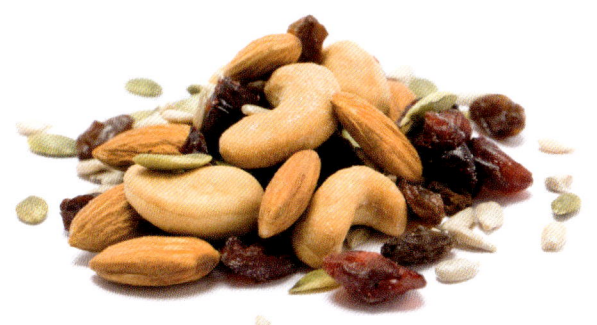

Fette, Öle, Samen, Nüsse

Fette, Öle, Samen, Nüsse

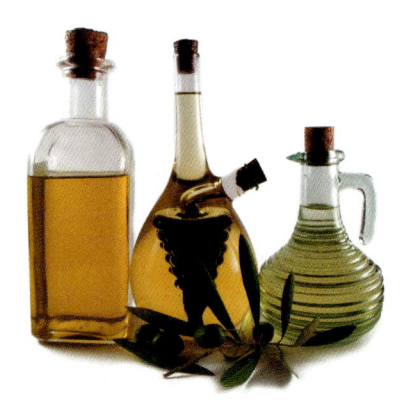

Fette und Öle

Wir brauchen Fett, denn manche Fette sind essentielle Nährstoffe und ein Geschmacksträger. Doch wir übertreiben. Über 115 g pro Tag wandert im Durchschnitt in unseren Körper, circa 60 bis 70 g zuviel. Vor allem die versteckten, nicht direkt sichtbaren Fette in Wurst, Käse, Süßigkeiten und Fertigprodukten gilt es zu reduzieren, will man erfolgreich abnehmen. Wertvolle Pflanzenöle (Oliven-, Rapsöle, etc.) mit einem hohen Anteil an einfach oder mehrfach ungesättigten Fettsäuren sollen Sie dagegen nicht reduzieren. In unserer Tabelle erkennen sie die Fettqualität ganz einfach an der Farbe:

Rote Zahl: Produkt enthält mehr gesättigte Fettsäuren (= ungesund, einsparen, falls möglich) bei hohem Fettgehalt lieber weniger essen.

Grüne Zahl: Produkt enthält 50% und mehr ungesättigte Fettsäuren (= gesund).

Einkaufstipp für Fette und Öle

Im Haushalt benötigen Sie nur 2 Sorten von Fetten und Ölen. Ein hoch erhitzbares Fett zum schnellen Anbraten (Biskin, Palmin) und wertvolle Öle. Wir empfehlen Erdnuss-, Oliven-, Sonnenblumen- oder Rapsöl. Speziell für Salate können eventuell zusätzlich Weizenkeim-, Traubenkern-, Walnuss- oder Distelöl Verwendung finden.

Achten Sie bei Billigangeboten immer auf die exakte Deklaration. Oft werden „reine Pflanzenöle" angeboten, die jedoch auch mit den ernährungsphysiologisch ungünstigen Kokos- oder Palmölen gemixt sind. Kaufen Sie nur Öle, deren Ausgangspflanze genau angegeben ist.

Fette, Öle, Samen, Nüsse

PG	Fette / Öle	kcal /100	FP/ PG	FP/ 100	Z	P/ 100
10	Albaöl	900	10	100	■	-
10	Aprikosenkernöl	882	10	100	■	-
10	Arganöl	879	10	100	■	-
10	Basilico & Olive in reinem Keimöl, Mazola	820	9	91	■	-
10	Baumwollsamenöl	881	10	100	■	-
10	Borretschöl	819	9	91	■	-
10	Butterschmalz	880	10	99	■	-
10	Ceres Diätöl	830	10	100	■	-
12	Distelöl (Safloröl)	879	12	99	■	-
10	Entenfett	882	10	100	■	-
10	Erdnussöl	879	10	99	■	-
10	Erdnussöl, Mazola	828	9	92	■	-
10	Färberdistelöl	819	9	91	■	-
10	Gänsefett	883	10	100	■	-
10	Gewürztes Öl Knoblauch, Mazola	828	9	92	■	-
10	Ghee	880	10	99	■	-
20	Hammeltalg	734	16	81	■	4
10	Hanföl	880	9	94	■	1
12	Haselnussöl	882	12	100	■	-
10	Keimöl, Mazola	820	9	91	■	-
20	Kokosfett, gehärtet	878	20	99	■	1
12	Kürbiskernöl	879	12	100	■	-
12	Lebertran	882	12	100	■	-
12	Leinöl	879	12	99	■	-
12	Lino Klassik Pflanzenöl	828	11	92	■	-
10	Macadamianussöl	880	10	100	■	-
12	Maiskeimöl	883	12	100	■	-
10	Mandelöl	882	10	100	■	-
10	MCT Öle	830	10	100	■	-
10	Mohnöl	879	10	99	■	-
10	Nachtkerzenöl	825	9	89	■	-

PG = Portionsgröße / Packungsinhalt
kcal/100 = Kalorien in 100 g oder 100 ml
FP/PG = Fettpunkte pro Portion
FP/100 = Fettgehalt pro 100 g oder 100 ml
Z = Zuckerwürfel
P/100 = Protein pro 100 g oder 100 ml

Fette, Öle, Samen, Nüsse

PG	Fette / Öle	kcal /100	FP/ PG	FP/ 100	Z	P/ 100
12	Olivenöl	881	12	99	■	-
10	Omega-3-Pflanzenöl, Becel	828	9	92	■	-
20	Palmkernfett	878	20	99	■	-
12	Palmöl	872	12	98	■	-
12	Rama Culinesse	660	9	74	■	-
12	Rama Culinesse Balance	460	6	51	■	-
10	Rapsöl	875	12	99	■	-
10	Reisöl	900	10	100	■	-
15	Rindertalg	861	15	97	■	1
12	Rüböl	875	12	99	■	-
10	Schwarzkümmelöl	819	9	91	■	-
15	Schweineschmalz	882	15	100	■	-
10	Senföl	898	10	100	■	-
12	Sesamöl	882	12	99	■	-
12	Sojaöl	871	12	98	■	-
12	Sonnenblumenöl	882	12	99	■	-
12	Traubenkernöl	879	12	99	■	-
12	Walnussöl	879	12	99	■	-
12	Weizenkeimöl	879	12	99	■	-

Aufstrichfette

Butter enthält viele gesättigte Fettsäuren. Damit muss man Butter in die Abteilung „weniger geeignet" einstufen. Trotzdem wird die Butter falsch eingeschätzt. Bei der durchschnittlichen Verzehrmenge liefern andere Lebensmittel (Käse, Süßigkeiten) viel mehr ungesunde Fette. Hier gilt es primär anzusetzen. Für Butterliebhaber empfehlen wir den Kauf von Gastropackungen für den Tagesbedarf. Solche Abpackungen sind mit 10 und 20 g Inhalt erhältlich.

Margarine oder doch Butter?
Als schmackhaftes Streichfett ist Butter gut geeignet. Pflanzenmargarine ist die Alternative dazu und durchaus ernährungsphysiologisch sinnvoll, da sie aus pflanzlichen Ölen hergestellt wird und somit auch kein Cholesterin enthält. Allerdings sollte man nicht zu den billigen Standardmargarinen greifen. Die Zusammensetzung und die chemischen Herstellungsprozesse von Margarine sind so unterschiedlich, dass es zu starken Qualitätsunterschieden kommt.

PG = Portionsgröße / Packungsinhalt
kcal/100 = Kalorien in 100 g oder 100 ml
FP/PG = Fettpunkte pro Portion
FP/100 = Fettgehalt pro 100 g oder 100 ml
Z = Zuckerwürfel
P/100 = Protein pro 100 g oder 100 ml

Fette, Öle, Samen, Nüsse

Experten empfehlen: Viel entscheidender als die Wahl des Streichfetts ist der Genuss in Maßen: also grundsätzlich wenig Fett und Streichfett verzehren. Gesunde Menschen brauchen auf die Butter beim Frühstück nicht verzichten. Menschen mit Fettstoffwechselstörungen greifen besser zur guten Pflanzenmargarine oder Diätmargarine. Und damit der Körper in jedem Fall mit lebensnotwendigen Fettsäuren versorgt wird, sollte in der kalten Küche zwischen Olivenöl, Sonnenblumenöl und Rapsöl abgewechselt werden - dann ist „alles in Butter".

Und wer meint, Margarine enthalte weniger Fett als Butter, der irrt: Butter und Margarine haben einen nahezu gleichen Fettgehalt, lediglich die Zusammensetzung der Fettsäuren ist unterschiedlich.

PG	Aufstrichfette	kcal /100	FP/ PG	FP/ 100	Z	P/ 100
10	Alpenbutter, Meggle	748	8	83	■	1
20	Bio Soya-Backen und Streichen, Provamel	630	14	70	■	-
20	Butter	741	17	83	■	1
20	Butter laktosefrei, MinusL	743	8	82	■	-
20	Diät Margarine Original, Becel	540	12	60	■	-
20	Diät Margarine Vital, Becel	360	8	40	■	-
20	Diät Pflanzencreme, Becel	660	15	74	■	-
10	Diätpflanzencreme	666	7	70	■	-
10	Diätpflanzenfett	900	10	100	■	-
20	Die Leichte Butter, Du darfst	364	8	39	■	3
20	Flora soft Reform-Margarine	720	16	80	■	-
20	Guten Morgen Rama 65%	590	13	65	■	-
20	Halbfettbutter	382	8	40	■	4
20	Halbfettmargarine	362	8	40	■	2
20	Halbfettmargarine mit Joghurt, Du darfst	240	5	24	■	3
20	Homa Gold Pflanzen-Margarine	720	16	80	■	-
20	Homa Gold Unsere Beste leicht	360	8	39	■	2
20	Joghurt Butter, Meggle	596	13	65	■	1
20	Knoblauch Butter, Meggle	583	12	62	■	2
20	Kräuterbutter	644	15	71	■	1
20	Kräuterbutter original, Meggle	579	12	62	■	2

PG = Portionsgröße / Packungsinhalt
kcal/100 = Kalorien in 100 g oder 100 ml
FP/PG = Fettpunkte pro Portion
FP/100 = Fettgehalt pro 100 g oder 100 ml
Z = Zuckerwürfel
P/100 = Protein pro 100 g oder 100 ml

Fette, Öle, Samen, Nüsse

PG	Aufstrichfette	kcal/100	FP/PG	FP/100	Z	P/100
20	Lätta extra fit	280	6	28	■	3
20	Lätta Halbfettmargarine	370	8	39	■	-
20	Lätta mit Joghurt	370	8	39	■	4
20	Lätta Probiotik	280	6	28	■	3
20	Leichte Butter, Du darfst	364	8	39	■	3
20	Leichte Halbfettmargarine, Du darfst	240	5	24	■	3
20	Leichte Rolle, Meggle	403	8	41	■	2
20	Margarine	709	16	80	■	-
10	Pro Acitv -Halbfettmargarine, Becel	360	4	40	■	-
20	Rama Balance Brotaufstrich	370	8	39	■	-
20	Rama bio Aufstrich	540	12	60	■	-
20	Rama fein gesalzen Aufstrich	370	8	39	■	-
20	Rosmarin Butter Rolle, Meggle	578	13	63	■	1
10	Streichfett 75%, Sanella	675	8	75	■	-
20	Streichfett für die warme Küche, Becel	675	19	95	■	-
20	Trüffel Butter, Meggle	710	16	78	■	1

Mayo/Dressing

Bei vielen dieser Fertigprodukte lohnt sich der kritische Blick auf die Zusammensetzung, denn häufig enthalten diese Soßen viele ungesunde gesättigte oder gehärtete Fette. Wir empfehlen anstelle von fertigen Dressings hausgemachte Soßen aus bekannten, definierten Bestandteilen und den Blick auf die Deklarationen oder in die nachfolgende Tabelle.

PG	Mayo /Dressings	kcal/100	FP/PG	FP/100	Z	P/100
25	Buttermilch Dressing mit Frühlingskräutern, Knorr	145	3	12	■	2
25	Chili Remoulade, Thomy	205	5	19	■	1
25	Cocktail Dressing	577	16	65	■	2
25	Condimento Balsamico Bianco, Bertolli	101	-	-	■	-
25	Creme fraîche Dressing Mediterrane Art, Knorr	221	5	21	■	1
25	Curry Remoulade, Thomy	212	5	19	■	1
20	Delikatessmayonnaise, Thomy	728	16	79	■	1

PG = Portionsgröße / Packungsinhalt
kcal/100 = Kalorien in 100 g oder 100 ml
FP/PG = Fettpunkte pro Portion
FP/100 = Fettgehalt pro 100 g oder 100 ml
Z = Zuckerwürfel
P/100 = Protein pro 100 g oder 100 ml

Fette, Öle, Samen, Nüsse

PG	Mayo /Dressings	kcal /100	FP/ PG	FP/ 100	Z	P/ 100
25	Dress´up 1000 Island Dressing, Homann	358	9	36	■	1
25	Dress´up Knoblauch, Homann	398	10	41	■	1
25	Dress´up Pesto, Homann	368	10	38	■	1
25	Dressing Joghurt Kräuter „so leicht", Kraft	116	1	5	■	1
20	Frenchdressing (Fertigprodukt)	208	4	21	■	-
25	Frisches Balsamico Dressing, WeightWatchers	54	<1	<1	■	1
25	Frisches Cocktail Dressing, WeightWatchers	56	<1	<1	■	3
25	Frisches French Dressing, WeightWatchers	54	<1	<1	■	3
25	Frisches Joghurt Dressing, WeightWatchers	49	<1	<1	■	4
25	Frisches Joghurt-Pfeffer Dressing, WeightWatchers	49	<1	<1	■	4
25	Frisches Mango-Chili Dressing, WeightWatchers	44	<1	<1	■	-
25	Gourmet Remoulade, Thomy	562	14	57	■	1
30	Italian-Dressing	230	3	10	■	-
25	Joghurt Dressing 1%, Develey	50	<1	<1	■	2
25	Joghurt Dressing 3 Kräuter light, Knorr	50	<1	<1	■	3
25	Joghurt Dressing Dill-Petersilie, Knorr	144	3	11	■	3
25	Joghurt Dressing griechische Art, Knorr	146	3	11	■	3
25	Joghurt Dressing Knoblauch Kräuter, Knorr	147	3	11	■	3
25	Joghurt Dressing Küchenkräuter light, Knorr	58	<1	<1	■	4
25	Joghurtdressing (Fertigprodukt)	119	2	9	■	3
25	Kräuter Dressing 1%, Develey	40	<1	<1	■	2
25	Mayonnaise 80%	743	21	80	■	2
25	Mayonnaise légère, Thomy	106	2	9	■	1
25	Mayonnaise leicht 35%	482	9	35	■	7
25	Miracel Whip Balance	140	3	11	■	-
25	Miracel Whip Klassik	255	6	23	■	-
25	Miracel Whip Remoulade	205	4	16	■	1
25	Miracel Whip so leicht	109	1	5	■	2
25	Pommes Sauce 35% Pflanzenölgehalt, Knorr	360	9	35	■	1
25	Remoulade 65%	641	16	65	■	1
25	Remoulade légère, Thomy	126	2	9	■	1

PG = Portionsgröße / Packungsinhalt
kcal/100 = Kalorien in 100 g oder 100 ml
FP/PG = Fettpunkte pro Portion
FP/100 = Fettgehalt pro 100 g oder 100 ml
Z = Zuckerwürfel
P/100 = Protein pro 100 g oder 100 ml

Fette, Öle, Samen, Nüsse

PG	Mayo /Dressings	kcal /100	FP/ PG	FP/ 100	Z	P/ 100
25	Remoulade, Thomy	562	19	77	■	1
5	Rot Weiß Ketchup	541	8	40	■	1
25	Salatcreme 25%	274	6	25	■	2
25	Salatcreme, Thomy	292	7	27	■	1
25	Salatgenuß extra leicht, Du darfst	80	1	3	■	1
25	Salatmayonnaise 50% Pflanzenölgehalt, Knorr	491	13	50	■	1
25	Sandwich Creme, Thomy	673	15	60	■	1
20	Thousand Island Dressing, Develey	230	9	48	■	3
25	Vinaigrette Aceto rosso, Bertolli	334	8	32	■	1
25	Vinaigrette Balsamico, Bertolli	449	12	46	■	1
25	Vinaigrette Basilico, Bertolli	364	9	37	■	1
25	Vinaigrette Limone, Bertolli	422	10	38	■	1

Aufstriche und Dipps

Achten Sie bei diesen Fertigprodukten immer auf die aufgedruckte Deklaration. Bei einem hohen Anteil an gesättigten Fetten, häufig auch als „gehärtet" bezeichnet, gehört dieses Produkt zurück ins Regal!

Eigentlich ließen sich Brotaufstriche einfach und schnell selber herstellen. Ein Frischkäse, Creme fraîche oder cremiger Schafskäse lässt sich mit Kräutern, Tomaten, Eiern, Schinken oder Thunfisch kombinieren.
Natürlich kann man auch Quark oder gekochte Kartoffeln als Grundlage für Brotaufstriche verwenden. Dennoch greifen viele Verbraucher der Einfachheit halber lieber zu industriell vorgefertigten Produkten.

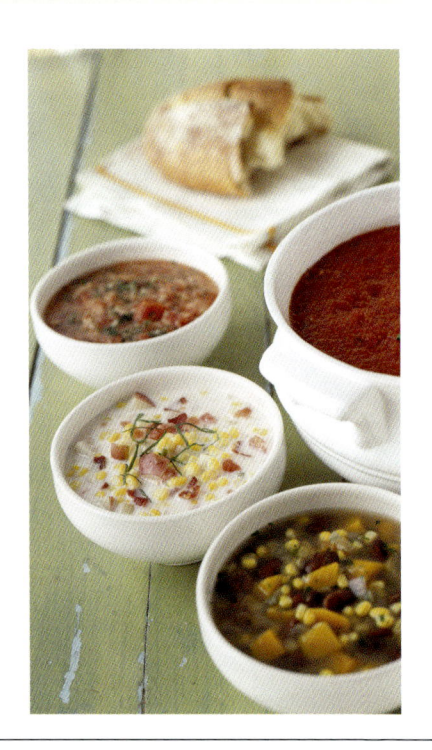

PG = Portionsgröße / Packungsinhalt
kcal/100 = Kalorien in 100 g oder 100 ml
FP/PG = Fettpunkte pro Portion
FP/100 = Fettgehalt pro 100 g oder 100 ml
Z = Zuckerwürfel
P/100 = Protein pro 100 g oder 100 ml

Fette, Öle, Samen, Nüsse

PG	Aufstriche / Dipps	kcal /100	FP/ PG	FP/ 100	Z	P/ 100
10	Akazienhonig natur, Alnatura	301	-	-	🟥	-
20	Apfelkraut, ungesüßt	221	<1	1	🟥	2
20	Aprikosenfruchtaufstrich, Natreen	89	-	-	🟨	1
20	Aufstrich Gartengemüse, Limafood	239	4	19	🟨	5
20	Aufstrich Seitan Provenzalische Art, Limafood	182	2	9	🟨	22
20	Aufstrich Tofu-Pesto, Limafood	310	6	29	🟨	9
20	Aufstrich Zaziki Tofu, Limafood	162	2	12	🟨	8
20	Birnenkraut, ungesüßt	208	<1	1	🟥	2
30	Bread&Dip Ei-Kräuter, Homann	259	7	23	🟨	8
30	Bread&Dip Käse-Bärlauch, Homann	282	8	26	🟨	6
30	Bread&Dip Krabbe-Rucola, Homann	240	6	21	🟨	4
30	Bread&Dip Mozzarella-Tomate, Homann	280	8	25	🟨	5
30	Bread&Dip Paprika-Peperoni, Homann	144	4	12	🟨	3
30	Bread&Dip Seelachs-Schnittlauch, Homann	211	8	28	🟨	7
30	Bread&Dip Thunfisch-Basilikum, Homann	310	8	28	🟨	6
30	Brotaufstrich Bärlauch, Alnatura	363	11	38	🟩	5
50	Brotaufstrich Ei & Kräuter, WeightWatchers	141	5	9	🟨	9
50	Brotaufstrich Frischkäse & Schnittlauch, WeightWatchers	89	2	4	🟨	7
50	Brotaufstrich Hähnchen & Ananas, WeightWatchers	117	3	5	🟨	9
50	Brotaufstrich Hähnchen & Paprika, WeightWatchers	113	2	4	🟨	9
30	Brotaufstrich Olive Paprika, Alnatura	166	4	13	🟩	1
50	Brotaufstrich Schinken & Tomate, WeightWatchers	113	2	5	🟨	9
30	Brotaufstrich Tomate mit Basilikum, Alnatura	239	5	18	🟩	3
20	Crunchy Brotaufstrich, Ovomaltine	541	6	32	🟥	4
20	Diät Fruchtaufstrich Hagebutte, Schneekoppe	176	<1	<1	🟨	-
20	Diät Fruchtaufstrich Holunder-Kirsche, Schneekoppe	172	<1	1	🟨	1
20	Diät Konfitüre	118	-	-	🟨	-
20	Diät Nussnougatcreme	550	6	31	🟨	5
20	Diät Pflaumenmus gewürzt, Schneekoppe	137	<1	<1	🟨	-
20	Diät Sirup, Schneekoppe	300	-	-	🟥	-

PG = Portionsgröße / Packungsinhalt
kcal/100 = Kalorien in 100 g oder 100 ml
FP/PG = Fettpunkte pro Portion
FP/100 = Fettgehalt pro 100 g oder 100 ml
Z = Zuckerwürfel
P/100 = Protein pro 100 g oder 100 ml

Fette, Öle, Samen, Nüsse

PG	Aufstriche / Dipps	kcal /100	FP/ PG	FP/ 100	Z	P/ 100
20	Diät-Nuss-Nougat-Creme, Schneekoppe	560	7	37	🟨	5
30	Ei & Gartenkräuter Aufstrich, Du darfst	176	4	12	🟨	7
20	Erdnussbutter	597	10	50	🟩	26
20	Erdnussbutter Crunchy	643	10	50	🟩	25
20	Erdnusscreme mit Erdnussstückchen, Alnatura	609	10	52	🟨	26
20	Erdnussmus	578	10	48	🟩	24
20	Erdnussmus, Alnatura	611	11	53	🟩	29
20	Fruchtaufstrich Erdbeere, Natreen	83	-	-	🟨	1
20	Fruchtaufstrich Erdbeer-Rhabarber, Natreen	92	-	-	🟨	1
20	Fruchtaufstrich Extra Samt Brombeere, Schwartau	200	-	-	🟥	-
20	Fruchtaufstrich Extra Samt Erdbeere, Schwartau	220	-	-	🟥	-
20	Fruchtaufstrich Extra Samt Erdbeere-Vanille, Schwartau	220	-	-	🟥	-
20	Fruchtaufstrich Extra Samt Mango, Schwartau	200	-	-	🟥	-
20	Fruchtaufstrich Marille, Alnatura	187	<1	2	🟥	1
20	Fruchtaufstrich Pfirsich-Vanille, Natreen	85	-	-	🟨	1
20	Fruchtaufstrich Sanddorn-Orange, Alnatura	196	<1	2	🟥	1
20	Fruchtaufstriche, Du darfst	144	-	-	🟨	-
20	Fruttissima Aprikose, Schwartau	141	-	-	🟥	-
20	Fruttissima Erdbeere, Schwartau	155	-	-	🟥	-
20	Fruttissima Himbeere, Schwartau	147	-	-	🟥	1
20	Hagebuttenmus	198	4	20	🟩	3
20	Haselnussmus	652	13	63	🟩	12
30	Hefeaufstrich mit Kräutern	197	5	18	🟩	4
20	Honig	306	-	-	🟥	-
30	Hühnchencreme Brotaufstrich	571	16	55	🟩	18
30	Kartoffelcreme-Bärlauch Dip, Homann	308	9	30	🟨	2
30	Käse-Bärlauch Aufstrich, Du darfst	231	5	16	🟨	6
30	Knoblauch Dip, Homann	326	9	30	🟩	4
20	Konfitüre extra	275	-	-	🟥	-
20	Macadamiacreme, Alnatura	655	12	58	🟨	11

PG = Portionsgröße / Packungsinhalt
kcal/100 = Kalorien in 100 g oder 100 ml
FP/PG = Fettpunkte pro Portion
FP/100 = Fettgehalt pro 100 g oder 100 ml
Z = Zuckerwürfel
P/100 = Protein pro 100 g oder 100 ml

Fette, Öle, Samen, Nüsse

PG	Aufstriche / Dipps	kcal /100	FP/ PG	FP/ 100	Z	P/ 100
20	Mandelmus	664	12	59	■	15
20	Mandelmus weiß, Alnatura	619	12	58	■	23
30	Meerrettich-Apfel-Aufstrich	115	3	8	■	4
25	Miracel Whip Dip Aioli	280	6	24	■	1
25	Miracel Whip Dip Chili	280	6	24	■	1
25	Miracel Whip Dip Cocktail	280	6	24	■	1
25	Miracel Whip Dip Curry	285	6	24	■	1
25	Miracel Whip Dip Dijon Senf	280	6	24	■	1
25	Nussmus	652	16	63	■	12
20	Nuss-Nougat-Creme	521	6	30	■	4
20	Nutella	533	6	30	■	7
30	Pastete Basilikum Knoblauch, Alnatura	196	5	15	■	7
30	Pastete Champignon, Alnatura	209	5	16	■	8
30	Pastete Oliven, Alnatura	201	5	17	■	5
30	Pastete Paprika Chili, Alnatura	190	5	15	■	5
30	Pastete Tomate, Alnatura	207	5	15	■	6
20	Pflaumenmus	195	-	-	■	1
20	Pflaumenmus ohne Zucker	61	<1	1	■	1
20	Pflaumenmus, Alnatura	236	-	-	■	1
25	Philadelphia Basilikum Balance	44	1	3	■	2
25	Philadelphia Feta & Gurke Balance	45	1	3	■	3
25	Philadelphia pikante Kräuter Balance	46	<1	2	■	3
25	Philadelphia Pilzmischung mit Steinpilz Balance	44	1	3	■	2
25	Philadelphia rote Chili Balance	45	1	3	■	2
5	Sanddornkonzentrat	401	2	30	■	6
20	Sesammus, Rapunzel	625	10	52	■	18
30	Soja Aufstrich Champignon, Alnatura	242	6	20	■	9
30	Streichkäse Kräuter vegetarisch, Tofutti	85	8	28	■	4
30	Streichkäse original vegetarisch, Tofutti	85	8	28	■	4
30	Streichkäse Schnittlauch vegetarisch, Tofutti	85	8	28	■	4
10	Tahin Sesamcreme mit Meersalz, Limafood	645	6	57	■	25

PG = Portionsgröße / Packungsinhalt
kcal/100 = Kalorien in 100 g oder 100 ml
FP/PG = Fettpunkte pro Portion
FP/100 = Fettgehalt pro 100 g oder 100 ml
Z = Zuckerwürfel
P/100 = Protein pro 100 g oder 100 ml

Fette, Öle, Samen, Nüsse

PG	Aufstriche / Dipps	kcal /100	FP/ PG	FP/ 100	Z	P/ 100
10	Tahin Sesamcreme, Limafood	645	6	57	■	25
30	Tomate Mozzarella Aufstrich, Du darfst	220	4	13	■	4
30	Tomatenaufstrich, italienisch	91	2	7	■	5
30	Tzatziki, Homann	177	5	16	■	2
25	Vegetarische Pastete mit Pilzen	191	3	12	■	4
20	Waldfrucht Fruchtaufstrich, Natreen	83	-	-	■	1
20	Zartbittercreme, Alnatura	524	8	38	■	8
20	Zwiebelschmalz	726	15	76	■	6

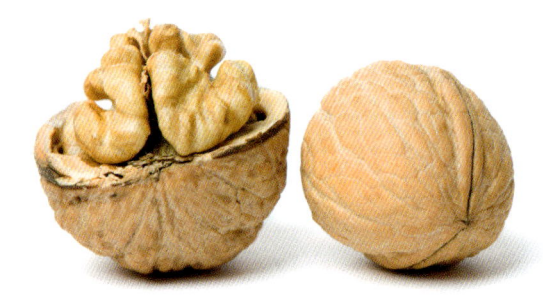

Nüsse und Samen

Besonders wertvoll für die Ernährung sind **Nüsse** wegen ihrer ungesättigten Fettsäuren. Darüber hinaus enthalten Nüsse Mineralstoffe und Vitamine - vor allem Vitamine aus der B-Gruppe und Vitamin E - sowie Kalium, Natrium, Magnesium und Phosphor. Nüsse bereichern den Speiseplan als wertvolle Nährstofflieferanten. Beachten Sie aber den Kaloriengehalt, daher nur in kleinen Mengen verzehren oder dem Müsli beimengen.

Wie viele Nüsse werden durchschnittlich in Deutschland verzehrt?
Insgesamt ist der Verzehr von Nüssen gering. Nach einer Erhebung des Robert-Koch-Institutes (2002) verzehrte nur etwa die Hälfte der Bevölkerung Nüsse (54 % der Frauen und 46 % der Männer). Nur ein kleiner Teil der Bevölkerung aß durchschnittlich mehrere Gramm Nüsse pro Tag.

PG = Portionsgröße / Packungsinhalt
kcal/100 = Kalorien in 100 g oder 100 ml
FP/PG = Fettpunkte pro Portion
FP/100 = Fettgehalt pro 100 g oder 100 ml
Z = Zuckerwürfel
P/100 = Protein pro 100 g oder 100 ml

Fette, Öle, Samen, Nüsse

Hier die Nuss-Hitparade der Deutschen (Verzehr pro Jahr):

- 1,3 kg Erdnüsse
- 1 kg Haselnusskerne
- 700 g Mandeln
- je 500 g Cashewkerne und Pistazien
- 300 g Walnüsse
- 240 g Kokosnuss

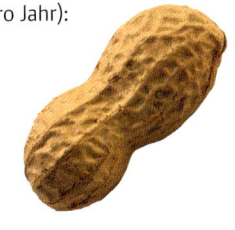

Einkaufstipp für Nüsse

Kaufen Sie immer die Nüsse alleine, also keine Mischungen mit Trockenfrüchten oder anderen Beimengungen. Und natürlich auch nicht fertig geröstet und gesalzen in der 500 g Dose, sondern ungeschält in der reinen Naturform. Achten Sie auf eine kurze Lagerzeit, denn die enthaltenen ungesättigten Fettsäuren werden schnell ranzig.

PG	Nüsse / Samen	kcal /100	FP/ PG	FP/ 100	Z	P/ 100
20	Blaumohn, Seeberger	477	8	42	🟩	20
50	Bucheckern	588	25	50	🟨	6
50	Caribic Royal (Tropische Mischung), Seeberger	357	6	11	🟨	4
50	Cashewnuss	568	21	42	🟨	18
30	Cashewnuss geröstet - gesalzen, Seeberger	615	15	51	🟩	21
50	Cashewnuss, geröstet	594	25	50	🟨	16
20	Erdmandel (Chufanuss)	416	5	25	🟨	10
50	Erdnuss	561	24	48	🟩	25
50	Erdnuss, geröstet	579	24	48	🟩	25
50	Fitnessmix Nüsse, Alnatura	559	24	47	🟩	13
10	Flohsamen	21	<1	<1	🟩	3
20	Hanfsamen, geschält	411	4	18	🟨	35
50	Haselnuss	636	31	62	🟩	12
20	Haselnuss-Krokant	451	2	12	🟥	2
60	Hickorynüsse	692	43	72	🟩	9
50	Kastanie	173	1	2	🟨	2
50	Kokosnuss	358	18	36	🟩	4
15	Kokosraspel	610	9	62	🟩	6

PG = Portionsgröße / Packungsinhalt
kcal/100 = Kalorien in 100 g oder 100 ml
FP/PG = Fettpunkte pro Portion
FP/100 = Fettgehalt pro 100 g oder 100 ml
Z = Zuckerwürfel
P/100 = Protein pro 100 g oder 100 ml

Fette, Öle, Samen, Nüsse

PG	Nüsse / Samen	kcal/100	FP/PG	FP/100	Z	P/100
20	Kürbiskerne	560	9	46	■	24
50	Kürbiskerne, schalenlos	612	23	47	■	29
20	Leinsamen	372	6	31	■	24
60	Macadamia Nuss	676	44	73	■	8
30	Macadamia Nuss geröstet - gesalzen, Seeberger	753	23	78	■	9
30	Mandel blanchiert, Seeberger	619	17	55	■	25
60	Mandel süss	569	32	54	■	19
20	Mohn	472	8	42	■	20
30	Nervennahrung, Lorenz	508	10	32	■	12
50	Nuss Cocktail, Lorenz	659	30	59	■	21
50	Nusskernmischung, Alnatura	614	28	55	■	16
50	Nuts`n berries, Fit For Fun	453	23	46	■	11
20	Ölsaatenmischung, Davert	585	9	46	■	24
60	Paranuss	660	40	67	■	14
30	Paranusskerne, Seeberger	689	21	70	■	14
60	Pinienkerne	575	30	60	■	24
60	Pistazie	574	31	52	■	18
30	Pistazie geröstet - gesalzen, Seeberger	584	15	50	■	19
20	Popcorn Mais	327	1	4	■	9
25	Rauchmandeln, Lorenz	641	17	57	■	24
20	Sesam	559	10	50	■	18
20	Sesam schwarz	595	10	51	■	22
30	Sojakerne geröstet, Seeberger	451	8	26	■	48
20	Sonnenblumenkerne	574	10	49	■	23
50	Studentenfutter original, Lorenz	556	20	40	■	17
50	Studentenfutter spezial, Lorenz	494	15	30	■	14
50	Studentenfutter, Alnatura	443	13	26	■	9
30	USA Erdnüsse, Seeberger	567	14	48	■	25
50	Vital-Kerne-Mix, Fit For Fun	567	23	46	■	29
40	Walnüsse	654	25	63	■	14
30	Wasabi Erdnüsse, Lorenz	514	9	30	■	13

PG = Portionsgröße / Packungsinhalt
kcal/100 = Kalorien in 100 g oder 100 ml
FP/PG = Fettpunkte pro Portion
FP/100 = Fettgehalt pro 100 g oder 100 ml
Z = Zuckerwürfel
P/100 = Protein pro 100 g oder 100 ml

Fette, Öle, Samen, Nüsse

Würzmittel

Kaum jemand ahnt heute beim Kauf eines Gewürzes, dass wegen dieser Raritäten früher Kriege ob der Handelswege geführt wurden. Gewürze wurden in der Apotheke verkauft, Pfeffer mit Gold aufgewogen und Zimt, Kardamom und Vanille waren königliche Geschenke.

Heute werden circa 76.600 t Gewürze jährlich nach Deutschland importiert, wobei mengenmäßig Pfeffer und Paprika deutlich vorn liegen, gefolgt von Muskatnuss, Kümmel, Koriander und Ingwer.

PG	Würzmittel	kcal/100	FP/PG	FP/100	Z	P/100
20	Aceto Balsamico di Modena	78	-	-	🟩	-
20	Balsamico Bianco	101	-	-	🟩	-
5	Barley Miso, Limafood	168	<1	5	🟩	-
1 EL	Basilikum-Pesto	458	4	44	🟩	12
1 TL	Brühe gekörnt	149	<1	4	🟩	7
1 St.	Brühwürfel	149	<1	4	🟩	17
20	Conidmento Balsamico Bianco	101	-	-	🟥	17
20	Curry Würzketchup, Alnatura	108	26	26	🟥	-
20	Curry-Ketchup, Knorr	88	<1	<1	🟥	-
20	Essig	19	-	-	🟩	1
1 Wü	Fette Brühe, Maggi	303	3	12	🟩	-
1 TL	Fleischbrühe, klar, Pulver	293	<1	1	🟩	2
5	Gourmet Feigen Senf, Thomy	220	<1	6	🟥	2
5	Gourmet Honig Senf, Thomy	224	<1	6	🟥	1
1 TL	Gourmet-Sahne-Meerrettich „sahnig-scharf", Thomy	259	2	23	🟥	2
1 TL	Gourmet-Sahne-Meerrettich, Thomy	327	3	32	🟥	2
5	Grüne Thai Currypaste	152	<1	8	🟩	5
1	Harissa Paste	335	<1	24	🟩	7
5	Hatcho Miso, Limafood	221	<1	10	🟥	4
1 EL	Hefebrühe-Extrakt	291	<1	3	🟩	24

PG = Portionsgröße / Packungsinhalt
kcal/100 = Kalorien in 100 g oder 100 ml
FP/PG = Fettpunkte pro Portion
FP/100 = Fettgehalt pro 100 g oder 100 ml
Z = Zuckerwürfel
P/100 = Protein pro 100 g oder 100 ml

Fette, Öle, Samen, Nüsse

PG	Würzmittel	kcal /100	FP/ PG	FP/ 100	Z	P/ 100
1 TL	Hühnerbrühe, Pulver	149	<1	1	■	4
1	Kelpamare	73	-	-	■	6
1 EL	Leichter leben in Deutschland Würzer (Basisprodukt)	197	<1	5	■	11
1 TL	Maggi Würze, Maggi	92	<1	<1	■	5
1 EL	Pesto all`Arrabbiata, Bernbacher	314	3	27	■	11
1 EL	Pesto alla calabrese, Bernbacher	319	3	31	■	14
1 EL	Pesto alla genovese, Bernbacher	438	4	42	■	6
1 EL	Pesto Basilico, Buitoni	464	5	44	■	6
1 EL	Pesto Rosso	290	3	28	■	4
1 EL	Pesto Rosso, Bernbacher	380	4	35	■	6
1 EL	Pesto Verde, Bertolli	391	12	60	■	6
25	Pommes Sauce, Knorr	360	9	35	■	6
5	Rote Curry Paste, Exotic-Food	62	<1	2	■	4
1 TL	Sambal-Olek	141	<1	<1	■	6
5	Senf Delikatess, Thomy	118	<1	7	■	1
5	Senf mittelscharf	87	<1	4	■	6
5	Senf scharf	79	<1	11	■	10
5	Senf süß	87	<1	4	■	6
5	Shiro Miso, Limafood	181	<1	4	■	6
1 TL	Soja-Soße	108	-	-	■	6
5	Tomadoro Tomatenmark, Thomy	90	<1	<1	■	8
10	Tomatenketchup	110	<1	<1	■	5
10	Tomatenketchup Hot, Kraft	108	<1	<1	■	1
10	Tomatenketchup light, Kraft	69	<1	<1	■	1
10	Tomatenketchup, Alnatura	87	<1	<1	■	6
5	Tomatenmark	74	<1	<1	■	2
10	Tomato-Joe Tomatenketchup, Knorr	96	<1	<1	■	2
5	Wasabi	168	<1	9	■	2

PG = Portionsgröße / Packungsinhalt
kcal/100 = Kalorien in 100 g oder 100 ml
FP/PG = Fettpunkte pro Portion
FP/100 = Fettgehalt pro 100 g oder 100 ml
Z = Zuckerwürfel
P/100 = Protein pro 100 g oder 100 ml

Gemüse und Obst

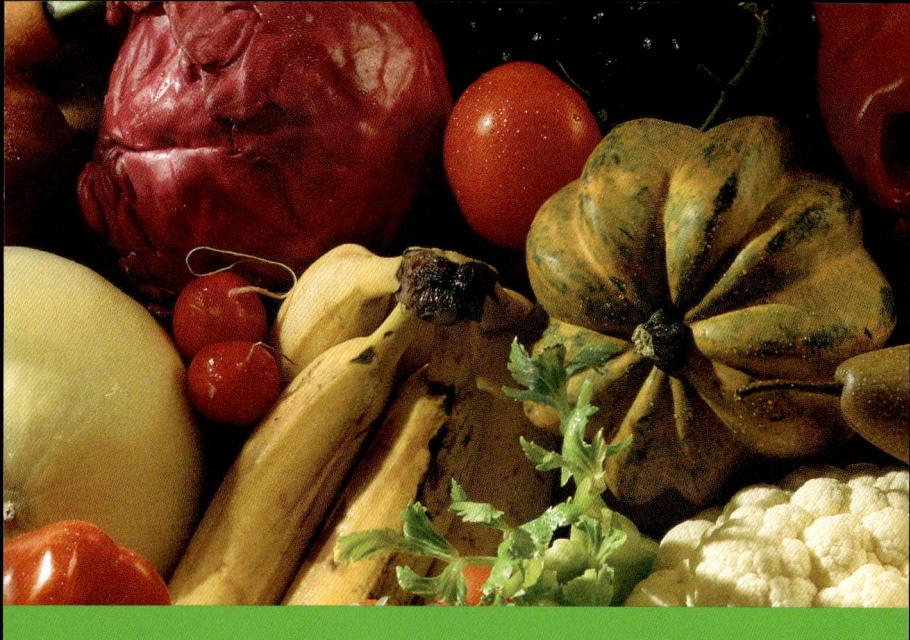

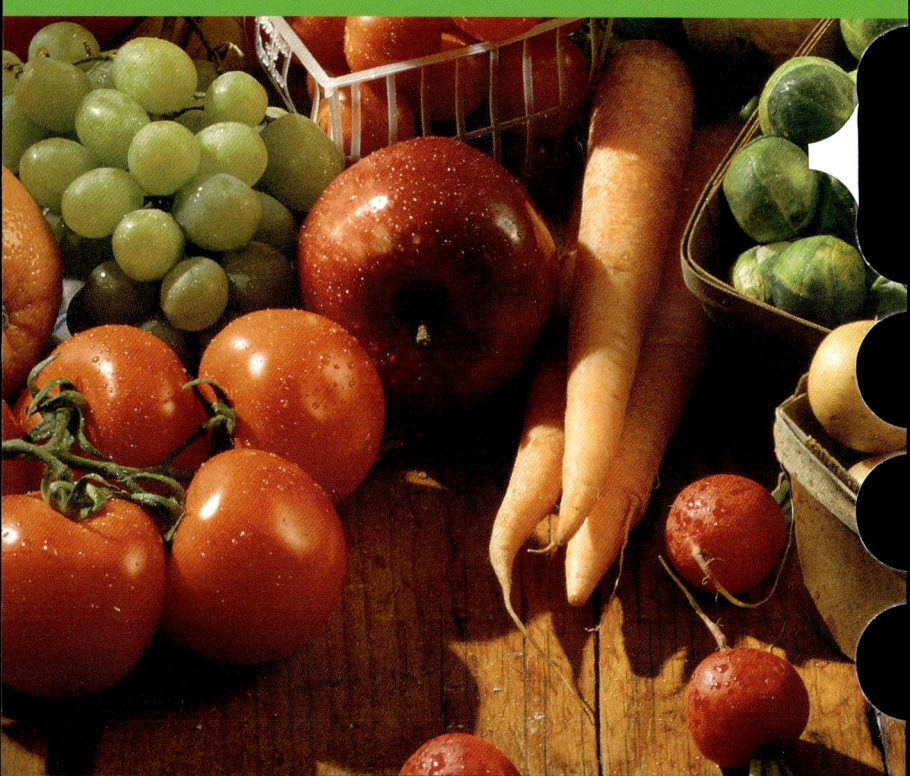

Gemüse und Obst

Kräuter und Gewürze

Kräuter verfeinern jede Speise und sind mit ein Geheimnis einer guten Küche. Viele Hausfrauen verwenden immer nur die althergebrachten Sorten.
Seien Sie mutig und testen Sie doch mal neue Varianten.

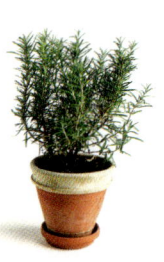

PG	Kräuter und Gewürze	kcal /100	FP/ PG	FP/ 100	Z	P/ 100
10	8-Kräuter, Frosta TK	37	<1	<1	■	3
1	Aniskörner	357	<1	16	■	18
10	Barbarakraut	33	-	-	■	5
20	Bärlauch	61	<1	<1	■	2
5	Basilikum, frisch	41	<1	<1	■	3
1	Beifuß, frisch	42	<1	1	■	4
1	Bockshornklee, getrocknet	347	<1	6	■	23
50	Brennessel	50	<1	<1	■	6
20	Brunnenkresse	19	<1	<1	■	2
1	Chilipulver	223	<1	4	■	8
1	Currypulver	319	<1	10	■	10
10	Dillspitzen, frisch	40	-	-	■	3
1	Estragon, getrocknet	295	<1	7	■	23
1	Fenchelsamen	345	<1	15	■	16
10	Gartenkresse	19	<1	1	■	4
1	Gewürznelken	322	<1	20	■	6
1	Ingwer	50	-	-	■	1
10	Italienische Kräuter, Frosta TK	52	<1	<1	■	3
1	Kardamon	311	<1	7	■	11
5	Kerbel, frisch	48	<1	<1	■	4
5	Knoblauch, roh	142	<1	<1	■	6
10	Koriander, grün	40	<1	<1	■	3
1	Korianderkörner, getrocknet	313	<1	18	■	12
10	Kräuter Basilikum, Frosta TK	35	<1	<1	■	3

PG = Portionsgröße / Packungsinhalt
kcal/100 = Kalorien in 100 g oder 100 ml
FP/PG = Fettpunkte pro Portion
FP/100 = Fettgehalt pro 100 g oder 100 ml
Z = Zuckerwürfel
P/100 = Protein pro 100 g oder 100 ml

Gemüse und Obst

PG	Kräuter und Gewürze	kcal/100	FP/PG	FP/100	Z	P/100
5	Kräuterlinge zum Streuen	210	<1	7	■	12
1	Kräutersalz	21	<1	<1	■	1
1	Kreuzkümmel (Cumin)	408	<1	22	■	18
5	Kümmel	362	2	15	■	20
1	Kurkuma Pulver	356	<1	10	■	8
1	Lebkuchengewürz, gemahlen	342	<1	13	■	6
1 TL	Leichter leben in Deutschland Würzermischung	197	<1	5	■	11
1	Lemongras/Zitronengras	99	<1	<1	■	2
1	Liebstöckel (Maggikraut), frisch	43	<1	1	■	4
1	Lorbeerblatt	303	<1	8	■	7
50	Löwenzahn	54	<1	<1	■	3
1	Macis	347	<1	23	■	7
1	Melisse, frisch	43	<1	1	■	4
1	Muskatnuss	527	<1	36	■	6
5	Oregano, frisch (Majoran)	67	<1	2	■	2
10	Petersilie	38	<1	<1	■	3
1	Pfefferkörner, grün, eingelegt	314	<1	3	■	18
1	Pfefferminzblätter, frisch	44	<1	<1	■	4
1	Piment, gemahlen	263	<1	9	■	6
5	Rosmarin, frisch	57	<1	3	■	1
1	Safran	349	<1	6	■	11
10	Salbei, frisch	54	<1	2	■	2
50	Sauerampfer	22	<1	<1	■	2
5	Schnittlauch	26	<1	<1	■	4
1	Senfkörner, gelb	469	<1	29	■	25
20	Suppengrün, Frosta TK	30	<1	<1	■	2
1	Thymian, frisch	47	<1	1	■	1
1	Vanilleschote	275	<1	3	■	4
10	Wacholderbeeren	362	2	15	■	20
50	Wegerich	24	<1	<1	■	1
1	Zimt	272	<1	3	■	4

PG = Portionsgröße / Packungsinhalt
kcal/100 = Kalorien in 100 g oder 100 ml
FP/PG = Fettpunkte pro Portion
FP/100 = Fettgehalt pro 100 g oder 100 ml
Z = Zuckerwürfel
P/100 = Protein pro 100 g oder 100 ml

Gemüse und Obst

Gemüse

Einkaufstipp für Gemüse
Kaufen Sie Gemüse frisch auf dem Markt oder auch als Tiefkühlware. Diese Produkte sind oft deutlich besser als Gemüse, das nach tagelangen Transporten in den Regalen der Supermärkte liegt.

Tiefgefrieren ist eines der schonendsten Verfahren, um Gemüse haltbar zu machen. Bei den hohen Minustemperaturen nehmen Mineral- und Ballaststoffe keinen Schaden und die Vitamine bleiben ebenfalls bestens erhalten.

Auf kürzestem Wege wird frisches Gemüse in den Kälteschock versetzt: Frisch geerntet, gewaschen, geputzt, blanchiert und schließlich schockgefroren. Bei Temperaturen von -40 ° C erstarrt das Wasser zu winzigen Eiskristallen. Bei Lagerung und Transport darf die Mindesttemperatur von -18 ° C nicht überschritten werden, denn nur eisige Kälte garantiert, dass das Wachstum von Mikroorganismen unterbrochen und die Aktivität verderbnisfördernder Enzyme unterbunden wird. Rund 30 verschiedene Gemüsearten werden im Einzelhandel als TK-Ware angeboten.

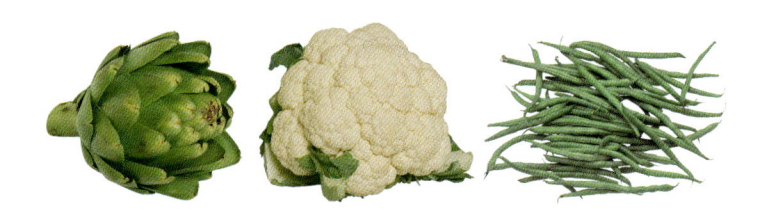

PG	Gemüse	kcal/100	FP/PG	FP/100	Z	P/100
100	Apfel-Rotkohl	53	1	1	■	2
100	Artischocke, roh, Dose	19	-	-	■	2
250	Aubergine	17	<1	<1	■	1
225	Avocado	217	54	24	■	2
100	Batate (Süßkartoffel)	111	1	1	■	-
100	Batavia Salat	13	<1	<1	■	1
100	Bioland Karotten, Frosta TK	28	<1	<1	■	1

PG = Portionsgröße / Packungsinhalt
kcal/100 = Kalorien in 100 g oder 100 ml
FP/PG = Fettpunkte pro Portion
FP/100 = Fettgehalt pro 100 g oder 100 ml
Z = Zuckerwürfel
P/100 = Protein pro 100 g oder 100 ml

Gemüse und Obst

PG	Gemüse	kcal /100	FP/ PG	FP/ 100	Z	P/ 100
200	Blattspinat	17	1	<1	■	3
100	Bleichsellerie (Staudensellerie)	17	<1	<1	■	1
200	Blumenkohl	23	<1	<1	■	2
5	Braunalge, frisch	46	<1	<1	■	2
200	Broccoli	26	-	-	■	3
100	Chayote	12	<1	<1	■	1
100	Chicoree	17	<1	<1	■	1
200	Chinakohl	14	<1	<1	■	1
50	Cocktailtomaten	17	<1	<1	■	1
150	Cornichons	16	<1	<1	■	-
10	Dulse bretonische rote Alge, getrocknet	244	<1	<1	■	15
100	Eisbergsalat	13	-	-	■	1
100	Endivien	11	-	-	■	2
100	Feldsalat	14	-	-	■	2
200	Fenchel	25	-	-	■	2
150	Fleischtomate	17	<1	<1	■	1
20	Frühlingszwiebel	42	-	-	■	2
50	Gewürzgurke	16	<1	<1	■	-
150	Grüne Bohnen	25	<1	<1	■	2
150	Grünkohl	37	2	1	■	4
150	Gurke	12	<1	<1	■	-
150	Herbstrübe	26	<1	<1	■	1
10	Kapern	21	<1	<1	■	2
20	Kapernäpfel	20	<1	<1	■	3
200	Kartoffeln, frisch	71	-	-	■	2
200	Knollensellerie	19	<1	<1	■	2
200	Kohlrabi	25	-	-	■	2
100	Kohlrübe (Steckrübe)	27	-	-	■	1
100	Kopfsalat	13	<1	<1	■	1
100	Kürbis	27	-	-	■	1

PG = Portionsgröße / Packungsinhalt
kcal/100 = Kalorien in 100 g oder 100 ml
FP/PG = Fettpunkte pro Portion
FP/100 = Fettgehalt pro 100 g oder 100 ml
Z = Zuckerwürfel
P/100 = Protein pro 100 g oder 100 ml

Gemüse und Obst

PG	Gemüse	kcal/100	FP/PG	FP/100	Z	P/100
100	Lollo Rosso	13	<1	<1	🟩	1
200	Mangold	25	<1	<1	🟩	2
20	Meerrettich, frisch	64	<1	<1	🟩	3
150	Mixed Pickles, Dose	36	<1	<1	🟩	1
200	Möhren	26	<1	<1	🟩	1
10	Noriblätter jap. Meeresalge, Limafood	345	<1	<1	🟨	36
200	Okra	20	<1	<1	🟩	2
20	Oliven, grün	130	3	13	🟩	1
20	Oliven, schwarz	345	7	36	🟩	2
100	Paksoi (chin. Senfkohl)	13	1	1	🟩	2
150	Palmherz	54	<1	<1	🟩	4
200	Paprika	20	<1	<1	🟩	1
200	Pastinake	22	<1	<1	🟩	1
15	Perlzwiebel	76	<1	<1	🟩	2
100	Petersilienwurzel	37	<1	<1	🟩	3
10	Pfefferschote (Chili)	38	<1	<1	🟩	2
100	Pflücksalat	13	<1	<1	🟩	1
200	Porree	27	<1	<1	🟩	2
200	Portulak	27	<1	<1	🟩	1
100	Radicchio	14	-	-	🟩	1
100	Radieschen	15	-	-	🟩	1
100	Rettich	14	-	-	🟩	1
20	Riesenkapern	56	<1	3	🟩	2
100	Romanesco	25	<1	<1	🟩	3
50	Römischer Salat	16	<1	<1	🟩	2
100	Rondini	25	<1	<1	🟩	1
100	Rosenkohl	36	-	-	🟩	4
5	Rotalge, frisch	46	<1	<1	🟩	6
100	Rote Bete	32	-	-	🟨	1
100	Rotkohl	23	-	-	🟩	2

PG = Portionsgröße / Packungsinhalt
kcal/100 = Kalorien in 100 g oder 100 ml
FP/PG = Fettpunkte pro Portion
FP/100 = Fettgehalt pro 100 g oder 100 ml
Z = Zuckerwürfel
P/100 = Protein pro 100 g oder 100 ml

Gemüse und Obst

PG	Gemüse	kcal/100	FP/PG	FP/100	Z	P/100
100	Rucola (Rauke)	18	1	1	🟩	2
10	Salade du pecheur Algenmix, Limafood	288	<1	1	🟩	18
100	Sauerampfer	22	<1	<1	🟩	2
100	Sauerkraut	17	<1	<1	🟩	1
30	Schalotten	20	<1	<1	🟩	2
200	Schwarzwurzel	17	<1	<1	🟩	1
200	Sellerie	17	<1	<1	🟩	1
200	Spargel	18	<1	<1	🟩	2
200	Spinat	17	<1	<1	🟩	3
200	Spitzkohl	23	<1	<1	🟩	2
100	Suppengemüse	38	<1	<1	🟩	2
60	Tamarinden	207	<1	<1	🟨	2
60	Tomate	17	-	-	🟩	1
100	Tomaten Passata	18	<1	<1	🟩	1
100	Tomaten, ganz, Dose	21	<1	<1	🟩	1
50	Tomaten, getrocknet	132	<1	1	🟩	7
100	Tomaten, stückig, Dose	19	<1	1	🟩	1
100	Tomatenpüree	74	-	-	🟩	5
100	Topinambur	31	1	1	🟩	2
10	Wakame Meeresalge, Limafood	257	<1	2	🟩	12
60	Wasserkastanie	64	<1	<1	🟨	1
100	Wasserrübe	18	<1	<1	🟩	1
200	Weißkohl, roh	25	<1	<1	🟩	1
200	Wirsing	26	<1	<1	🟩	3
200	Yamknolle	100	<1	<1	🟩	2
200	Zucchini	19	<1	<1	🟩	2
200	Zuckermais	89	2	1	🟨	3
30	Zwiebel	28	-	-	🟩	1

Die angegebenen Werte gelten für unverarbeitetes Gemüse. Achten Sie bei Fertigprodukten (z. B. Rahmgemüse, Butterbohnen, Gemüse mit dem „Blubb") auf Zusätze wie Rahm, Butter, Sahne etc.

PG = Portionsgröße / Packungsinhalt
kcal/100 = Kalorien in 100 g oder 100 ml
FP/PG = Fettpunkte pro Portion
FP/100 = Fettgehalt pro 100 g oder 100 ml
Z = Zuckerwürfel
P/100 = Protein pro 100 g oder 100 ml

Gemüse und Obst

PG	Hülsenfrüchte	kcal /100	FP/ PG	FP/ 100	Z	P/ 100
60	Azukibohnen	283	1	1	■	22
50	Belugalinsen, getrocknet	310	<1	1	■	24
50	Berglinsen, getrocknet	270	1	2	■	23
100	Bioland Junge Brechbohnen, Frosta TK	35	<1	<1	■	2
100	Bioland Junge Erbsen, Frosta TK	86	1	1	■	6
100	Bohnen, grün	25	<1	<1	■	2
50	Bohnen, weiß, Dose	65	<1	<1	■	5
60	Bohnen, weiß, getrocknet	242	<1	<1	■	22
50	Borlottibohnen, getrocknet	335	<1	1	■	23
50	Château Linsen	320	<1	1	■	24
50	Chinabohnen, frisch	112	<1	1	■	9
100	Dicke Bohnen (Saubohnen), frisch	234	2	2	■	26
60	Erbsen, gelb, getrocknet	350	2	4	■	20
100	Erbsen, grün, frisch	82	-	-	■	7
25	Helmbohnen, getrocknet	271	<1	2	■	17
150	Kichererbsen	141	3	2	■	8
50	Kichererbsen, getrocknet	306	3	6	■	19
50	Kidney-Bohnen, Dose	63	-	-	■	5
50	Limabohnen, frisch	64	<1	<1	■	3
50	Linsen	309	<1	1	■	9
50	Linsen, gelb, getrocknet	351	1	2	■	23
60	Linsen, getrocknet	317	1	2	■	23
60	Linsen, rot, getrocknet	270	1	2	■	23
50	Marmorbohnen	241	1	2	■	21
50	Mungobohnen, getrocknet	273	<1	1	■	23
60	Saubohnen, getrocknet	308	1	2	■	23
60	Sojabohnen, getrocknet	325	11	18	■	33
60	Sojabohnen, reif, gegart	143	6	10	■	16
50	Tellerlinsen, braun	320	<1	1	■	24
60	Wachtelbohnen	333	1	1	■	23
150	Zuckererbsen, frisch	60	<1	<1	■	6

PG = Portionsgröße / Packungsinhalt
kcal/100 = Kalorien in 100 g oder 100 ml
FP/PG = Fettpunkte pro Portion
FP/100 = Fettgehalt pro 100 g oder 100 ml
Z = Zuckerwürfel
P/100 = Protein pro 100 g oder 100 ml

Gemüse und Obst

PG	Sprossen	kcal/100	FP/PG	FP/100	Z	P/100
50	Alfalfa Sprossen	32	<1	1	■	4
100	Bambussprossen	18	<1	<1	■	3
100	Bambussprossen, Konserve	17	<1	<1	■	1
100	Bohnensprossen	35	1	1	■	5
12	Getreidesprossen	70	<1	<1	■	3
100	Kichererbsensprossen, frisch	145	1	1	■	9
100	Linsensprossen	15	<1	<1	■	2
50	Mungobohnensprossen	24	<1	<1	■	3
50	Senfsprossen	45	-	-	■	-
12	Sojabohnensprossen	152	<1	1	■	1

PG	Gemüse-Mix	kcal/100	FP/PG	FP/100	Z	P/100
150	Bio Dampfgemüse mit Babykarotten, Iglo	50	5	3	■	2
150	Bio Dampfgemüse mit Reis, Iglo	76	2	1	■	3
100	Bioland Sommer-Gemüse, Frosta TK	36	<1	<1	■	2
100	Butter Gemüse, Frosta TK	93	5	5	■	3
100	Buttergemüse, Iglo	158	6	6	■	4
100	Edler Garten Mix, Frosta TK	30	<1	<1	■	4
100	Gemüse Spieß, Iglo	90	7	7	■	2
140	Gemüsestäbchen, Iglo	181	11	8	■	5
100	Rahm-Blattspinat, Iglo TK	49	4	4	■	2
100	Rahm-Blumenkohl, Iglo TK	73	7	7	■	3
100	Rahm-Gartengemüse, Iglo TK	65	8	8	■	3
100	Rahm-Karotten, Iglo TK	81	10	10	■	7
100	Rahm-Kohlrabi, Iglo TK	63	7	7	■	2
100	Rahm-Königsgemüse, Iglo TK	95	10	10	■	3
100	Rahm-Porree, Iglo TK	68	4	4	■	2
100	Rahm-Rosenkohl, TK	69	10	10	■	5
100	Rahm-Wirsing, Iglo TK	45	4	4	■	3
100	Suppengemüse mit würziger Gemüsebrühe, Iglo	121	11	11	■	2

PG = Portionsgröße / Packungsinhalt
kcal/100 = Kalorien in 100 g oder 100 ml
FP/PG = Fettpunkte pro Portion
FP/100 = Fettgehalt pro 100 g oder 100 ml
Z = Zuckerwürfel
P/100 = Protein pro 100 g oder 100 ml

Gemüse und Obst

PG	Gemüse-Mix	kcal /100	FP/ PG	FP/ 100	Z	P/ 100
100	Toscana Mix, Frosta TK	25	1	1	■	2
150	Vivactiv Asia Gemüse, Iglo	27	<1	<1	■	4
150	Vivactiv Balkan Gemüse, Iglo	27	<1	<1	■	4
150	Vivactiv Gartengemüse, Iglo	39	<1	<1	■	3
150	Vivactiv Königs Gemüse, Iglo	31	1	1	■	3
100	Vivactiv Sojabohnen pur & knackig, Iglo	150	6	6	■	15
100	Wok Mix, Frosta TK	26	<1	<1	■	2

Pilze

Viele Pilzarten sind bekannte und beliebte Nahrungsmittel. Dazu gehören nicht kultivierbare Arten, wie Steinpilz, Pfifferling und Trüffel, aber auch Kulturarten und -sorten von Champignon, Shiitake und Austernpilz. Beim Sammeln von Wildpilzen ist größte Sorgfalt geboten, um nicht durch versehentlich geerntete Giftpilze eine Pilzvergiftung zu riskieren.

Dürfen Pilze wieder erwärmt werden?
Man darf, aber man sollte beachten:

- Zubereitung der Pilze nach gründlicher Reinigung.
- Aufheben maximal 1 Tag nur gut gekühlt.
- Anschließend erwärmen bis über 70° C (keine Mikrowelle).

PG	Pilze	kcal /100	FP/ PG	FP/ 100	Z	P/ 100
200	Austernpilz	20	<1	<1	■	3
200	Birkenpilz	19	<1	<1	■	3
25	Birkenpilz, getrocknet	142	1	5	■	23
200	Butterpilz	11	<1	<1	■	2
25	Butterpilz, getrocknet	115	1	4	■	18
200	Champignon	15	<1	<1	■	3
25	Champignon, getrocknet	211	<1	3	■	38
200	Hallimasch	15	1	<1	■	2
25	Hallimasch, getrocknet	121	1	5	■	17

PG = Portionsgröße / Packungsinhalt
kcal/100 = Kalorien in 100 g oder 100 ml
FP/PG = Fettpunkte pro Portion
FP/100 = Fettgehalt pro 100 g oder 100 ml
Z = Zuckerwürfel
P/100 = Protein pro 100 g oder 100 ml

Gemüse und Obst

PG	Pilze	kcal/100	FP/PG	FP/100	Z	P/100
200	Morchel	11	<1	<1	■	2
25	Morchel, getrocknet	98	<1	3	■	15
200	Pfifferling, frisch	12	<1	<1	■	2
25	Pfifferling, getrocknet	120	1	2	■	16
200	Reizker	14	<1	<1	■	2
25	Reizker, getrocknet	127	1	6	■	17
200	Rotkappe	14	<1	<1	■	1
25	Rotkappe, getrocknet	159	2	9	■	17
200	Shiitake, frisch	42	<1	<1	■	2
25	Shiitake, getrocknet	237	<1	2	■	9
100	Spitzmorchel, frisch	11	<1	<1	■	2
200	Steinpilz, frisch	20	<1	<1	■	4
25	Steinpilz, getrocknet	149	1	3	■	27
5	Trüffel	48	<1	<1	■	6
5	Trüffel, getrocknet	139	<1	2	■	16

PG	Kartoffelprodukte	kcal/100	FP/PG	FP/100	Z	P/100
200	Backofenkroketten	203	22	11	■	4
150	Barbecue Frites, McCain	159	8	5	■	3
260	Bauernfrühstück, Pfanni	150	26	10	■	3
210	Bauernpüree, Pfanni	70	4	2	■	2
150	Bio Ernte Country Potatoes, McCain	137	8	5	■	3
150	Bio Ernte Pommes Frites, McCain	139	8	5	■	3
250	Bratkartoffeln mit Öl gebraten	89	17	7	■	2
250	Bratkartoffeln, Pfanni, zubereitet	85	11	2	■	2
100	Country Potatoes Chili, McCain	139	5	5	■	3
100	Country Potatoes Hütten Art, McCain	153	5	5	■	3
100	Country Potatoes Sour Creme Style, McCain	139	5	5	■	3
100	Country Potatoes, McCain	139	6	6	■	3
150	Country-Kartoffeln	128	10	7	■	2

PG = Portionsgröße / Packungsinhalt
kcal/100 = Kalorien in 100 g oder 100 ml
FP/PG = Fettpunkte pro Portion
FP/100 = Fettgehalt pro 100 g oder 100 ml
Z = Zuckerwürfel
P/100 = Protein pro 100 g oder 100 ml

Gemüse und Obst

PG	Kartoffelprodukte	kcal /100	FP/ PG	FP/ 100	Z	P/ 100
100	Erbsen-Kartoffel Püree, Pfanni	60	<1	<1	🟨	3
190	Gemüse Knödel, Pfanni	120	4	2	🟨	3
200	Gnocchi	360	8	4	🟨	3
200	Gnocchi Frischware, Buitoni	133	6	3	🟨	3
200	Kartoffel Püree mit feiner Butter, Maggi	57	2	1	🟨	2
200	Kartoffel Püree Speck & Zwiebeln, Maggi	63	8	4	🟨	9
250	Kartoffelbrei	79	6	2	🟨	2
350	Kartoffelgratin	107	20	6	🟨	2
200	Kartoffelklöße, halb und halb	94	3	2	🟨	3
200	Kartoffelknödel, roh	84	<1	<1	🟨	4
200	Kartoffeln, gebacken mit Schale	78	<1	<1	🟩	2
150	Kartoffelpuffer mit Öl gebraten	153	18	12	🟨	2
100	Kartoffelpuffer, McCain	116	2	2	🟨	3
250	Kartoffelsalat mit Essigmarinade	80	7	3	🟨	2
250	Kartoffelsalat mit Mayonnaise	101	11	5	🟨	2
100	Kroketten, McCain	207	7	7	🟨	3
100	Krönchen Kartoffeln, McCain	206	10	10	🟨	4
200	Pellkartoffeln	69	<1	<1	🟩	2
180	Pilzknödel, Pfanni	140	7	4	🟨	4
100	Pom Poms, McCain	190	8	8	🟨	4
150	Pommes Frites	124	15	10	🟨	2
150	Pommes Frites mit Ketchup	106	4	6	🟨	2
150	Pommes Frites mit Mayo	185	14	21	🟨	2
100	Rösti	125	7	7	🟨	2
100	Rösti, McCain	185	9	9	🟨	2
250	Rösti, Pfanni	100	10	4	🟨	2
190	Röstzwiebelknödel, Pfanni	140	8	5	🟨	4
250	Salzkartoffeln	68	<1	1	🟩	2
190	Speckknödel, Pfanni	160	13	7	🟨	4
250	Stampfkartoffeln, Pfanni	100	10	4	🟨	2
150	Steakhouse Frites, McCain	146	6	4	🟨	3

PG = Portionsgröße / Packungsinhalt
kcal/100 = Kalorien in 100 g oder 100 ml
FP/PG = Fettpunkte pro Portion
FP/100 = Fettgehalt pro 100 g oder 100 ml
Z = Zuckerwürfel
P/100 = Protein pro 100 g oder 100 ml

Gemüse und Obst

Obst

„3 apples a day, keeps the doctor away" (frei übersetzt: Iss jeden Tag 3 Äpfel und Du benötigst keinen Arzt). Obst enthält neben vielen Vitaminen und Spurenelementen viele sekundäre Pflanzenstoffe, die positive Wirkungen für unsere Gesundheit haben. Bekannt und erforscht sind bisher z.B. die Carotinoide, die die Krebsentstehung minimieren können, Polyphenole in Gewürzen, die verdauungsfördernd sind und Phytosterine, die den Cholesterinspiegel senken können.

Ein wichtiger Vorteil von einheimischem Obst – neben kurzen Transportwegen – liegt darin, dass in Deutschland Obst und Gemüse unter den strengen Richtlinien des kontrollierten Anbaus produziert werden.

Frisches Obst gibt es in Deutschland leider nicht das ganze Jahr über. Tiefkühlprodukte und Konserven schließen diese Lücke sehr gut.

Einkaufstipp für Obst

Setzen Sie auf Obst aus der Region und der Jahreszeit angepasst. Die frisch geerntete und ausgereifte Ware hat den höchsten Gehalt an Inhaltsstoffen, insbesondere bioaktiven Substanzen. Und das schmeckt auch am besten.

PG	Obst	kcal /100	FP/ PG	FP/ 100	Z	P/ 100
100	Acerola Konzentrat, fest	250	1	1	🟢	3
25	Acerola, getrocknet	232	1	3	🔴	2
120	Acerola, roh	20	<1	<1	🟢	-
100	Ananas im Glas, Natreen	36	<1	<1	🟡	-
100	Ananas in Dose, gezuckert	87	-	-	🟡	-
30	Ananas, gesüßt, getrocknet, Seeberger	331	<1	1	🔴	-
125	Ananas, roh	59	-	-	🟢	-
25	Apfel, getrocknet	278	<1	2	🔴	2
115	Apfel, roh	52	-	-	🟢	-
150	Apfelkompott, Natreen	32	-	-	🟡	-
150	Apfelmus	66	-	-	🟡	-
40	Apfelringe getrocknet, Seeberger	254	<1	2	🔴	1
25	Aprikose, getrocknet	249	<1	<1	🔴	5

PG = Portionsgröße / Packungsinhalt
kcal/100 = Kalorien in 100 g oder 100 ml
FP/PG = Fettpunkte pro Portion
FP/100 = Fettgehalt pro 100 g oder 100 ml
Z = Zuckerwürfel
P/100 = Protein pro 100 g oder 100 ml

Gemüse und Obst

PG	Obst	kcal/100	FP/PG	FP/100	Z	P/100
50	Aprikose, roh	42	-	-	🟩	1
100	Aprikosen im Glas, Natreen	28	<1	<1	🟨	-
150	Aprikosenkompott, Natreen	48	-	-	🟨	-
225	Avocado	217	53	24	🟩	2
100	Banane, getrocknet	290	1	1	🟥	4
125	Banane, roh	95	-	-	🟨	1
30	Bananenchips, getrocknet, Seeberger	525	9	31	🟥	2
125	Baumstachelbeere (Sternfrucht)	26	<1	<1	🟩	1
140	Birne	52	<1	<1	🟩	-
25	Birne, getrocknet	252	<1	2	🟥	2
150	Birnenkompott, Natreen	48	-	-	🟨	-
40	Blaue Weintrauben, extra getrocknet, Seeberger	291	<1	1	🟥	3
125	Boysenbeere	34	<1	<1	🟩	1
125	Brombeere	30	1	1	🟩	1
125	Brotfrucht	90	<1	<1	🟨	1
100	Bunter Beerenkorb, Frosta TK	41	<1	<1	🟨	1
100	Cherimoya	62	<1	<1	🟩	1
40	Cranberries, getrocknet, Seeberger	315	<1	1	🟥	2
100	Cranberry	52	1	1	🟨	-
7	Dattel, frisch	280	<1	<1	🟨	2
25	Dattel, getrocknet	285	<1	<1	🟥	2
125	Ebereschenfrucht	85	2	2	🟥	2
60	Edelkastanie	173	1	2	🟨	2
250	Erdbeeren	32	1	<1	🟩	-
100	Erdbeeren im Glas, Natreen	20	<1	<1	🟨	-
100	Erdbeeren, Frosta TK	30	<1	<1	🟩	1
40	Feige, frisch	63	<1	<1	🟩	1
25	Feige, getrocknet	284	<1	2	🟥	6
25	Feige, kandiert	265	<1	<1	🟥	-
25	Goji Beere, getrocknet	343	<1	1	🟥	12
125	Granatapfel	78	1	<1	🟩	-

PG = Portionsgröße / Packungsinhalt
kcal/100 = Kalorien in 100 g oder 100 ml
FP/PG = Fettpunkte pro Portion
FP/100 = Fettgehalt pro 100 g oder 100 ml
Z = Zuckerwürfel
P/100 = Protein pro 100 g oder 100 ml

Gemüse und Obst

PG	Obst	kcal/100	FP/PG	FP/100	Z	P/100
250	Grapefruit	50	<1	<1	🟩	-
125	Guave	38	<1	<1	🟩	-
25	Hagebutte, getrocknet	245	<1	2	🟨	8
125	Hagebutte, roh	108	1	<1	🟩	2
125	Heidelbeeren	42	1	<1	🟩	-
25	Heidelbeeren, getrocknet	222	1	4	🟨	4
100	Himbeeren	34	<1	<1	🟩	1
100	Himbeeren in Dose, gesüßt	92	<1	<1	🟨	-
100	Himbeeren, Frosta TK	27	<1	<1	🟩	1
125	Holunderbeeren	48	<1	<1	🟩	3
125	Honigmelone	26	<1	<1	🟩	-
100	Jackfrucht	98	<1	<1	🟨	2
100	Javaapfel	32	<1	<1	🟩	-
125	Johannisbeeren	43	<1	<1	🟩	1
125	Jostabeere (Limone)	44	<1	<1	🟩	1
125	Kaki	71	<1	<1	🟩	-
125	Kaktusfeige (Kaktusbirne)	36	<1	<1	🟩	1
125	Kantalupe	26	-	-	🟩	-
125	Kapstachelbeeren (Physalis)	76	1	1	🟩	2
40	Kirschen getrocknet, Seeberger	322	<1	1	🟥	4
125	Kirschen, sauer	58	<1	<1	🟩	-
125	Kirschen, süß	63	<1	<1	🟩	-
100	Kiwano	24	1	1	🟩	1
50	Kiwi	61	<1	1	🟩	1
100	Kochbanane	123	<1	<1	🟨	1
25	Korinthen	298	<1	<1	🟥	3
125	Kumquat	68	<1	<1	🟩	-
125	Limette	47	2	1	🟩	-
125	Litchi	76	<1	<1	🟩	-
125	Loganbeere	26	<1	<1	🟩	1
40	Mandarine	50	-	-	🟩	-

PG = Portionsgröße / Packungsinhalt
kcal/100 = Kalorien in 100 g oder 100 ml
FP/PG = Fettpunkte pro Portion
FP/100 = Fettgehalt pro 100 g oder 100 ml
Z = Zuckerwürfel
P/100 = Protein pro 100 g oder 100 ml

Gemüse und Obst

PG	Obst	kcal /100	FP/ PG	FP/ 100	Z	P/ 100
25	Mango, getrocknet	289	<1	2	🟥	3
125	Mango, roh	60	<1	<1	🟩	-
100	Mangostane	57	<1	<1	🟩	-
125	Marillen	42	<1	<1	🟩	1
125	Maulbeere	44	1	1	🟩	1
125	Melone, grün	38	-	-	🟩	-
125	Minneola	44	1	<1	🟩	1
125	Mirabelle	64	<1	<1	🟩	-
50	Mispel	49	-	-	🟩	-
125	Moosbeeren	36	1	1	🟩	-
185	Nashi Birne	42	<1	<1	🟩	1
115	Nektarine	57	-	-	🟩	-
200	Orange	47	<1	<1	🟩	1
5	Orangeat	309	-	-	🟥	-
5	Orangenschale, gerieben	125	-	-	🟩	3
250	Pampelmuse	46	<1	<1	🟩	1
125	Papaya	13	-	-	🟩	-
25	Papaya, getrocknet	186	<1	2	🟨	8
125	Passionsfrucht	80	<1	<1	🟩	2
125	Pfirsich	41	-	-	🟩	-
150	Pfirsichkompott, Natreen	44	-	-	🟨	1
125	Pflaumen	47	<1	<1	🟩	-
25	Pflaumen, getrocknet	261	<1	1	🟥	3
125	Pitahaya (Drachenfrucht)	48	<1	<1	🟩	1
100	Pomelofrucht	45	-	-	🟩	-
100	Preiselbeeren, in Dosen, gesüßt	270	<1	<1	🟨	-
125	Preiselbeeren, roh	39	<1	<1	🟩	-
150	Quitte	39	1	<1	🟩	-
125	Reineclaude	63	-	-	🟩	-
150	Rhabarber	13	-	-	🟩	-
100	Rhabarberkompott, Natreen	47	<1	<1	🟨	-

PG = Portionsgröße / Packungsinhalt
kcal/100 = Kalorien in 100 g oder 100 ml
FP/PG = Fettpunkte pro Portion
FP/100 = Fettgehalt pro 100 g oder 100 ml
Z = Zuckerwürfel
P/100 = Protein pro 100 g oder 100 ml

Gemüse und Obst

PG	Obst	kcal /100	FP/ PG	FP/ 100	Z	P/ 100
25	Rosinen	298	<1	<1	🟥	3
5	Sanddornbeere, Konzentrat	401	2	30	🟨	7
125	Sanddornbeeren, roh	94	9	7	🟩	1
125	Schlehe	69	1	1	🟩	-
100	Sharonfrucht	69	<1	<1	🟩	-
50	Soft Aprikosen	199	<1	<1	🟥	4
50	Soft Feigen	211	<1	<1	🟥	3
50	Soft Pflaumen	200	<1	<1	🟥	2
125	Stachelbeere	44	<1	<1	🟩	-
100	Stachelbeeren im Glas, Natreen	23	-	-	🟨	-
25	Sultaninen	298	<1	<1	🟥	2
125	Tamorillo	60	2	1	🟩	2
100	Ugli	46	<1	<1	🟩	1
125	Vogelbeere	99	3	2	🟩	2
125	Wald Brombeeren	30	1	1	🟩	1
125	Wald Erdbeeren	32	<1	<1	🟩	1
125	Wald Himbeeren	34	<1	<1	🟩	1
125	Wassermelone	38	-	-	🟩	-
200	Weintrauben	71	<1	<1	🟨	-
100	Williams-Christ-Birne im Glas, Natreen	36	-	-	🟨	-
5	Zitronat (Sukkade)	292	<1	<1	🟥	-
125	Zitrone	56	<1	<1	🟩	-

Wichtiger Hinweis:
Nach dem Prinzip der 3 Mahlzeiten pro Tag sollten Sie Obst immer nur zu einer Hauptmahlzeit essen, keinesfalls als Zwischenmahlzeit. Obst enthält je nach Reifegrad unterschiedliche Mengen an verschiedenen Zuckern, die das Abnehmen behindern oder unterbinden. Der Einwand, man solle nach den gängigen Empfehlungen 5x Obst und Gemüse essen, heißt nicht, dass dies 5x am Tage geschehen soll, sondern, dass Sie 5 Portionen essen sollen. Dabei kann bei einer Hauptmahlzeit 1x Gemüse, 1x Obst und 1x Salat enthalten sein. Dies sind dann schon 3 Portionen in einer einzigen Mahlzeit.

PG = Portionsgröße / Packungsinhalt
kcal/100 = Kalorien in 100 g oder 100 ml
FP/PG = Fettpunkte pro Portion
FP/100 = Fettgehalt pro 100 g oder 100 ml
Z = Zuckerwürfel
P/100 = Protein pro 100 g oder 100 ml

Gemüse und Obst

Smoothies

Das Rezept stammt aus den USA: Obst und Gemüse jeglicher Art werden im Mixer püriert, dazu vielleicht Milch oder Joghurt, manchmal auch Getreideflocken. Vorschriften für die Zusammensetzung gibt es in Deutschland nicht, gemischt werden darf nach Lust und Laune, so dass auch Verdickungsmittel zugesetzt werden können. Durch den meist geringen Gehalt an Ballaststoffen sind die „Smoothies" kein vollwertiger Ersatz für „echtes" Obst oder Gemüse.

PG	Smoothies	kcal /100	FP/ PG	FP/ 100	Z	P/ 100
250	Ananas-Banane Smoothie, Chiquita	59	<1	<1	■	1
330	Beerenfrucht Smoothie, Alnatura	46	-	-	■	-
250	Brombeer-Himbeer-Yangmei Smoothie, Chiquita	54	<1	<1	■	1
250	Erdbeer-Banane Smoothie, Chiquita	52	<1	<1	■	1
200	Fruit2Day Ananas-Banane, Schwartau	57	-	-	■	1
200	Fruit2Day Erdbeer-Orange, Schwartau	54	-	-	■	-
200	Fruit2Day Kirsche-rote Traube, Schwartau	54	-	-	■	-
200	Fruit2Day Mango-Pfirsich, Schwartau	59	-	-	■	1
330	Heidelbeer-Bananen Smoothie, Alnatura	55	-	-	■	1
250	Himbeer-Granatapfel Smoothie, Chiquita	63	<1	<1	■	1
100	Knorr Vie Apfel Karotte Erdbeere	70	<1	<1	■	1
100	Knorr Vie Orange Banane Karotte	75	<1	<1	■	2
250	Kokos-Mango Smoothie, Chiquita	79	5	2	■	1
330	Mango-Banane Smoothie, Alnatura	65	-	-	■	-
330	Mango-Maracuja Smoothie, Alnatura	53	-	-	■	1
250	Mango-Passionsfrucht Smoothie, Chiquita	57	<1	<1	■	1
330	Pfirsich-Mango Smoothie, Alnatura	49	-	-	■	-
200	PurPur Erdbeer-Banane, Schwartau	52	-	-	■	1
200	PurPur Mango-Maracuja, Schwartau	60	-	-	■	1
200	PurPur Waldfrucht, Schwartau	58	-	-	■	1
200	Smoothie orange, True fruits	52	<1	<1	■	1
200	Smoothie pink, True fruits	57	<1	<1	■	1
200	Smoothie purple, True fruits	53	<1	<1	■	1
200	Smoothie withe, True fruits	58	2	1	■	1
200	Smoothie yellow, True fruits	55	<1	<1	■	1

PG = Portionsgröße / Packungsinhalt
kcal/100 = Kalorien in 100 g oder 100 ml
FP/PG = Fettpunkte pro Portion
FP/100 = Fettgehalt pro 100 g oder 100 ml
Z = Zuckerwürfel
P/100 = Protein pro 100 g oder 100 ml

Getreideprodukte

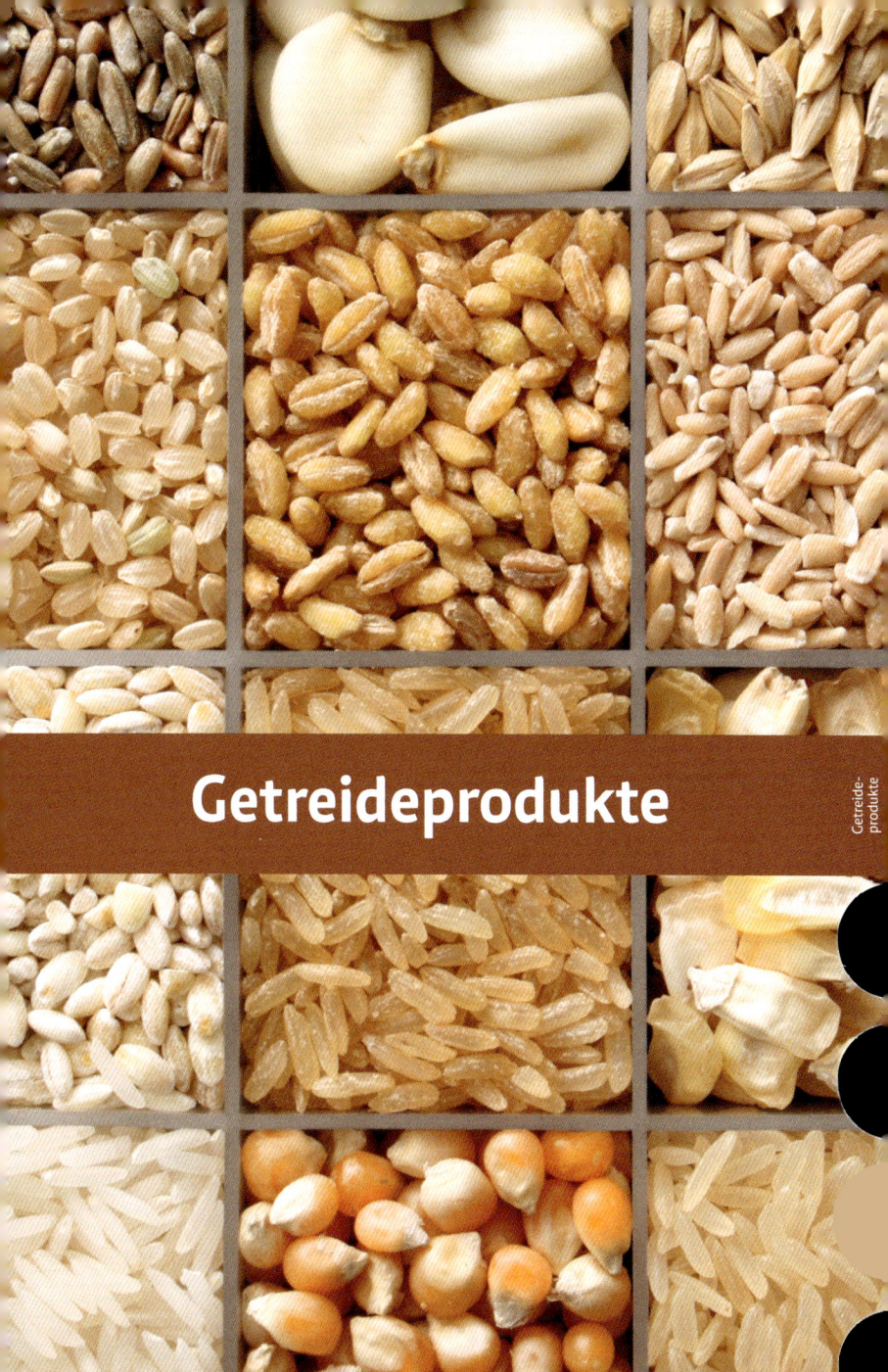

Getreideprodukte

Getreide

bilden die Nahrungsgrundlage eines Großteils der Menschheit. Unser kleines Getreidelexikon:

1. **Weizen,** Hauptgetreide und die älteste Getreidesorte mit guten Backeigenschaften.
   Weizenarten:
   - Dinkel, Anbau noch in Belgien, Deutschland sowie Schweiz
   - Einkorn
   - Emmer
   - Kamut stammt aus Ägypten und ist ein Vorfahr vom Hartweizen - sehr nährstoffreich
   - Triticale ist eine Artenkreuzung aus Weizen und Roggen (Triticum und Secale) und bedeutsam in kalten Regionen; meist Viehfutter
2. **Roggen** ist bedeutsam in kalten Regionen und auf leichten, sauren und sandigen Böden; Brotgetreide und Viehfutter.
3. **Gerste** folgt als weniger anspruchsvolle Frucht im Fruchtwechsel dem Weizen; Viehfutter - Braugerste zur Malzherstellung.
4. **Reis** gilt als Hauptgetreide in tropischen Zonen.
5. **Mais** ist Grundnahrungsmittel der Völker Nord- und Südamerikas und Afrikas, weltweit als Viehfutter verbreitet.
6. **Hirse** hat große Bedeutung für die Ernährung in Asien und Afrika.
7. **Hafer,** auch das „europäische Urgetreide" genannt, war früher Grundnahrungsmittel in Schottland (Haferflocken, Porridge).

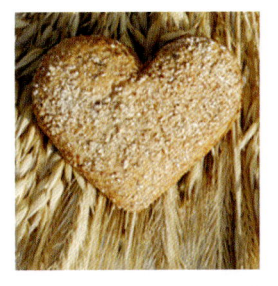

Die Vielfalt der Brotsorten

Die Welt beneidet uns. Gibt es in den meisten Ländern fast nur Brot aus Weizen, addieren sich bei uns die Mischungen aus Hafer, Dinkel, Gerste und Roggen zu über 300 abwechslungsreichen Brotsorten.

Getreideprodukte

Der Verbraucher greift in den fast 50.000 Verkaufsstellen meist zu Mischbroten, ist allerdings durch diverse auch unterschiedliche Empfehlungen seitens der Fachorganisationen etwas verunsichert über den gesundheitlichen Stellenwert. Ist Weißbrot wirklich ein Dickmacher? Muss ich zum Abnehmen nur Knäckebrot essen? Wir wollen hier ein wenig Licht in die Vielfalt bringen.

Weißbrote bestehen aus mindestens 90 % Weizenauszugsmehl mit einer Zugabe von Fett und Zucker, was den charakteristischen Geschmack nach dem Rösten ergibt. Ernährungsphysiologisch kann man Weißbrote, dazu zählen auch Ciabatta oder Baguette nicht empfehlen, enthalten sie doch nur noch das reine ausgemahlene Mehl ohne großen Ballaststoffanteil und sind praktisch vitaminfrei. Das Vollkorn-Ciabatta von „Leichter leben in Deutschland" stellt eine Ausnahme dar. Durch die Verarbeitung wirken Produkte aus Weißmehl im Körper fast wie reiner Zucker: Schnelles Anfluten und hohe Insulinausschüttung mit den bekannt negativen Folgen.

Weizenmischbrote sind die Renner in den Regalen der Bäckereibetriebe mit einem Anteil von über 50 %. Der Geschmack hängt von der Mehlmischung und den Backtriebmitteln ab: Je mehr Roggenanteil und Sauerteig, desto würziger, je mehr Weizen und Hefe, desto milder das Brot. Je nach Ausmahlgrad der verwendeten Mehle sind auch diese Brote weniger geeignet, betrachtet man die Auswirkungen auf den Insulinspiegel.

Mehrkornbrote enthalten außen Weizen- und Roggenmehlen noch Mehle oder Schrote anderer Getreidearten, meist Gerste oder Hafer. Am Namen kann der Verbraucher die Zusammensetzung erahnen: 5-Korn-Brot, Sonnenblumenkernbrot, Leinsamenbrot. Hier muss der Bäcker dann aber mindestens 8 % Ölsamen zugeben. Für eine gesunde Ernährung können solche Brote bedingt geeignet sein, die genaue Zusammensetzung muss aber dann angegeben sein. Gute Backbetriebe geben die Deklarationen gerne dem Kunden weiter.

Vollkornbrote enthalten noch alle wertvollen Bestandteile des Korns und sind für unsere Ernährung mit Abstand am besten geeignet. Aber Achtung: viele Verbraucher glauben immer noch, ein gutes Vollkornbrot muss dunkelbraun sein und ganze Körner enthalten. Achten Sie hier unbedingt auf die Deklaration und kaufen Sie diese Brote immer nur im Fachgeschäft, wo Sie eine vertrauenswürdige Beratung erhalten. Auch Schrotbrote müssen nicht unbedingt Vollkornbrote sein, hier ist das Mehl nur weniger fein gemahlen. Echte Vollkornbrote sind für unsere Ernährung mit Abstand am günstigsten. Sie bewirken keine spontane Insulinausschüttung, haben eine geringere Energiedichte und sättigen dadurch besser und lang anhaltender.

Getreideprodukte

Knäckebrot hat immer noch den Nimbus des Schlankmachers, was jedoch nur bedingt zutrifft. Je nach Art kann es aus Vollkorn- aber auch aus Auszugsmehlen hergestellt sein. Die Besonderheit beim Knäckebrot ist, dass der Feuchtigkeitsgehalt nur maximal 10 % beträgt, was die lange Haltbarkeit sicherstellt und für das etwas trockene, manchmal staubige Mundgefühl verantwortlich ist.

Zwieback ist – wie der Name schon andeutet – zweimal gebacken und geröstet. Damit sinkt der Wassergehalt noch unter die Werte von Knäckebrot. Durch diese massive mehrmalige Wärmebehandlung ist die Blutzucker- und damit Insulinwirkung deutlich erhöht und erreicht fast die Werte von reinem Zucker.

Auch **Pumpernickel** wird lange erhitzt, allerdings bei mäßiger Hitze. Dadurch wird die Stärke des Roggenkorns zu einem geringen Anteil schon gespalten, was die dunkle Farbe und den leicht süßen Geschmack bedingt. Die Blutzuckerwerte werden von Pumpernickel nur langsam angehoben, so dass diese Produkte für Diabetiker und zum Abnehmen gut geeignet sind.

Wenn Sie Ihren statistischen Pro-Kopf-Verbrauch von 85 Kilogramm Brot im Jahr vorwiegend mit echten Vollkornbroten erfüllen, sind Sie ernährungsphysiologisch auf der absolut gesunden Seite, dann darf zu besonderen Anlässen zwischendurch auch mal ein Baguette oder Toast auf den Tisch. Blähungen und Völlegefühl nach dem Verzehr von Vollkornbroten vermeiden Sie durch intensives und langes Kauen, denn bekanntlich beginnt die Verdauung gerade der stärkehaltigen Lebensmittel schon im Munde.
Seit 2010 und mit großem Erfolg auf dem Markt: minus-KH-Brot®

Das minus-KH-Brot® liefert im Vergleich zu herkömmlichen Brotsorten um 50-80 % weniger Kohlenhydrate. Und die noch enthaltenen KH's fluten langsam an, haben einen niederen glykämischen Index.

Optimal daher für:
- Diabetiker, die Kohlenhydrate sparen wollen
- Abnehmwillige, die eine Insulin -oder Kombidiät machen
- Kraftsportler

Sie erhalten das leckere **minus-KH-Brot®**
in allen beteiligten Apotheken.
Mehr Infos unter ***www.minus-kh.de***

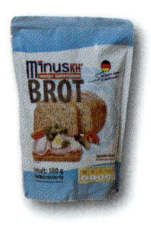

Getreideprodukte

PG	Brot	kcal/100	FP/PG	FP/100	Z	P/100
120	Baguette	248	1	1	🟨	7
60	Bauernbrot	223	<1	1	🟨	5
60	Bauernbrot, glutenfrei	188	1	2	🟨	5
55	Breze	281	1	2	🟨	7
15	Brötchen	248	1	1	🟨	7
60	Buchweizenbrot	234	1	2	🟨	7
60	Buchweizenbrot mit Sesam, glutenfrei, Alnativ	247	7	11	🟨	10
60	Buchweizenbrötchen	246	1	2	🟨	7
40	Buttertoast	260	2	4	🟨	7
30	Chapati (Roti)	299	2	8	🟨	8
60	Ciabatta Vollkorn, Leichter leben in Deutschland	212	1	2	🟩	12
32	Crack & Taste Salted, Wasa	440	5	14	🟨	10
32	Crack & Taste Tomato-Cheese, Wasa	440	5	14	🟨	9
32	Crisp Original Brot, Wasa	315	<1	2	🟨	11
26	Crispn´Light Roggen, Wasa	360	1	3	🟨	11
70	Croissant aus Blätterteig	509	23	34	🟨	7
20	Croutons	485	<1	3	🟨	5
60	Dinkel Vollkornbrot, Leichter leben in Deutschland	201	1	2	🟩	9
60	Dinkelbrot	225	1	2	🟨	11
50	Dinkelbrötchen	246	2	4	🟨	7
50	Dinkelzwieback	394	4	8	🟥	12
50	Finn Crisp Mehrkorn, Brandt	350	3	5	🟨	12
50	Finn Crisp Original, Brandt	320	1	2	🟨	11
60	Fladenbrot	235	<1	1	🟨	7
45	Gerstenbrot	215	<1	1	🟨	7
40	Grahambrot	212	1	1	🟨	8
45	Haferbrot	220	1	2	🟨	7
60	Hirsebrot	234	1	2	🟨	7
45	Hirsebrot, glutenfrei	253	1	2	🟨	4
50	Hirsevollkornbrot	217	1	2	🟩	7

PG = Portionsgröße / Packungsinhalt
kcal/100 = Kalorien in 100 g oder 100 ml
FP/PG = Fettpunkte pro Portion
FP/100 = Fettgehalt pro 100 g oder 100 ml
Z = Zuckerwürfel
P/100 = Protein pro 100 g oder 100 ml

Getreideprodukte

PG	Brot	kcal /100	FP/ PG	FP/ 100	Z	P/ 100
60	Holzofenbrot	210	1	1	🟨	6
60	Kartoffelbrot	329	1	1	🟨	12
100	Käsebrötchen, überbacken	269	6	6	🟨	8
20	Kleine Scheiben Klassik, Brandt	382	1	3	🟥	12
20	Kleine Scheiben Rustical, Brandt	369	1	3	🟥	14
20	Kleine Scheiben Sesam, Brandt	394	2	8	🟥	14
60	Knäcke Vital, Leicht & Cross	343	<1	1	🟨	10
10	Knäckebrot	359	<1	2	🟨	11
10	Knäckebrot mit Sesam	372	1	5	🟨	11
10	Knäckebrot Vollkorn, Wasa	320	<1	2	🟩	9
50	Knäckis Meersalz Kristalle, Wasa	360	3	6	🟨	11
50	Knäckis Sesam, Wasa	440	5	10	🟨	13
30	Knusperbrot Bio, Leicht & Cross	359	<1	2	🟥	12
30	Knusperbrot Reis, Leicht & Cross	370	1	3	🟥	12
30	Knusperbrot Roggen, Leicht & Cross	372	1	3	🟥	10
30	Knusperbrot Vital, Leicht & Cross	362	1	3	🟥	11
30	Knusperbrot Weizen, Leicht & Cross	386	1	4	🟥	14
100	Kornspitz	265	3	3	🟨	10
60	Krustenbrot	201	1	2	🟨	6
70	Kümmelstange	465	17	24	🟨	9
60	Kürbiskernbrot	256	5	9	🟨	7
50	Laugenbrötchen	280	1	2	🟨	7
50	Laugengebäck	340	1	3	🟨	9
60	Leinsamenbrot	156	3	5	🟨	7
60	Maisbrot	236	2	3	🟨	8
60	Maisbrötchen	248	2	3	🟨	8
60	Malzbrot	233	1	2	🟨	7
30	Matzen	392	<1	1	🟨	10
50	Mehrkornbrot	201	1	2	🟩	6
60	Mehrkornbrötchen	231	1	1	🟩	6

PG = Portionsgröße / Packungsinhalt
kcal/100 = Kalorien in 100 g oder 100 ml
FP/PG = Fettpunkte pro Portion
FP/100 = Fettgehalt pro 100 g oder 100 ml
Z = Zuckerwürfel
P/100 = Protein pro 100 g oder 100 ml

Getreideprodukte

PG	Brot	kcal/100	FP/PG	FP/100	Z	P/100
50	Milchbrötchen, Brandt	352	6	12	🟨	11
60	minus KH Brot, Leichter leben in Deutschland	252	7	12	🟩	21
100	Olivenciabatta	263	4	4	🟨	9
60	Omega-3-Brot	243	3	5	🟨	8
30	Pfister Öko Karotten-Sesambrot, Hofpfisterei	268	2	8	🟨	10
30	Pfister Öko Roggen pur, Hofpfisterei	229	<1	1	🟩	5
30	Pfister Öko Vierkorn Brot, Hofpfisterei	215	<1	2	🟩	7
30	Pfister Öko-Bauernbrot dunkel, Hofpfisterei	205	<1	1	🟩	8
30	Pfister Öko-Kümmellaib, Hofpfisterei	229	<1	1	🟨	6
30	Pfister Öko-Sonne Brot, Hofpfisterei	238	<1	2	🟨	6
50	Pita	235	<1	1	🟨	7
60	Pumpernickel	188	<1	1	🟩	6
60	Reisbrot	235	1	2	🟨	7
50	Reisvollkornbrot	216	<1	1	🟨	7
45	Roggen Sauerteigbrot	210	<1	1	🟩	6
60	Roggenbrötchen	223	1	1	🟨	6
60	Roggen-Weizen Mischbrot	205	<1	1	🟨	7
60	Rosinenbrötchen	274	1	2	🟨	8
150	Schinken-Käse-Stange	513	18	11	🟨	10
60	Sechskornbrot	216	1	2	🟨	8
25	Skopa Vollkorn, Wasa	360	<1	2	🟨	12
45	Sojabrot	360	11	23	🟨	37
45	Sonnenblumenbrot	204	1	3	🟨	7
60	Steinofenbrot	210	<1	1	🟩	6
60	Vital Vollkornbrot, Leichter leben in Deutschland	229	2	3	🟩	12
50	Vitalzwieback, Brandt	390	6	12	🟥	17
30	Vollkornbrot	188	<1	1	🟩	7
30	Vollkornbrot - Gerstenvollkornbrot	202	<1	1	🟩	7
30	Vollkornbrot - Hafervollkornbrot	202	1	2	🟩	7
30	Vollkornbrot - Mehrkornvollkornbrot	201	<1	1	🟩	7

PG = Portionsgröße / Packungsinhalt
kcal/100 = Kalorien in 100 g oder 100 ml
FP/PG = Fettpunkte pro Portion
FP/100 = Fettgehalt pro 100 g oder 100 ml
Z = Zuckerwürfel
P/100 = Protein pro 100 g oder 100 ml

Getreideprodukte

PG	Brot	kcal /100	FP/ PG	FP/ 100	Z	P/ 100
30	Vollkornbrot - Roggenvollkornbrot	212	<1	1	🟩	7
30	Vollkornbrot mit Leinsamen	195	<1	2	🟩	7
30	Vollkornbrot mit Sesam	203	1	3	🟩	7
30	Vollkornbrot mit Soja	196	1	3	🟩	7
60	Vollkornbrot Vollkorn balance, Fit For Fun	181	2	3	🟩	6
60	Vollkornbrot Vollkorn plus, Fit For Fun	162	<1	1	🟩	5
60	Vollkornbrötchen	222	1	2	🟩	8
30	Vollkorntoast	241	1	3	🟩	8
50	Vollkornzwieback	352	4	8	🟨	17
50	Vollkornzwieback, Brandt	362	3	6	🟨	14
60	Weißbrot	235	1	1	🟨	7
60	Weißbrot, glutenfrei	231	1	2	🟨	4
60	Weizenbrötchen (Semmel)	248	1	2	🟨	7
30	Weizentoastbrot	255	1	3	🟨	7
50	Zwieback	365	2	4	🟥	9
50	Zwieback Diät, Brandt	415	3	7	🟥	11
50	Zwieback, eifrei	365	2	4	🟥	9
50	Zwiebelbrot	335	1	2	🟨	9

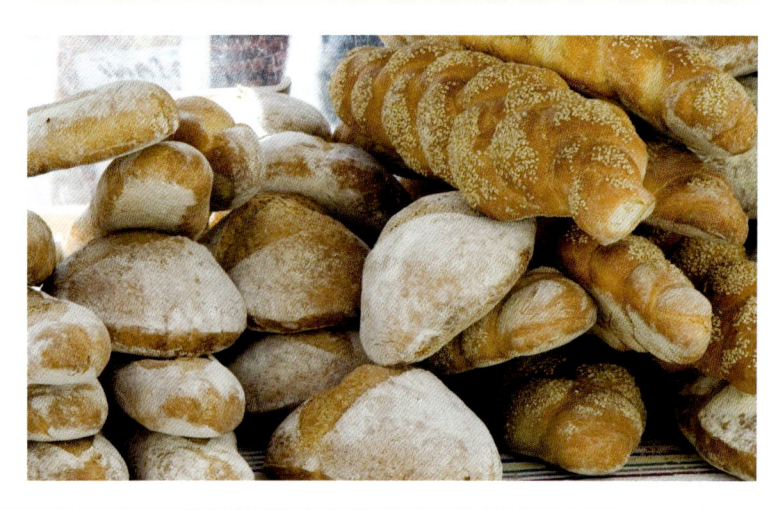

PG = Portionsgröße / Packungsinhalt
kcal/100 = Kalorien in 100 g oder 100 ml
FP/PG = Fettpunkte pro Portion
FP/100 = Fettgehalt pro 100 g oder 100 ml
Z = Zuckerwürfel
P/100 = Protein pro 100 g oder 100 ml

Getreideprodukte

PG	Getreide / Mehle / Reis	kcal/100	FP/PG	FP/100	Z	P/100
100	Amaranth	368	9	9	🟨	16
50	Bio Buchweizen ganz, Seeberger	336	1	2	🟩	9
50	Bio Dinkel ganz, Seeberger	340	1	2	🟩	14
50	Bio Maisgrieß fein - Polenta, Seeberger	365	2	4	🟨	8
50	Bio Maisgrieß grob - Kukuruz, Seeberger	357	1	2	🟩	8
30	Bio Sesamsaat geschält, Seeberger	565	15	50	🟩	18
50	Bio Speisehirse, Seeberger	349	2	4	🟩	10
100	Buchweizen, Korn, geschält	340	2	2	🟨	9
100	Buchweizengrieß	339	2	2	🟨	8
50	Buchweizengrütze	335	1	2	🟩	8
20	Buchweizenvollkornmehl	341	1	3	🟩	11
20	Couscous	226	2	9	🟩	5
20	Dinkel - Mehl Type 630	337	<1	1	🟨	12
20	Dinkel Vollkornmehl	336	1	3	🟩	13
20	Dinkel, entspelztes Korn	321	<1	2	🟩	16
60	Ebly	343	<1	<1	🟨	12
100	Eierkuchen - Mehl	333	4	4	🟥	11
100	Gerste, Korn, entspelzt	292	2	2	🟩	10
50	Gerstengraupen	335	1	1	🟩	4
100	Gerstenmehl	336	2	2	🟨	10
100	Graupen	339	2	2	🟨	10
100	Grünkern (Dinkel), Vollkorn	324	3	3	🟩	11
50	Grünkern, ganz	321	1	3	🟩	11
100	Grünkerngrieß	336	3	3	🟨	11
100	Grünkernmehl	344	2	2	🟨	10
20	Grünkernschrot	324	1	3	🟩	11
100	Hafer, Korn, entspelzt	353	7	7	🟩	12
100	Hafermehl	375	7	7	🟨	14
100	Hefegebäckmehl	332	1	1	🟨	10
100	Hirse, Korn, entspelzt	354	4	4	🟩	10

PG = Portionsgröße / Packungsinhalt
kcal/100 = Kalorien in 100 g oder 100 ml
FP/PG = Fettpunkte pro Portion
FP/100 = Fettgehalt pro 100 g oder 100 ml
Z = Zuckerwürfel
P/100 = Protein pro 100 g oder 100 ml

Getreideprodukte

PG	Getreide / Mehle / Reis	kcal/100	FP/PG	FP/100	Z	P/100
100	Hirsemehl	345	2	2	🟨	6
100	Instant - Mehl	292	1	1	🟥	11
60	Jasmin Reis, Uncle Ben`s	348	<1	<1	🟨	7
50	Kamut Couscous, Limafood	358	1	2	🟩	17
50	Kamut, Limafood	333	1	2	🟩	17
50	Kamutboulgour, Limafood	338	1	2	🟩	17
100	Kartoffelstärkemehl	341	-	-	🟥	-
50	Kasha, Limafood	388	2	4	🟩	13
100	Mais, Korn	331	4	4	🟨	9
100	Maisgrieß	345	3	3	🟨	9
20	Maismehl	354	1	5	🟨	8
100	Maisstärke	351	-	-	🟥	-
100	Maisvollmehl	331	3	3	🟨	9
60	Naturreis Rundkornreis, Davert	344	1	2	🟩	7
60	Paella Reis, ungekocht, Oryza	349	<1	1	🟨	6
100	Paniermehl	358	2	2	🟥	10
100	Pizza - Mehl	334	1	1	🟥	10
20	Popcorn Mais	327	1	4	🟨	9
50	Quinoa	347	3	5	🟨	15
50	Quinoa, Limafood	365	4	2	🟨	13
60	Reis, geschält	349	<1	1	🟨	7
100	Reis, geschält, gegart	111	3	3	🟨	2
60	Reis, parboiled	351	<1	1	🟩	7
100	Reis, parboiled, gegart	108	1	1	🟩	2
60	Reis, ungeschält	349	2	2	🟩	7
100	Reis, ungeschält, gegart	112	<1	<1	🟩	3
100	Reismehl	348	1	1	🟨	7
100	Reisstärke	348	-	-	🟥	-
60	Risotto Reis, ungekocht, Oryza	349	<1	1	🟨	6
100	Roggen, Korn	294	2	2	🟩	9

PG = Portionsgröße / Packungsinhalt
kcal/100 = Kalorien in 100 g oder 100 ml
FP/PG = Fettpunkte pro Portion
FP/100 = Fettgehalt pro 100 g oder 100 ml
Z = Zuckerwürfel
P/100 = Protein pro 100 g oder 100 ml

Getreideprodukte

PG	Getreide / Mehle / Reis	kcal/100	FP/PG	FP/100	Z	P/100
100	Roggenkeime	341	11	11	🟩	39
100	Roggenmehl Type 1150	318	1	1	🟩	9
100	Roggenmehl Type 815	324	1	1	🟨	6
100	Roggenspeisekleie	264	4	4	🟩	18
100	Roggen-Vollkornmehl	294	2	2	🟩	9
100	Roggen-Vollkornschrot	293	2	2	🟩	9
100	Sago	341	-	-	🟥	-
20	Sojaflocken	347	4	21	🟩	37
100	Sojamehl	342	20	20	🟩	40
100	Spätzlemehl	330	1	1	🟨	11
100	Weizen-Grieß	326	1	1	🟨	10
10	Weizenkeime	314	1	9	🟩	26
10	Weizenkleie	172	<1	5	🟩	15
100	Weizenmehl Type 1050	334	2	2	🟩	12
100	Weizenmehl Type 405	337	1	1	🟥	10
100	Weizenmehl Type 550	337	1	1	🟥	11
100	Weizenstärke	351	-	-	🟥	-
100	Weizen-Vollkornmehl	309	1	1	🟩	11
60	Wildreis, ungekocht, Oryza	363	<1	1	🟩	14

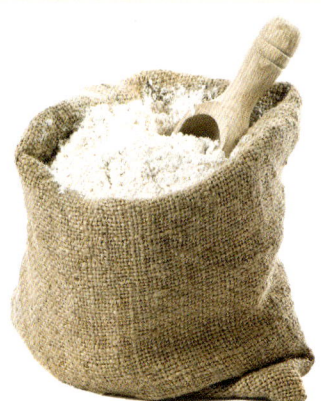

PG = Portionsgröße / Packungsinhalt
kcal/100 = Kalorien in 100 g oder 100 ml
FP/PG = Fettpunkte pro Portion
FP/100 = Fettgehalt pro 100 g oder 100 ml
Z = Zuckerwürfel
P/100 = Protein pro 100 g oder 100 ml

Getreideprodukte

Müsli

„Müsli ist das ideale Frühstück, um fit in den Tag zu starten. Mit Ballaststoffen, Kohlenhydraten, Magnesium und vielen nützlichen Vitaminen: Müsli fördert Leistung, Ausdauer und Konzentration" schreibt die Werbeagentur eines großen internationalen Müsliherstellers. Glaubt man einer Umfrage, dann stufen über ¾ der deutschen Bevölkerung Müslis als sehr nützlich, wertvoll und gesund ein.

Leider stimmen Werbung und Wirklichkeit nicht immer überein. Zuckergehalte von bis zu 60 % vor allem in Crunchy-Produkten und Mischungen für Kinder füllen die Regale der Supermärkte. Schokolade, Trockenfrüchte, Aromen, ja sogar Farbstoffe peppen die einstigen Naturprodukte auf. Von der Grundidee des Schweizer Arztes Maximilian Oskar Bircher-Benner bleibt wenig oder gar nichts übrig. Seine Mischung aus Haferflocken, Äpfeln, Haselnüssen, Wasser, Zitronensaft und etwas Kondensmilch würde zuckerverwöhnten Kids und Erwachsenen das Frühstück gründlich verderben.

Gesundheitsbewusste Kunden kommen gerade bei Müslimischungen nicht umhin, die Zusammensetzungen genau unter die Lupe zu nehmen, will man nicht mit Zucker- und Kalorienbomben den Tag beginnen.

Einkaufstipp für Müsli

Ein stark zuckerhaltiges Müsli zum Frühstück kann den Abnehmerfolg sehr schnell in Frage stellen. Achten Sie daher sehr genau auf den Zuckergehalt oder mischen Sie Ihr Müsli selbst aus definierten Grundstoffen. Vermeiden Sie viel Zucker und Zuckerarten, z.B. Honig, Cornflakes und viele Trockenfrüchte.

PG	Müsli / Flocken / Müsliprodukte	kcal /100	FP/ PG	FP/ 100	Z	P/ 100
40	10 Früchte 10 Vitamin Müsli, Schneekoppe	314	2	5	🟨	8
40	Amaranth gepufft, Alnatura	365	4	9	🟨	15
25	Amaranth Riegel zartbitter, Alnatura	475	4	25	🟨	8
25	Amaranth Riegel, Alnatura	401	4	14	🟨	9
40	Apfel-Fruchtriegel, Alnatura	370	5	12	🟥	5
40	Ballaststoff Früchte Müsli, Schneekoppe	268	2	5	🟨	11
40	Banane-Fruchtschnitte, Alnatura	424	8	20	🟥	7
40	Basis Müsli, Alnatura	353	4	10	🟩	13
30	Beeren Fruchtschnitte, Alnatura	369	3	9	🟥	6
50	Beeren Müsli, Alnatura	342	4	7	🟨	10

PG = Portionsgröße / Packungsinhalt
kcal/100 = Kalorien in 100 g oder 100 ml
FP/PG = Fettpunkte pro Portion
FP/100 = Fettgehalt pro 100 g oder 100 ml
Z = Zuckerwürfel
P/100 = Protein pro 100 g oder 100 ml

Getreideprodukte

PG	Müsli / Flocken / Müsliprodukte	kcal /100	FP/ PG	FP/ 100	Z	P/ 100
60	Bio Beeren Müsli, Leichter leben in Deutschland	338	3	5	🟩	10
40	Bio Müsli Knuper Schoko mit Knusperkissen, Hipp	417	5	12	🟥	9
40	Bio Müsli Knusper mit Früchten, Hipp	442	6	16	🟥	7
40	Bio Müsli Knusper Waldbeere, Hipp	408	4	11	🟨	9
40	Bio Müsli Knusper-Mandel & Honig, Hipp	445	2	5	🟨	9
20	Blütenzarte Haferflocken, Koelln	339	2	7	🟩	15
30	Choco Krispies, Kellogg's	387	1	3	🟥	6
30	Chocolade-Clusters, Nestlé	383	2	7	🟥	8
30	Cini-Minis, Nestlé	412	3	10	🟥	5
30	Cookie Crisp, Nestlé	375	1	3	🟥	6
30	Corn Flakes, Kellogg's	372	<1	1	🟥	7
50	Cornflakes ohne Zucker, Limafood	368	<1	1	🟨	8
20	Cranberry Müsli, Koelln	354	2	7	🟨	15
40	Cranberry-Dinkel Müsli, Schneekoppe	343	2	4	🟨	10
40	Crisp Müsli, Ovomaltine	406	4	9	🟥	9
30	Crunchy Nut, Kellogg's	397	1	2	🟥	6
30	DayVita Sticks, Kellogg's	324	3	8	🟥	13
40	DayVita Apfel-Feige, Kellogg's	327	1	3	🟥	9
60	Diät Schoko Müsli, Leichter leben in Deutschland	357	5	9	🟩	13
50	Dinkel Crunchy, Alnatura	374	7	14	🟥	7
50	Dinkel Flakes, Alnatura	338	1	2	🟥	11
50	Dinkel gepufft, Alnatura	360	1	2	🟨	8
20	Echt Kernige Haferflocken, Koelln	339	2	7	🟩	15
40	Erdbeere Amaranth Müsli, Alnatura	339	2	5	🟨	9
40	Exotische Früchte Müsli, Schneekoppe	340	2	4	🟨	8
30	Fitness & Fruits, Nestlé	351	<1	2	🟥	6
30	Fitness Chocolat, Nestlé	386	2	6	🟥	8
30	Fitness, Nestlé	361	<1	1	🟨	8
30	Froot Loops, Kellogg's	384	1	2	🟥	7
30	Frosties mit weniger Zucker, Kellogg's	369	<1	1	🟥	6
30	Frosties, Kellogg's	371	<1	1	🟥	5

PG = Portionsgröße / Packungsinhalt
kcal/100 = Kalorien in 100 g oder 100 ml
FP/PG = Fettpunkte pro Portion
FP/100 = Fettgehalt pro 100 g oder 100 ml
Z = Zuckerwürfel
P/100 = Protein pro 100 g oder 100 ml

Getreideprodukte

PG	Müsli / Flocken / Müsliprodukte	kcal /100	FP/ PG	FP/ 100	Z	P/ 100
50	Früchte Müsli, Alnatura	329	2	4	🟨	9
20	Früchte-Vollkorn Müsli, Koelln	355	2	7	🟨	10
35	Fruchtriegel Banane-Dattel, Seeberger	295	<1	1	🟥	4
35	Fruchtriegel Pfirsich-Aprikose, Seeberger	247	<1	1	🟥	4
45	Fruchtschnitte Cranberry-Kirsch, Schneekoppe	348	2	5	🟥	4
45	Fruchtschnitte Orange, Schneekoppe	331	2	5	🟥	4
45	Fruchtschnitte Sanddorn, Schneekoppe	327	1	3	🟥	5
50	Fruit.Nut & Oat Müsli, Limafood	369	3	7	🟨	9
50	Gerstenflocken	314	1	2	🟩	8
50	Goji Müsli, Limafood	406	8	16	🟨	18
50	Hafer Crunchy Apfel, Alnatura	384	8	16	🟥	7
50	Hafer Crunchy Dinkel, Alnatura	419	7	13	🟨	9
50	Hafer Crunchy, Alnatura	399	10	19	🟥	8
60	Haferflocken	370	4	7	🟩	12
100	Haferflocken Instant	351	8	8	🟨	13
20	Haferkleie Flocken, Koelln	310	2	7	🟩	19
100	Haferkleieflocken	337	9	9	🟩	19
5	Hefeflocken	361	<1	5	🟨	43
40	Heidelbeer-Joghurt Müsli, Alnatura	343	3	7	🟨	9
40	Hippness „Lust auf Leichtes" Crisp Früchte, Hipp	378	4	10	🟨	8
40	Hippness „Lust auf Leichtes" Crisp rote Beeren, Hipp	397	4	9	🟨	10
40	Hippness „Lust auf Leichtes" Crisp Waldbeere, Hipp	377	2	5	🟨	9
40	Hippness Crisp Erdbeer & Himbeer, Hipp	405	5	13	🟨	9
40	Hippness Crisp Flakes & Kokos, Hipp	424	6	15	🟨	9
40	Hippness Crisp Schoko & Nuss, Hipp	435	7	18	🟨	9
50	Hirseflocken	354	2	4	🟩	10
30	Honey Loops, Kellogg's	363	1	3	🟥	8
20	Instant Flocken, Koelln	350	2	7	🟨	14
20	Joghurt Müsli, Koelln	377	3	12	🟨	13
100	Joghurtschnitte Erdbeere, Natreen	115	1	1	🟨	4
100	Joghurtschnitte Kirsche, Natreen	130	1	1	🟨	4

PG = Portionsgröße / Packungsinhalt
kcal/100 = Kalorien in 100 g oder 100 ml
FP/PG = Fettpunkte pro Portion
FP/100 = Fettgehalt pro 100 g oder 100 ml
Z = Zuckerwürfel
P/100 = Protein pro 100 g oder 100 ml

Getreideprodukte

PG	Müsli / Flocken / Müsliprodukte	kcal /100	FP/ PG	FP/ 100	Z	P/ 100
100	Joghurtschnitte Mandarine, Natreen	135	2	2	🟨	4
100	Joghurtschnitte Pfirsich, Natreen	124	1	1	🟨	4
100	Joghurtschnitte Waldfrucht, Natreen	132	2	2	🟨	5
50	Kamut Poppies, Limafood	381	<1	1	🟨	13
20	Knuspermüsli Schoko-Krokant, Koelln	443	4	19	🟥	10
30	Knuspighurt, DeBeukelaer	511	8	28	🟥	7
30	Lion Cereals, Nestlé	405	3	10	🟥	6
30	Mandel-Nuss-Clusters, Nestlé	391	3	10	🟥	11
50	Mehrkornflocken	307	1	2	🟩	10
75	Multifruchtschnitte, Alnatura	394	12	16	🟥	7
50	Müsli Reis und Hirsepoppies, Limafood	427	7	13	🟨	9
30	Müsli Riegel Traube Nuss, Alnatura	407	4	12	🟥	6
25	MüsliPause Cranberry, Schneekoppe	437	2	9	🟥	6
25	MüsliPause Mandel-Nuss, Schneekoppe	421	4	17	🟥	8
25	MüsliPause Schokolade, Schneekoppe	437	4	16	🟥	7
25	Müsliriegel Cornyfree Haselnuss	342	3	13	🟨	6
25	Müsliriegel Cornyfree Joghurt	331	3	10	🟨	8
25	Müsliriegel Cornyfree Kirsch Joghurt	335	2	8	🟨	7
25	Müsliriegel Cornyfree Schoko	327	2	8	🟨	6
25	Müsliriegel Cornyfree Weisse Schokolade	334	3	10	🟨	6
30	Müslix Activ Knusper Plus, Kellogg's	470	7	22	🟨	9
30	Müslix Activ Knusper Schoko, Kellogg's	485	8	25	🟥	10
30	Nesquik Knusper Frühstück, Nestlé	379	2	5	🟥	6
50	Nuss Müsli, Alnatura	357	5	10	🟨	11
50	Original Lima Müsli, Limafood	384	4	8	🟨	11
30	Pops, Kellogg's	381	<1	2	🟥	5
100	Porridge	156	1	1	🟨	2
50	Reiscrispies	377	<1	1	🟥	6
50	Reisflocken	345	1	2	🟨	7
30	Rice Krispies, Kellogg's	382	<1	2	🟨	7
60	Roggenflocken	295	1	2	🟩	9

PG = Portionsgröße / Packungsinhalt
kcal/100 = Kalorien in 100 g oder 100 ml
FP/PG = Fettpunkte pro Portion
FP/100 = Fettgehalt pro 100 g oder 100 ml
Z = Zuckerwürfel
P/100 = Protein pro 100 g oder 100 ml

Getreideprodukte

PG	Müsli / Flocken / Müsliprodukte	kcal /100	FP/ PG	FP/ 100	Z	P/ 100
60	Royal Müsli Kamut, Limafood	378	4	2	🟨	10
23	S.O.S.-Riegel Joghurt-Aprikose-Apfel, Leichter leben in Deutschland	330	3	13	🟨	12
40	Schoko Müsli, Alnatura	375	3	7	🟨	12
40	Schoko-Kakao Müsli, Schneekoppe	358	4	10	🟨	10
30	Smacks, Kellogg´s	374	<1	2	🟥	6
30	Special K Vanilla Cranberry, Kellogg´s	383	3	1	🟥	13
30	Special K, Kellogg´s	374	<1	2	🟨	14
40	Toppas Choco, Kellogg´s	397	3	10	🟥	9
30	Toppas Traube, Kellogg´s	327	<1	2	🟥	9
40	Vitalis Bio Früchte Müsli, Dr. Oetker	322	2	4	🟨	8
40	Vitalis Bio Schoko Müsli, Dr. Oetker	392	4	11	🟨	11
40	Vitalis Früchte Müsli, Dr. Oetker	317	2	4	🟥	8
40	Vitalis Joghurt Müsli, Dr. Oetker	396	5	12	🟨	11
40	Vitalis Knusper Flakes, Dr. Oetker	434	6	14	🟥	7
40	Vitalis Knusper Früchte weniger süß, Dr. Oetker	406	6	14	🟨	10
40	Vitalis Knusper Honeys, Dr. Oetker	427	6	14	🟥	8
40	Vitalis Knusper Müsli, Dr. Oetker	420	7	15	🟥	10
40	Vitalis Knusper pur weniger süß, Dr. Oetker	410	6	16	🟨	10
40	Vitalis Knusper Schoko, Dr. Oetker	428	7	15	🟥	9
40	Vitalis Kokos Müsli, Dr. Oetker	427	8	19	🟨	9
40	Vitalis Schoko Müsli feinherb, Dr. Oetker	409	6	16	🟨	10
40	Vitalis Schoko Müsli weniger süß, Dr. Oetker	384	5	12	🟨	11
40	Vitalis Schoko Müsli, Dr. Oetker	400	5	12	🟥	9
40	Vitamin-Flakes, Schneekoppe	360	<1	1	🟥	7
50	Weizenflocken	313	1	2	🟩	12
50	Weizenkeimflocken	314	5	9	🟨	27
20	Zart Multikornflocken, Koelln	332	1	5	🟩	11
40	Zartbitter-Amaranth Müsli, Alnatura	484	9	23	🟨	9
30	Zimz, Kellogg´s	383	<1	3	🟥	6

PG = Portionsgröße / Packungsinhalt
kcal/100 = Kalorien in 100 g oder 100 ml
FP/PG = Fettpunkte pro Portion
FP/100 = Fettgehalt pro 100 g oder 100 ml
Z = Zuckerwürfel
P/100 = Protein pro 100 g oder 100 ml

Getreideprodukte

Nudeln

Nach einer Umfrage (Forsa 2007) sind **Nudeln** in der Hitparade der beliebtesten Nahrungsmittel mit weitem Abstand die Nummer 1. Mit fast 60 Prozent wählten die Bundesbürger die Spaghetti weit nach vorne. Beliebt sind Nudeln insbesondere bei der jüngeren Generation. Die 18- bis 29-jährigen bevorzugen Spaghetti oder Nudelaufläufe gegenüber anderen Lebensmitteln.

2006 aß jeder Deutsche im Durchschnitt 7,1 Kilogramm Nudeln im Jahr – das sind rund 55 % mehr als zu Beginn der 90er-Jahre. Damit liegen die Deutschen im Nudelkonsum europaweit mit an der Spitze, noch vor den als Nudelesser bekannten Italienern.

Lieblingsnudeln in Deutschland sind Teigwaren aus Hartweizengrieß und Ei. Gute Nudeln brauchen Hartweizen, besonders gute brauchen Eier. Die Verbraucher mögen ihren feinen Geschmack und ihre goldgelbe Farbe und die Nudeln bleiben beim Kochen gut in Form. Eiernudeln hatten 2006 an der Gesamtproduktion einen Anteil von rund 85 %.

Einkaufstipp für Nudeln

Zum Abnehmen sind normale Mengen an Nudeln ideale Sattmacher, dabei enthalten sie relativ wenig Fett. Am Besten sind Vollkorn- oder Hartweizennudeln. In ihnen stecken noch zusätzliche Ballaststoffe und wichtige B-Vitamine. Neben der schnellen Zubereitung der Nudeln, können sie durch die Zugabe von Gemüse eine gesunde und reichliche Mahlzeit ergeben.

PG	Nudeln	kcal/100	FP/PG	FP/100	Z	P/100
60	Bandnudel Vollkorn, Alnatura	356	<1	1	🟩	12
60	Bandnudel, ungekocht	358	2	3	🟨	12
50	Bio Noodles, ungekocht, Bernbacher	355	1	2	🟨	13
125	Cappelletti Procuitto crudo, Buitoni	293	10	8	🟨	12
60	Dinkelnudeln eifrei, ungekocht	344	<1	1	🟨	12
100	Eier-Nudeln, gegart	154	1	1	🟨	6
60	Eier-Nudeln, ungekocht	355	1	3	🟨	13
125	Eierspätzle	352	4	3	🟨	6
125	Fagottini Ricotta e Basilico frisch, Buitoni	291	11	9	🟨	10

PG = Portionsgröße / Packungsinhalt
kcal/100 = Kalorien in 100 g oder 100 ml
FP/PG = Fettpunkte pro Portion
FP/100 = Fettgehalt pro 100 g oder 100 ml
Z = Zuckerwürfel
P/100 = Protein pro 100 g oder 100 ml

Getreideprodukte

PG	Nudeln	kcal /100	FP/ PG	FP/ 100	Z	P/ 100
60	Farfalle Vollkorn, Alnatura	360	2	3	■	13
125	Frischteig Nudeln, gegart	122	1	1	■	4
40	Frischteig Nudeln, ungekocht	363	1	3	■	11
100	Gemüse Tortelloni Vollkorn, Alnatura	293	4	4	■	10
60	Glasnudeln	336	<1	<1	■	1
60	Glutenfreie Nudeln, ungekocht	356	<1	<1	■	-
125	Grüne Nudeln, gegart	132	1	1	■	4
40	Grüne Nudeln, ungekocht	362	1	3	■	11
60	Hartweizengrieß Nudeln, ungekocht	350	<1	<1	■	5
60	Hörnchennudeln, ungekocht	340	1	3	■	12
60	Integrali Vollkornnudeln, Barilla	337	1	2	■	13
100	Käse Tortelloni, Alnatura	314	5	5	■	12
100	Lasagneblätter, ungekocht	350	3	3	■	13
60	Makkaroni, ungekocht	359	1	3	■	12
60	Mie Nudeln, ungekocht, Bamboo Garden	344	1	2	■	11
125	Nudeln mit Ei, gegart	126	2	2	■	5
40	Nudeln mit Ei, ungekocht	352	1	3	■	5
60	Nudeln mit Spinat, ungekocht	340	3	2	■	4
60	Nudeln ohne Ei, ungekocht	348	1	1	■	3
125	Nudeln, Hartweizen ohne Ei, gegart	156	1	1	■	5
60	Nudeln, Hartweizen ohne Ei, ungekocht	348	1	1	■	13
50	Pan Noodles, ungekocht, Bernbacher	369	1	2	■	14
125	Ravioli	192	18	14	■	6
125	Ravioli Quatro Formaggi, Buitoni	301	15	12	■	11
60	Sojanudeln, ungekocht	325	3	5	■	16
100	Spaghetti, ungekocht	352	3	3	■	13
60	Spätzle, ungekocht, Alnatura	364	2	3	■	13
50	Suppennudeln, ungekocht	352	3	3	■	12
125	Tomaten Tortelloni, Alantura	298	5	4	■	10
100	Tortellini Gemüse, Alnatura	300	4	4	■	8

PG = Portionsgröße / Packungsinhalt
kcal/100 = Kalorien in 100 g oder 100 ml
FP/PG = Fettpunkte pro Portion
FP/100 = Fettgehalt pro 100 g oder 100 ml
Z = Zuckerwürfel
P/100 = Protein pro 100 g oder 100 ml

Getreideprodukte

PG	Nudeln	kcal/100	FP/PG	FP/100	Z	P/100
125	Tortellini mit Fleischfüllung	376	2	2	🟨	3
125	Tortelloni Ricotta & Spinaci, Buitoni	281	10	8	🟨	10
50	Vollkorn-Eiernudeln, ungekocht	323	5	4	🟩	5
50	Vollkornnudeln mit bes. hohem Eigehalt, ungekocht	350	8	6	🟩	8
125	Vollkornnudeln mit Hirse, gegart	148	1	1	🟩	5
50	Vollkornnudeln mit Hirse, ungekocht	343	1	2	🟩	12
125	Vollkornnudeln mit Soja, gegart	148	3	2	🟩	7
50	Vollkornnudeln mit Soja, ungekocht	325	3	5	🟩	16
125	Vollkornnudeln, gegart	139	1	1	🟩	6
50	Vollkornnudeln, ungekocht	325	1	3	🟩	13
50	Wok Noodles, ungekocht, Bernbacher	369	1	2	🟨	14

Beilagen

Die typisch deutschen Beilagen sind Klöße, Spätzle, Nockerl, Maultaschen sowie Reis und Nudeln. Gerne werden neuerdings auch mal exotische Beilagen verwendet wie Polenta, Ebly, Buchweizen und Quinoa. Achten Sie jedoch bei der Auswahl Ihrer Beilagen auf den Fett- und Kaloriengehalt der Produkte und wählen Sie bevorzugt Vollkornprodukte. Versuchen Sie es manchmal nur mit einem Salat zum Fleisch! Schmeckt auch ...

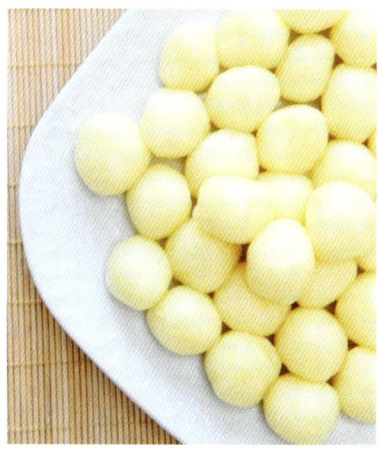

PG	Beilagen	kcal/100	FP/PG	FP/100	Z	P/100
100	Böhmischer Knödel	151	3	3	🟨	4
30	Eierstich	75	3	10	🟩	8
50	Fleischbällchen	294	8	15	🟩	19
190	Gemüseknödel, Pfanni	120	3	2	🟨	3

PG = Portionsgröße / Packungsinhalt
kcal/100 = Kalorien in 100 g oder 100 ml
FP/PG = Fettpunkte pro Portion
FP/100 = Fettgehalt pro 100 g oder 100 ml
Z = Zuckerwürfel
P/100 = Protein pro 100 g oder 100 ml

Getreideprodukte

PG	Beilagen	kcal /100	FP/ PG	FP/ 100	Z	P/ 100
100	Grießklöße	173	5	5	■	6
30	Grießnockerl, bayerisch	442	8	25	■	7
180	Hefeklöße	294	15	8	■	7
250	Käsespätzle	260	36	14	■	11
200	Leberknödel	109	16	8	■	27
50	Leberspätzle	195	3	6	■	11
50	Markklößchen	420	16	32	■	7
100	Maultaschen	229	8	8	■	5
165	Mini Semmelknödel, Pfanni	170	3	2	■	5
200	Pilzknödel	260	20	10	■	6
250	Polenta	345	12	5	■	4
200	Risotto	175	7	4	■	3
190	Röstzwiebelknödel, Pfanni	140	8	5	■	4
200	Schinkenknödel	215	12	6	■	7
200	Semmelknödel	169	10	5	■	8
180	Semmelknödel im Kochbeutel, Maggi	133	2	1	■	4
150	Spätzle	167	8	10	■	5
190	Speckknödel im Kochbeutel, Pfanni	160	12	6	■	7
200	Tiroler Knödel	184	10	5	■	7

PG = Portionsgröße / Packungsinhalt
kcal/100 = Kalorien in 100 g oder 100 ml
FP/PG = Fettpunkte pro Portion
FP/100 = Fettgehalt pro 100 g oder 100 ml
Z = Zuckerwürfel
P/100 = Protein pro 100 g oder 100 ml

Getreideprodukte

Backzutaten

Backzutaten erleichtern das Backen enorm. Backpulver, Gelatine, Bindemittel, Aromen, Natron etc. - die Auswahl ist groß!

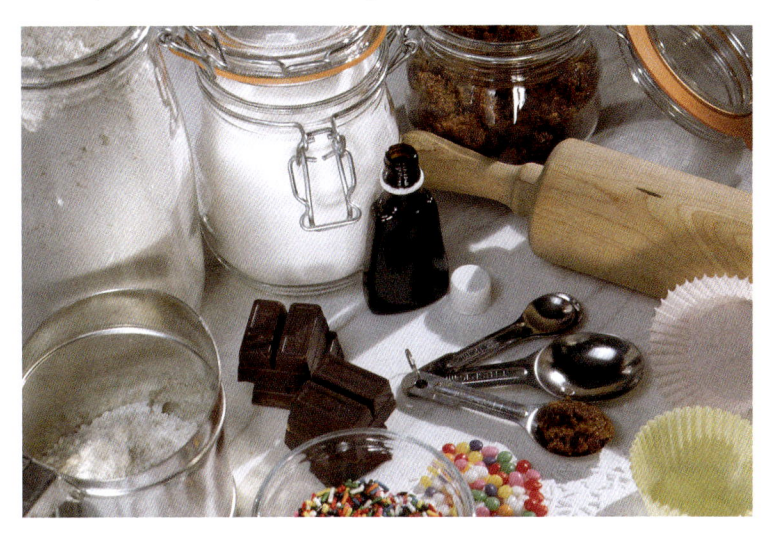

PG	Backzutaten	kcal /100	FP/ PG	FP/ 100	Z	P/ 100
1	Agar-Agar (Pulver)	340	-	-	🟩	-
100	Backfeste Puddingcreme, Dr. Oetker	93	1	1	🟥	3
3	Backin mit Safran	94	-	-	🟩	-
3	Backpulver	155	-	-	🟩	-
1	Bindobin	34	<1	1	🟩	6
30	Bitter-Mandel Aroma	702	23	78	🟩	-
1	Blattgelatine	352	-	-	🟩	88
30	Butter-Vanille Aroma	208	-	-	🟩	-
10	Einmachhilfe	300	-	-	🟩	-
10	Gelatine Fix	134	-	-	🟩	30
10	Gelatine, gemahlen, rot	331	-	-	🟩	83
10	Gelatine, gemahlen, weiß	332	-	-	🟩	83
1	Guarkernmehl	69	<1	<1	🟩	10

PG = Portionsgröße / Packungsinhalt
kcal/100 = Kalorien in 100 g oder 100 ml
FP/PG = Fettpunkte pro Portion
FP/100 = Fettgehalt pro 100 g oder 100 ml
Z = Zuckerwürfel
P/100 = Protein pro 100 g oder 100 ml

Getreideprodukte

PG	Backzutaten	kcal /100	FP/ PG	FP/ 100	Z	P/ 100
10	Hefe, Dr. Oetker	390	1	6	🟩	48
1	Johannisbbrotkernmehl	60	-	-	🟩	-
20	Käsekuchenhilfe	356	-	-	🟩	-
1	Konjakmehl	12	-	-	🟩	<1
50	Kuvertüre, Vollmilch	538	17	33	🟥	8
50	Kuvertüre, Zartbitter	396	18	36	🟥	5
54	Marzipanmischung	406	12	23	🟨	6
55	Mohnmischung	368	10	19	🟨	6
20	Natron	0	-	-	🟩	-
1	Nestragel	30	<1	<1	🟩	6
10	Orangenschale, gerieben	125	-	-	🟩	3
1	Pektin-K, Granulat	60	-	-	🟩	-
30	Rum Aroma	164	-	-	🟩	-
20	Sahnesteif	367	-	-	🟥	-
1 St.	Sauerteigextrakt	338	<1	1	🟩	9
51	Schoko double chocolate, Dr. Oetker	438	13	26	🟥	6
56	Schoko feinherb, Dr. Oetker	414	8	14	🟥	7
50	Schoko-Sahne-Tortencreme, Dr. Oetker	270	11	21	🟥	3
15	Sojalecithin	884	15	100	🟩	-
20	Tortenguss fix mit Erdbeer-Geschmack, Dr. Oetker	63	-	-	🟥	-
20	Tortenguss klar, gezuckert	300	-	-	🟥	-
20	Tortenguss klar, Pulver	300	-	-	🟩	-
20	Tortenguss rot, gezuckert	300	-	-	🟥	-
50	Vanilla Tortencreme, Dr. Oetker	385	17	34	🟥	3
10	Vanillin Zucker	394	-	-	🟥	-
3	Weinstein Backpulver	218	-	-	🟩	-
10	Zitronensäure	300	-	-	🟩	-
10	Zitronenschale, gerieben	248	-	-	🟩	1

PG = Portionsgröße / Packungsinhalt
kcal/100 = Kalorien in 100 g oder 100 ml
FP/PG = Fettpunkte pro Portion
FP/100 = Fettgehalt pro 100 g oder 100 ml
Z = Zuckerwürfel
P/100 = Protein pro 100 g oder 100 ml

Getreideprodukte

Kuchen

Kuchen sowie andere süße Backwerke, so gut sie auch schmecken, sind oft wahre Kalorien- und Fettbomben!
Völlig verzichten müssen Sie auf diese Leckerei nicht, jedoch gilt hier ganz streng das Motto: Weniger und seltener ist mehr!

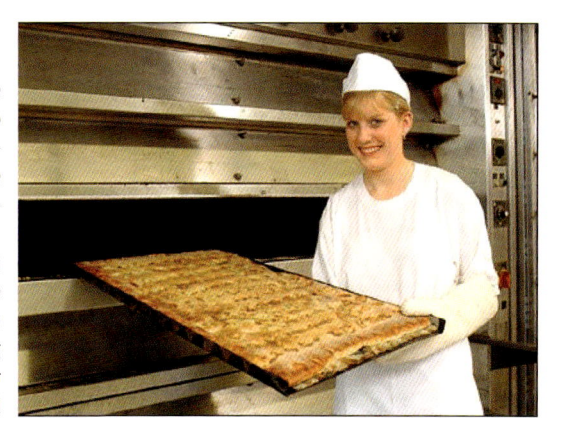

PG	Kuchen	kcal /100	FP/ PG	FP/ 100	Z	P/ 100
100	Apfel-Holunder-Torte, Cop.& Wiese	249	12	12	■	4
105	Apfel-Kuchen	214	9	9	■	3
150	Apfelkuchen aus Hefeteig	144	5	3	■	3
150	Apfel-Streuselkuchen aus Mürbeteig	232	17	11	■	3
100	Apfelstrudel, Cop.& Wiese	241	14	14	■	3
80	Apfeltasche	248	20	25	■	3
70	Aprikosenteilchen aus Blätterteig	268	9	13	■	4
100	Bailey`s Sahnetorte, Cop.& Wiese	293	17	17	■	4
100	Bailey´s Sahne Schnitte, Cop.& Wiese	284	17	17	■	6
50	Bailey´s Sahne Windbeutel, Cop.& Wiese	303	10	20	■	5
120	Baisertorte	307	18	15	■	3
50	Baumkuchen	427	11	22	■	4
100	Bienenstich aus Hefeteig	300	16	16	■	6
50	Bio Zitronenkuchen, Dr. Oetker	396	9	18	■	5
100	Birnen-Schoko-Sahne-Torte, Cop.& Wiese	284	15	15	■	4
100	Biskuit Tortenboden, Bahlsen	332	3	5	■	6
100	Biskuitrolle	273	3	3	■	4
100	Biskuitrolle mit Erdbeeren und Sahne	216	12	12	■	4

PG = Portionsgröße / Packungsinhalt
kcal/100 = Kalorien in 100 g oder 100 ml
FP/PG = Fettpunkte pro Portion
FP/100 = Fettgehalt pro 100 g oder 100 ml
Z = Zuckerwürfel
P/100 = Protein pro 100 g oder 100 ml

Getreideprodukte

PG	Kuchen	kcal /100	FP/ PG	FP/ 100	Z	P/ 100
100	Biskuitschnitte mit Milchcremefüllung	424	26	26	■	9
70	Blätterteig Kleinteile	527	27	38	■	11
100	Blätterteig, TK	418	33	33	■	6
140	Bratapfel Kuchen, Dr. Oetker	245	20	15	■	3
100	Broiches ohne Füllung	268	11	11	■	7
90	Buchteln aus Hefeteig	349	13	14	■	6
100	Buttercremetorte aus Biskuitmasse	316	19	19	■	4
100	Butterkuchen aus Hefeteig	376	18	18	■	6
50	Comtess à la Russischer Zupfkuchen, Bahlsen	423	11	23	■	5
50	Comtess Choco-Chips, Bahlsen	446	13	25	■	5
50	Comtess Haselnuss, Bahlsen	426	12	23	■	6
50	Comtess Marmorkuchen, Bahlsen	441	12	24	■	5
50	Comtess Schoko, Bahlsen	446	13	25	■	5
50	Comtess Typ Eierlikör, Bahlsen	425	11	23	■	5
50	Comtess Typ Marzipan, Bahlsen	451	13	26	■	5
50	Comtess Zitrone, Bahlsen	428	11	23	■	5
100	Cremetorte aus Biskuitmasse	316	19	19	■	4
100	Cremetorte aus Rührmasse	261	11	11	■	5
120	Cremetorte aus Sandmasse	363	29	24	■	5
70	Croissant aus Blätterteig	509	23	34	■	7
100	Diät Apfel Blechkuchen für Diabetiker, Cop.& Wiese	259	10	10	■	4
50	Diät Comtess Marmorkuchen, Bahlsen	365	11	21	■	6
50	Diät Comtess Zitronenkuchen, Bahlsen	372	11	21	■	5
100	Diät Erdbeer-Sahne-Rolle für Diabetiker, Cop.& Wiese	235	12	12	■	6
100	Donauwelle, Dr. Oetker	339	21	21	■	4
70	Donau-Wellen	321	13	19	■	4
100	Dresdner Stollen	408	16	16	■	6
100	Eclairs mit Sahne gefüllt	294	22	22	■	7
100	Eierlikör Torte, Cop.& Wiese	308	18	18	■	3
70	Englischer Kuchen aus Sandmasse	350	9	12	■	5

PG = Portionsgröße / Packungsinhalt
kcal/100 = Kalorien in 100 g oder 100 ml
FP/PG = Fettpunkte pro Portion
FP/100 = Fettgehalt pro 100 g oder 100 ml
Z = Zuckerwürfel
P/100 = Protein pro 100 g oder 100 ml

Getreideprodukte

PG	Kuchen	kcal /100	FP/ PG	FP/ 100	Z	P/ 100
100	Erdbeer Quark Kuchen, Dr. Oetker	202	13	13	■	4
60	Fertigmischung für Kuchen	518	20	33	■	7
50	Fettgebackenes aus Hefeteig	322	6	13	■	8
50	Fettgebackenes aus Mürbeteig	514	14	28	■	6
50	Fettgebackenes aus Rührmasse	251	3	5	■	9
70	Frankfurter Kranz	363	17	24	■	5
120	Französische Schokoladentorte	427	32	26	■	7
100	Frischkäsetorte mit Philadelphia Mandarine, Cop.& Wiese	347	23	23	■	4
100	Frischkäsetorte mit Philadelphia, Cop.& Wiese	346	24	24	■	5
112	Frischkäsetorte, Dr. Oetker	258	18	16	■	6
100	Früchte Strudel, Cop.& Wiese	273	15	15	■	4
70	Gewürzkuchen	360	11	16	■	7
50	Gourmet Mohn-Marzipan Kuchen, Bahlsen	449	13	26	■	6
50	Gourmet Schoko-Kokos Kuchen, Bahlsen	442	13	25	■	5
41	Gugelhupf, Dr. Oetker	393	8	20	■	6
100	Hefeteig, Dr. Oetker	317	10	10	■	9
100	Hefezopf	302	9	9	■	7
50	Heidesand	461	12	23	■	4
100	Himbeer-Mascarpone-Torte, Cop.& Wiese	256	13	13	■	4
100	Käse-Kirsch-Kuchen, Cop.& Wiese	200	6	6	■	6
100	Käsekuchen, Mürbteig	276	14	14	■	9
120	Käse-Sahne Torte	209	7	6	■	6
150	Käse-Sahne Torte, Dr. Oetker	241	22	15	■	7
83	Kirschli Kuchen, Dr. Oetker	342	15	18	■	5
44	Kokoskuchen, Dr. Oetker	429	11	25	■	6
70	Königskuchen	349	10	14	■	6
120	Linzertorte	417	28	24	■	8
100	Mandarinen-Sahne-Torte, Cop.& Wiese	244	14	14	■	4
120	Mandel-Bienenstich-Torte, Cop.& Wiese	325	19	19	■	6

PG = Portionsgröße / Packungsinhalt
kcal/100 = Kalorien in 100 g oder 100 ml
FP/PG = Fettpunkte pro Portion
FP/100 = Fettgehalt pro 100 g oder 100 ml
Z = Zuckerwürfel
P/100 = Protein pro 100 g oder 100 ml

Getreideprodukte

PG	Kuchen	kcal/100	FP/PG	FP/100	Z	P/100
50	Marmor Kuchen, Dr. Oetker	380	10	20	■	6
70	Marmorkuchen aus Rührmasse	391	15	22	■	6
60	Marmorwolke Rührkuchen, Dr. Oetker	343	7	12	■	6
100	Marzipanstollen aus Hefeteig, fettreich	389	19	19	■	6
100	Marzipantorte, Cop.& Wiese	355	18	18	■	7
140	Maulwurf Kuchen, Dr. Oetker	278	18	25	■	4
100	Mousse au Chocolat Torte, Cop.& Wiese	344	21	21	■	6
70	Napfkuchen, Sandmasse	350	11	16	■	5
58	Nuss Kuchen, Dr. Oetker	393	12	20	■	5
100	Nusskranz aus Hefeteig	364	16	16	■	6
50	Nusskuchen	456	16	32	■	9
100	Nusskuchen aus Fertigteig	518	21	21	■	6
100	Obstgenuss Torte, Cop.& Wiese	225	9	9	■	4
150	Obstkuchen aus Hefeteig	144	5	3	■	3
150	Obstkuchen aus Mürbeteig	229	13	9	■	3
150	Obstkuchen aus Quarkölteig	292	20	13	■	10
150	Obstkuchen aus Rührmasse	214	14	10	■	3
100	Obstkuchenteig, Dr. Oetker	435	24	24	■	6
100	Orangen-Chardonnay-Torte, Cop.& Wiese	240	10	10	■	3
100	Prinzregententorte	386	26	26	■	4
80	Quarkölteigkuchen mit Quark	292	10	13	■	10
100	Quarkstrudel, Cop.& Wiese	267	15	15	■	7
120	Rhabarberkuchen mit Baiser	181	12	10	■	2
70	Rosinenkuchen	306	6	8	■	6
69	Rüblikuchen, Dr. Oetker	343	12	18	■	5
100	Rührkuchen aus Fertigteig	365	26	26	■	5
133	Russischer Zupfkuchen, Dr. Oetker	379	30	23	■	8
100	Sacher Torte, Cop.& Wiese	366	15	15	■	5
120	Sachertorte	337	17	14	■	6
50	Sahnewaffel	554	20	41	■	6

PG = Portionsgröße / Packungsinhalt
kcal/100 = Kalorien in 100 g oder 100 ml
FP/PG = Fettpunkte pro Portion
FP/100 = Fettgehalt pro 100 g oder 100 ml
Z = Zuckerwürfel
P/100 = Protein pro 100 g oder 100 ml

Getreideprodukte

PG	Kuchen	kcal/100	FP/PG	FP/100	Z	P/100
70	Sandkuchen	440	19	27	■	5
50	Schokino Kuchen, Dr. Oetker	428	12	24	■	6
50	Schoko Gewürzkranz, Dr. Oetker	408	11	22	■	6
54	Schoko Kuchen, Dr. Oetker	412	13	24	■	6
60	Schoko Wolke Rührkuchen, Dr. Oetker	344	4	14	■	7
70	Schokoladenkuchen	359	13	18	■	7
100	Schokoladenkuchen aus Fertigteig	408	28	28	■	4
100	Schokoladen-Trüffel Torte, Cop.& Wiese	341	22	22	■	5
120	Schwarzwälder Kirschtorte	247	19	16	■	4
50	Schwarz-Weiß-Gebäck	468	10	21	■	7
70	Schweinsohren	501	21	30	■	6
127	Spiegeleikuchen, Dr. Oetker	196	8	6	■	3
90	Stracciatella Kuchen, Mondamin	410	9	21	■	4
90	Streuselkuchen Apfel, Bahlsen	391	20	22	■	5
100	Streuselkuchen aus Mürbteig	232	15	15	■	6
90	Streuselkuchen Mohn, Bahlsen	414	23	26	■	7
100	Streuselteig, Dr. Oetker	465	22	22	■	7
41	Tarte au Chocolat Fertigmischung, Mondamin	390	9	21	■	5
65	Tarte au Chocolat, Dr. Oetker	476	20	31	■	7
65	Tarte au Citron, Dr. Oetker	478	20	31	■	6
100	Torta Tiramisu, Dr. Oetker	321	21	21	■	5
70	Tortina Nuss-Sand-Kuchen, Dr. Oetker	400	13	18	■	7
50	Vollkornbackwaren mit Früchten	379	8	16	▮	8
55	Zitronen Kuchen, Dr. Oetker	373	9	17	■	5
60	Zitronenkuchen	362	20	33	■	7
100	Zitronenkuchen aus Fertigteig	518	23	23	■	3
100	Zitronen-Sahne-Rolle, Cop.& Wiese	273	15	15	■	6
60	Zitronenwolke Rührkuchen, Dr. Oetker	344	8	13	■	6
150	Zwetschgenkuchen aus Hefeteig	168	6	4	▮	4
100	Zwetschgenkuchen aus Mürbteig	212	9	9	■	3

PG = Portionsgröße / Packungsinhalt
kcal/100 = Kalorien in 100 g oder 100 ml
FP/PG = Fettpunkte pro Portion
FP/100 = Fettgehalt pro 100 g oder 100 ml
Z = Zuckerwürfel
P/100 = Protein pro 100 g oder 100 ml

Getreideprodukte

Kleingebäck

Unter Kleingebäck versteht man meist verschiedene Formen von Keksen. Kekse sind englischen Ursprungs, einfach kleine haltbare Gebäckstücke, welche traditionell zum Kaffee oder Tee serviert wurden. Kleingebäcke werden zum Kaffee verzehrt und dienen oftmals als kleiner Reiseproviant oder mal für Zwischendurch.

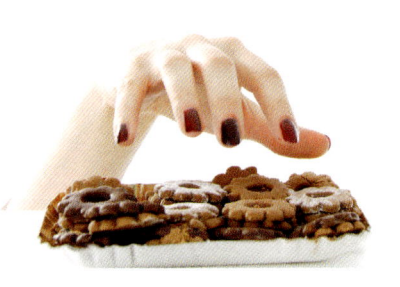

Da die meisten Kleingebäcke aus Weißmehl, Zucker, Fett, Aromastoffen, Salz und anderen kalorienreichen Zutaten bestehen, eignen sie sich weniger als tägliches Nahrungsmittel und schon gar nicht als Zwischenmahlzeit.

PG	Kleingebäck	kcal /100	FP/ PG	FP/ 100	Z	P/ 100
30	ABC Russisch Brot, Bahlsen	391	<1	1	■	7
33	Afrika Edelherb Kekse, Bahlsen	519	11	32	■	7
33	Afrika Vollmilch Kekse, Bahlsen	525	10	30	■	8
50	Amerikaner	315	4	9	■	5
50	Anis Zwieback, Brandt	388	2	4	■	7
29	Azora, Bahlsen	476	6	19	■	5
25	Baiser (1 Stück)	364	-	-	■	6
32	Baumkuchen Spitzen - zartbitter, Tekrum	505	9	29	■	7
50	Biscotti Dinkel, Alnatura	461	9	18	■	11
31	Blätterbrezeln, Bahlsen	320	7	29	■	6
43	Brownies, Dr. Oetker	413	8	18	■	6
29	Butterblätter, Bahlsen	497	7	24	■	8
25	Butterkeks	480	5	21	■	10
25	Butterkeks Dinkel, Alnatura	430	4	15	■	8
25	Butterkeks Vollkorn, Alnatura	471	5	19	■	7
32	Café Musica, Griesson	517	9	29	■	6
50	Choco Cookie, Milka	485	12	24	■	7

PG = Portionsgröße / Packungsinhalt
kcal/100 = Kalorien in 100 g oder 100 ml
FP/PG = Fettpunkte pro Portion
FP/100 = Fettgehalt pro 100 g oder 100 ml
Z = Zuckerwürfel
P/100 = Protein pro 100 g oder 100 ml

Getreideprodukte

PG	Kleingebäck	kcal/100	FP/PG	FP/100	Z	P/100
30	Choco Sticks, Griesson	501	8	25	■	7
50	Choco Wafer, Milka	520	14	28	■	7
31	Chocofino, Bahlsen	514	9	27	■	9
38	Chocolate Mountain Cookies-Classic, Griesson	496	10	25	■	7
30	Chokini, Bahlsen	483	7	22	■	7
26	Cookies & Granola, DeBeukelaer	495	6	24	■	8
27	Création Erdbeere-Joghurt, Mövenpick	562	10	36	■	5
30	Création Florentiner a l`Orange, Mövenpick	617	14	48	■	13
32	Création Marzipan, Mövenpick	494	8	26	■	10
30	Création Meringue, Mövenpick	617	14	47	■	6
28	Création Noisette, Mövenpick	599	12	42	■	10
29	Crispini, Bahlsen	518	8	29	■	7
30	Croissini, Bahlsen	501	8	26	■	7
50	Crunchbits, Griesson	507	13	26	■	8
62	Crunchy Biscuit, Ovomaltine	502	15	24	■	8
50	Diät „Ohne Gleichen", Bahlsen	555	19	37	■	8
30	Dinkel Knuspertaler, Alnatura	554	11	38	■	8
50	Dinkel Minibrezen, Alnatura	397	3	6	■	12
30	Dinkel-Doppelkeks,zartbitter, Alnatura	507	11	38	■	8
60	Dinkelmuffin - Schoko, Alnatura	397	4	6	■	8
28	Domino Keks, DeBeukelaer	470	5	18	■	7
60	Donuts mit Mandeln	392	12	20	■	8
26	Duo Keks, Griesson	471	5	19	■	6
33	Exquisit Crema Cioccolato, Bahlsen	530	10	31	■	5
33	Exquisit Crema Nocciola, Bahlsen	564	12	36	■	6
29	Exquisit Crema Vaniglia, Bahlsen	558	10	34	■	5
24	Feingebäck - Bienenstich Petits, Tekrum	569	9	36	■	9
28	Feingebäck - Feine Auslese, Tekrum	537	9	32	■	7
30	Feingebäck - Florentiener Vollmilch, Tekrum	541	10	33	■	9
28	Feingebäck - Kokostörtchen, Tekrum	560	10	36	■	4

PG = Portionsgröße / Packungsinhalt
kcal/100 = Kalorien in 100 g oder 100 ml
FP/PG = Fettpunkte pro Portion
FP/100 = Fettgehalt pro 100 g oder 100 ml
Z = Zuckerwürfel
P/100 = Protein pro 100 g oder 100 ml

Getreideprodukte

PG	Kleingebäck	kcal/100	FP/PG	FP/100	Z	P/100
34	Feingebäck - Mandelhörnchen, Tekrum	496	10	28	■	10
33	Feingebäck - Meisterstücke, Tekrum	498	10	30	■	8
33	Feingebäck - Sacher Törtchen, Tekrum	498	10	30	■	8
30	Feingebäck - Schwarzwälder Kirsch, Tekrum	491	9	31	■	6
30	Finesse Gebäck, Bahlsen	525	9	31	■	7
50	Haferflockenplätzchen	417	10	21	■	8
32	Hannover Waffeln, Bahlsen	547	11	34	■	4
70	Honigkuchenplätzchen	376	4	5	■	6
40	Honigwaffeln, Alnatura	463	7	17	■	4
70	Hörnchen aus Blätterteig	470	19	28	■	8
50	Hörnchen aus Hefeteig	307	4	8	■	7
25	Joghurt-Reiswaffel Erdbeere, Alnatura	501	6	24	■	6
25	Joghurt-Reiswaffel, Alnatura	511	7	26	■	6
50	Kekse Dinkel, Alnatura	475	12	24	■	7
35	Kipferl, Bahlsen	535	11	32	■	9
31	Kleingebäck-Nussecken, Griesson	587	13	43	■	11
30	Knusper Hörnchen, Brandt	412	3	10	■	14
30	Knusper Kugeln 70% Kakao, Brandt	520	11	36	■	7
30	Knusper Kugeln Vollmilch, Brandt	485	7	24	■	7
60	Krapfen (Berliner)	389	8	13	■	8
50	Linzer Schnitten, Griesson	418	9	18	■	6
50	Löffelbiskuit aus Biskuitmasse	414	4	8	■	12
50	Marmorkekse Dinkel, Alnatura	464	11	22	■	8
70	Marzipan-Plundergebäck	376	15	21	■	7
35	Messino Edelherb, Bahlsen	400	5	14	■	4
35	Messino Vollmilch, Bahlsen	399	5	13	■	4
50	Mikado Milchschoko, DeBeukelaer	490	10	20	■	8
50	Mikado Zartherb, DeBeukelaer	478	9	18	■	7
50	Mini Amerikaner, Coppenrath & Wiese	398	9	17	■	5
50	Mini Berliner, Coppenrath & Wiese	401	11	22	■	5

PG = Portionsgröße / Packungsinhalt
kcal/100 = Kalorien in 100 g oder 100 ml
FP/PG = Fettpunkte pro Portion
FP/100 = Fettgehalt pro 100 g oder 100 ml
Z = Zuckerwürfel
P/100 = Protein pro 100 g oder 100 ml

Getreideprodukte

PG	Kleingebäck	kcal/100	FP/PG	FP/100	Z	P/100
30	Mini Vollkornzwieback Schoko zartbitter, Brandt	443	7	22	■	9
30	Mini Zwieback Buttermilch Kirsche, Brandt	475	6	20	■	8
30	Mini Zwieback Buttermilch Zitrone, Brandt	480	6	20	■	8
30	Mini Zwieback Kokos, Brandt	438	4	14	■	7
30	Mini Zwieback Schoko Vollmilch, Brandt	470	6	20	■	10
50	Mohnhörnchen aus Hefeteig fettarm	332	6	12	■	8
37	Mohnwickel, Dr. Oetker	287	4	11	■	8
60	Muffins (englischer Teekuchen)	217	2	3	■	7
100	Muffins Blueberry aus Fertigteig	281	22	22	■	5
100	Muffins Chocolat aus Fertigteig	420	26	26	■	6
50	Mürbeteigplätzchen gefüllt	395	9	18	■	9
50	Müslikeks aus Vollkornteig	441	12	24	■	8
50	Nussecken	540	18	36	■	7
50	Nusshörnchen aus Hefeteig	390	11	23	■	7
31	Ohne Gleichen Edelherb, Bahlsen	555	12	37	■	7
31	Ohne Gleichen Vollmilch, Bahlsen	555	11	37	■	8
50	Orangenkekse, zartbitter, Alnatura	538	16	32	■	8
50	Orangenplätzchen aus Biskuitmasse	378	2	3	■	6
20	Printen	465	4	21	■	8
24	Prinzen Rolle 30% weniger Zucker, DeBeukelaer	405	5	20	■	7
24	Prinzen Rolle Choco Duo, DeBeukelaer	485	6	24	■	7
24	Prinzen Rolle Kakao, DeBeukelaer	491	5	21	■	6
24	Prinzen Rolle Mehrkorn, DeBeukelaer	484	5	22	■	6
100	Prinzen Taler	492	24	24	■	6
100	Rehrücken, Biskuit	427	24	24	■	7
50	Schnecken aus Hefeteig	335	4	8	■	6
33	Schoko Waffel - Vollmilch, Griesson	569	12	37	■	8
30	Schoko Waffelröllchen, Alnatura	467	7	22	■	6
50	Schokokekse, Alnatura	501	14	28	■	8
25	Schoko-Maiswaffel, zartbitter, Alnatura	478	6	22	■	6

PG = Portionsgröße / Packungsinhalt
kcal/100 = Kalorien in 100 g oder 100 ml
FP/PG = Fettpunkte pro Portion
FP/100 = Fettgehalt pro 100 g oder 100 ml
Z = Zuckerwürfel
P/100 = Protein pro 100 g oder 100 ml

Getreideprodukte

PG	Kleingebäck	kcal /100	FP/ PG	FP/ 100	Z	P/ 100
46	Schokomuffin, Dr. Oetker	462	13	29	■	5
50	Schoko-Orangenkekse, Alnatura	492	12	24	■	7
25	Schoko-Reiswaffel Cocos, Alnatura	510	7	27	■	8
50	Soft Cake verschied. Sorten, Griesson	382	5	10	■	3
30	Süße Lust, Bahlsen	519	9	30	■	7
50	Vollkornkeks	471	12	24	■	11
36	Waffeletten Vollmilch, Bahlsen	520	11	29	■	6
50	Waffeln	554	20	41	■	6
100	Windbeutel	171	28	28	■	8
1 St.	Yes Cacao	492	10	30	■	5
1 St.	Yes Caramel	487	9	28	■	5
57	Zitronenmuffin, Dr. Oetker	416	12	21	■	5
30	Zitronenstängli Sélection, Alnatura	477	6	20	■	9

PG = Portionsgröße / Packungsinhalt
kcal/100 = Kalorien in 100 g oder 100 ml
FP/PG = Fettpunkte pro Portion
FP/100 = Fettgehalt pro 100 g oder 100 ml
Z = Zuckerwürfel
P/100 = Protein pro 100 g oder 100 ml

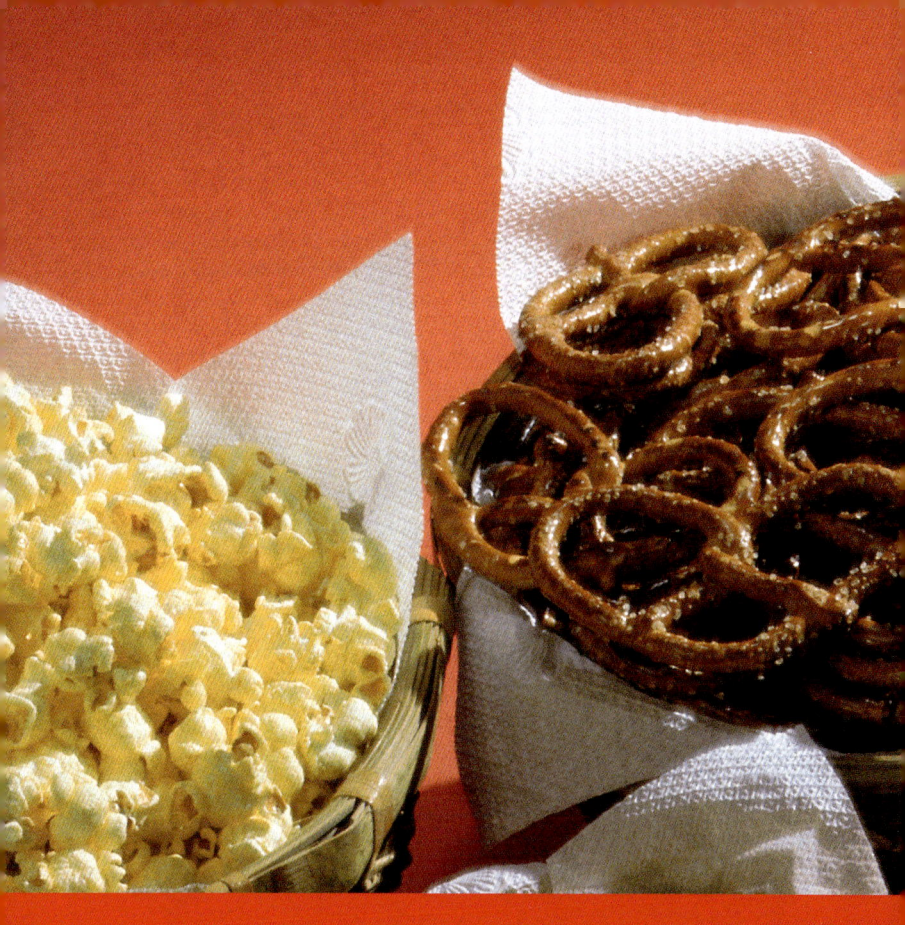

Süßes und Knabbereien

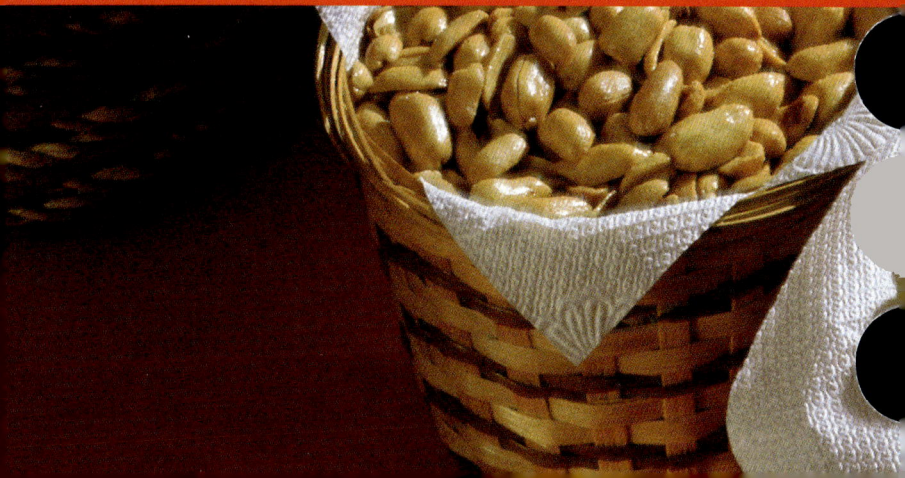

Süßes, Knabbereien

Desserts

Götterspeisen, Tiramisu, Panna Cotta, Eis sind alles beliebte Dessertvarianten, die in der europäischen Küche üblicherweise nach der Hauptmahlzeit gereicht werden. In unseren Nachbarländern, wie Frankreich oder Spanien werden auch mal gern herzhafte Nachspeisen wie zum Beispiel eine Käseplatte serviert. Nicht immer muss man aber aus figurtechnischen Gründen auf ein Dessert verzichten. Ein leckerer Obstsalat oder zum Beispiel ein Zitronensorbet sind kalorienbewusste Dessertvarianten! Auch mal ein Stück Käse wäre eine gute Alternative – bekanntlich schließt Käse den Magen.

PG	Desserts / Süßspeisen	kcal /100	FP/ PG	FP/ 100	Z	P/ 100
250	Apfelkompott	63	-	-	■	-
85	Apfelpfannkuchen, Apetito	147	3	3	■	5
120	Apfel-Püfferchen, Dr. Oetker	205	6	5	■	6
250	Apfelstrudel	165	24	9	■	2
250	Aprikosenknödel	164	14	6	■	8
105	Aranca Aprikose-Maracuja, Dr. Oekter	96	1	1	■	3
105	Aranca Mandarine, Dr. Oetker	86	1	1	■	3
105	Aranca Zitrone, Dr. Oetker	86	1	1	■	3
150	Armer Ritter	256	12	8	■	6
200	Bayerische Creme	215	32	16	■	4
290	Bio Grießbrei, Dr. Oetker	93	4	2	■	4
310	Bio Milchreis, Dr. Oetker	114	4	1	■	4
85	Blaubeer-Pfannkuchen, Apetito TK	487	3	3	■	5
90	Buchteln aus Hefeteig	349	13	14	■	6
80	Creme Stracciatella, Dr. Oetker	134	2	3	■	4
80	Creme Tiramisu, Dr. Oetker	134	3	4	■	4
150	Germknödel	255	21	14	■	5
170	Germknödel mit Soße, Iglo	276	7	4	■	7
150	Götterspeise Himbeere, Dr. Oetker	72	-	-	■	1
150	Götterspeise Waldmeister, Dr. Oetker	71	-	-	■	1
150	Götterspeise Zitrone, Dr. Oetker	71	-	-	■	1
200	Grießbrei	107	8	4	■	4

PG = Portionsgröße / Packungsinhalt
kcal/100 = Kalorien in 100 g oder 100 ml
FP/PG = Fettpunkte pro Portion
FP/100 = Fettgehalt pro 100 g oder 100 ml
Z = Zuckerwürfel
P/100 = Protein pro 100 g oder 100 ml

Süßes, Knabbereien

PG	Desserts / Süßspeisen	kcal /100	FP/ PG	FP/ 100	Z	P/ 100
200	Grießbrei klassische Art, Mondamin	95	3	2	🟥	4
210	Grießbrei Schokolade, Mondamin	120	7	3	🟥	5
200	Grießbrei Vanille, Mondamin	95	6	5	🟥	6
200	Hafergenuss mit Bourbon-Vanille, Dr. Oetker	110	4	2	🟨	4
250	Kaiserschmarrn	190	24	10	🟥	7
135	Kaiserschmarrn österreichische Art, Mondamin	395	11	6	🟥	7
135	Kaiserschmarrn, Dr. Oetker	199	8	6	🟥	6
150	Kaltschale Ananas Maracuja, Dr. Oekter	60	-	-	🟥	-
150	Kaltschale Erdbeere, Dr. Oetker	66	-	-	🟥	-
150	Kaltschale Himbeer-Johannisbeer, Dr. Oekter	62	-	-	🟥	-
200	Karamellcreme	108	6	3	🟥	5
85	Kirsch Pfannkuchen, Apetito TK	386	3	3	🟥	4
150	Kirschstrudel	217	11	7	🟥	3
80	Marillenknödel	171	4	5	🟥	8
70	Marillenknödel, Iglo	207	4	5	🟥	6
250	Milchnudeln	128	13	5	🟨	4
115	Milchnudeln Vanille, Dr. Oetker	108	4	3	🟥	4
200	Milchreis Apfel Zimt, Dr. Oetker	109	2	1	🟨	3
250	Milchreis Karamell, Mondamin	110	3	2	🟥	4
200	Milchreis klassische Art, Mondamin	110	9	5	🟨	6
250	Milchreis mit Zucker und Zimt	130	6	2	🟥	4
208	Milchreis Vanille, Dr. Oetker	110	3	1	🟨	4
250	Milchreis Zimt, Mondamin	110	3	1	🟨	4
80	Mousse à la Vanille, Dr. Oetker	123	2	3	🟥	5
85	Mousse au Chocolat feinherb, Dr. Oetker	131	3	4	🟥	6
85	Mousse au Chocolat, Dr. Oetker	142	4	4	🟥	5
60	Mousse au Chocolat, Müller	176	5	8	🟥	5
85	Mousse Zitrone, Dr. Oetker	148	2	3	🟥	4
150	Obstsalat, ungezuckert	52	-	-	🟩	-
150	Panna Cotta	190	17	11	🟥	4
90	Paradiescreme Nougat mit Nougatsplits, Dr.Oetker	119	3	4	🟥	4

PG = Portionsgröße / Packungsinhalt
kcal/100 = Kalorien in 100 g oder 100 ml
FP/PG = Fettpunkte pro Portion
FP/100 = Fettgehalt pro 100 g oder 100 ml
Z = Zuckerwürfel
P/100 = Protein pro 100 g oder 100 ml

Süßes, Knabbereien

PG	Desserts / Süßspeisen	kcal/100	FP/PG	FP/100	Z	P/100
90	Paradiescreme Pfirsich, Dr. Oetker	120	3	3	■	3
90	Paradiescreme Zitrone, Dr. Oetker	122	3	3	■	3
190	Pfannkuchen, Dr. Oetker	172	8	4	■	6
130	Quarkfein Erdbeere, Dr. Oekter	97	1	1	■	8
200	Reispudding	393	10	5	■	4
150	Rohrnudeln	286	13	9	■	7
150	Rote Grüze Himbeer mit Sago, Dr. Oetker	71	-	-	■	-
100	Rotweincreme, Dr. Oetker	212	10	10	■	2
117	Schokino-Püfferchen, Dr. Oetker	224	7	6	■	6
165	Tiramisu	291	35	21	■	9
200	Topfenpalatschinken	175	11	5	■	6
200	Zwetschgenknödel	123	10	5	■	6
70	Zwetschgenknödel, Iglo	213	4	5	■	6

Schleckereien

Die früher strikte Einteilung der Mahlzeiten in Frühstück, Mittag- und Abendessen gab wenig Platz für Neuerungen auf dem Lebensmittelmarkt. Erst die „Erfindung" der Zwischenmahlzeit, der kleinen Pause, der Stärkung zwischendurch ließ neue Absatzmärkte entstehen. Von geschickten Marketingstrategen entwickelt, gaukelt uns die Werbung tagtäglich vor, dass wir ohne eine kleine Zufuhr von diversen Schleckereien den anstrengenden Tag nicht überstehen. Bei vielen Übergewichtigen würde alleine der Verzicht auf die fett- und zuckerhaltigen Pausensnacks völlig ausreichen, um wieder normale Körperformen zu erlangen.

Einkaufstipp für Nascherein

Wollen Sie erfolgreich und dauerhaft abnehmen, dann lassen Sie die süßen Nascherein dort, wo sie jetzt auch sind, in den Regalen der Supermärkte, in den Verkaufsständen an den Tankstellen oder in den Griffmulden an den Kassen. Und wenn Sie glauben, ohne diese süß-fetten Kalorienbomben nicht überleben zu können, dann legen Sie sich zuhause eine „Schatzkiste" mit einem kleinen Wochenvorrat an - nachfüllen unter der Woche verboten. Sie werden das Verlangen bald deutlich reduzieren können.

PG = Portionsgröße / Packungsinhalt
kcal/100 = Kalorien in 100 g oder 100 ml
FP/PG = Fettpunkte pro Portion
FP/100 = Fettgehalt pro 100 g oder 100 ml
Z = Zuckerwürfel
P/100 = Protein pro 100 g oder 100 ml

Süßes, Knabbereien

PG	Schleckereien	kcal /100	FP/ PG	FP/ 100	Z	P/ 100
1 St.	After Eight	416	1	13	■	2
1 St.	After Eight, Dark	436	1	19	■	5
1 St.	After Eight, Lemon	428	1	17	■	5
1 St.	After Eight, Munchies	433	10	16	■	4
25	Alpen Milchcrème Schokolade, Milka	575	10	39	■	5
25	Alpenmilchschokolade, Milka	530	8	30	■	7
25	Amavel 50% Cacao Kaffee Arabica, Milka	555	10	41	■	8
25	Amavel 50% Cacao Mandel Krokant, Milka	560	10	41	■	8
25	Amavel 50% Cacao Waldbeere, Milka	535	9	36	■	7
25	Amavel 50% Cacao, Milka	565	10	41	■	8
25	Amavel Duo Cacao auf Haselnuss, Milka	520	8	31	■	6
25	Amavel Duo Himbeer auf Joghurt, Milka	530	8	31	■	6
25	Amavel Duo Holunderbeere auf Mandel, Milka	535	6	8	■	32
25	Amavel Duo Vanille auf Pistazie, Milka	515	7	30	■	6
25	Amavel Mousse à l`Orange, Milka	565	10	40	■	7
25	Amavel Mousse à la Birne-Mandel, Milka	555	9	35	■	7
25	Amavel Mousse á la Crème Caramel, Milka	555	9	35	■	7
25	Amavel Mousse au Cappuccino, Milka	550	9	35	■	7
25	Amavel Mousse au Chocolat-Kirsche, Milka	565	10	40	■	7
25	Amavel Mousse au Praliné, Milka	565	9	38	■	7
25	Amicelli	513	7	27	■	6
1 St.	Any Time	440	<1	12	■	2
37	Balisto Schoko-Joghurt-Beeren Mix	506	10	27	■	7
37	Balisto Schoko-Korn Mix	499	10	26	■	7
37	Balisto Schoko-Müsli Mix	508	10	28	■	7
25	Bio Schokolade Macadamia, Ritter Sport	575	10	40	■	8
25	Bio Schokolade Mandelsplitter, Ritter Sport	576	10	41	■	11
25	Bio Schokolade Trauben-Cashew, Ritter Sport	542	9	34	■	9
1 St.	Biskuit	399	1	27	■	-
20	Bitterschokolade	394	4	18	■	11
57	Bounty	469	14	25	■	2

PG = Portionsgröße / Packungsinhalt
kcal/100 = Kalorien in 100 g oder 100 ml
FP/PG = Fettpunkte pro Portion
FP/100 = Fettgehalt pro 100 g oder 100 ml
Z = Zuckerwürfel
P/100 = Protein pro 100 g oder 100 ml

Süßes, Knabbereien

PG	Schleckereien	kcal /100	FP/ PG	FP/ 100	Z	P/ 100
57	Bounty, zartherb	488	15	28	■	3
22	Café au lait Riegel, Alnatura	572	9	39	■	7
25	Café Biscuit Schokolade, Alnatura	582	10	41	■	7
25	Cappuccino Schokolade, Alnatura	577	10	41	■	5
30	Caramac	563	11	36	■	6
25	Caramel Schokolade, Milka	545	8	33	■	5
70	Celebrations	496	18	25	■	6
20	Choco Crossies	505	5	27	■	7
20	Choco Crossies Pop Choc	505	5	28	■	7
20	Choco Crossies, feinherb	487	5	28	■	7
20	Chocolait Chips Brown, Nestlé	499	5	25	■	6
1 St.	Chocolat Pavot, Storck	525	3	34	■	4
40	Cocosriegel Vollmilch, Alnatura	526	15	38	■	5
40	Cocosriegel Zartbitter, Alnatura	522	15	39	■	5
25	Cranberry Schokolade, Alnatura	573	10	38	■	9
36	Delight by Mars	548	12	33	■	5
25	Diät Alpenmilch Schokolade, Milka	500	8	31	■	7
25	Diät Halbbitter Schokolade, Ritter Sport	417	7	31	■	7
25	Diät Joghurt Schokolade, Ritter Sport	490	9	37	■	9
25	Diät Nougat Schokolade, Ritter Sport	464	9	34	■	9
25	Diät Schokolade Haselnuss, Milka	515	9	34	■	8
25	Diät Schokolade Noisette, Milka	515	8	34	■	8
25	Diät Schokolade Zartherb, Milka	515	9	36	■	9
25	Diät Vollmilchschokolade, Ritter Sport	445	7	31	■	9
28	Dickmann`s	373	3	11	■	3
25	Die Schwarze, Nestlé	529	10	39	■	8
25	Die Weisse, Nestlé	556	8	33	■	8
25	Dunkle Vollmilchschokolade, Ritter Sport	565	9	38	■	8
1 St.	Duplo	539	6	24	■	4
25	Edelbitter Schokolade, Ritter Sport	560	12	47	■	7
25	Erdbeer-Joghurt Schokolade, Milka	560	9	36	■	5

PG = Portionsgröße / Packungsinhalt
kcal/100 = Kalorien in 100 g oder 100 ml
FP/PG = Fettpunkte pro Portion
FP/100 = Fettgehalt pro 100 g oder 100 ml
Z = Zuckerwürfel
P/100 = Protein pro 100 g oder 100 ml

Süßes, Knabbereien

PG	Schleckereien	kcal/100	FP/PG	FP/100	Z	P/100
30	Espressobohnen Zartbitter, Alnatura	497	12	41	■	8
25	Feine Bitter-Orange-Schokolade, Alnatura	543	11	45	■	7
1 St.	Ferrero Garden Mandel	510	4	38	■	11
1 St.	Ferrero Garden Pistazie	500	4	50	■	11
1 St.	Ferrero Küsschen	607	4	44	■	9
25	Ganze Nuss Schokolade, Milka	555	9	36	■	8
1 St.	Giotto	604	2	50	■	13
1 St.	Hanuta	529	7	35	■	5
100	Haushaltsschokolade	477	23	23	■	4
25	Joghurt Schokolade, Milka	565	9	36	■	5
100	Kandierte Erdnüsse	480	38	38	■	20
100	Kandierte Mandeln	590	44	44	■	15
1 St.	Kinder Bueno	570	8	36	■	9
1 St.	Kinder Country	553	8	33	■	13
1 St.	Kinder Happy Hippo	564	8	38	■	9
1 St.	Kinder Maxi King	531	13	37	■	9
1 St.	Kinder Pingui	442	9	30	■	7
1 St.	Kinder Riegel	558	6	29	■	10
1 St.	Kinder Schoko Bons	555	2	33	■	8
1 St.	Kinder-Schokolade	556	4	30	■	8
45	KitKat	505	13	28	■	6
1 St.	KitKat Cappuccino	509	12	26	■	7
51	KitKat Chunky	508	13	26	■	7
50	KitKat Chunky Caramel	543	16	32	■	6
35	KitKat Chunky Duo Milk	531	10	30	■	5
50	KitKat Chunky Peanut Butter	537	15	32	■	8
50	KitKat Chunky White	530	15	30	■	8
45	KitKat Fine Dark	518	13	29	■	6
31	KitKat Senses	531	10	31	■	8
1 St.	Knoppers	523	8	32	■	8
25	Knusperflakes Schokolade, Ritter Sport	525	7	29	■	6

PG = Portionsgröße / Packungsinhalt
kcal/100 = Kalorien in 100 g oder 100 ml
FP/PG = Fettpunkte pro Portion
FP/100 = Fettgehalt pro 100 g oder 100 ml
Z = Zuckerwürfel
P/100 = Protein pro 100 g oder 100 ml

Süßes, Knabbereien

PG	Schleckereien	kcal/100	FP/PG	FP/100	Z	P/100
25	Knusper-Zimt Schokolade, Alnatura	538	9	34	■	7
25	Kuhflecken Schokolade, Milka	530	7	30	■	6
100	Lakritzschnecken	375	<1	<1	■	4
42	Lion	489	10	23	■	5
20	Lion Pop Choc	517	6	28	■	6
45	Lion White	465	9	22	■	7
25	Luflée Schokolade, Milka	535	8	31	■	7
51	Mars	448	9	18	■	4
49	Mars Mandel	501	13	26	■	6
50	Marshmallow	333	-	-	■	2
75	Marzipan	459	14	18	■	6
25	Marzipan-Crème Schokolade, Milka	510	8	32	■	6
15	Marzipanrohmasse	512	5	35	■	12
1 St.	Merci Extra Dunkel, Storck	554	3	43	■	8
1 St.	Merci Krokant, Storck	546	3	33	■	6
1 St.	Merci Petits Cacao Intense, Storck	550	3	43	■	8
1 St.	Merci Petits Edel Marzipan, Storck	497	2	28	■	6
1 St.	Merci Petits Kaffee Sahne, Storck	554	2	35	■	8
1 St.	Merci Petits Mandel Sahne, Storck	584	3	43	■	9
30	Milchsandwich, Corny	435	6	19	■	6
28	Milchschnitte	417	7	27	■	9
28	Milchschokolade Riegel, Alnatura	600	9	43	■	8
25	Milka & Daim Schokolade, Milka	530	8	30	■	6
22	MilkyWay	448	4	16	■	4
25	MilkyWay Crispy Rolls	511	6	25	■	7
25	M-Joy Alpine Milk, Milka	530	7	30	■	7
25	M-Joy Crispy Cereal, Milka	510	7	27	■	7
25	M-Joy Peanuts & Flakes, Milka	535	8	32	■	10
25	M-Joy Whole Hazelnuts, Milka	555	9	36	■	8
30	Molke Riegel Beere, Alnatura	417	5	17	■	6
30	Molke Riegel Vanille, Alnatura	432	5	18	■	6

PG = Portionsgröße / Packungsinhalt
kcal/100 = Kalorien in 100 g oder 100 ml
FP/PG = Fettpunkte pro Portion
FP/100 = Fettgehalt pro 100 g oder 100 ml
Z = Zuckerwürfel
P/100 = Protein pro 100 g oder 100 ml

Süßes, Knabbereien

PG	Schleckereien	kcal/100	FP/PG	FP/100	Z	P/100
1 St.	Mon Cheri	404	2	40	■	2
25	Napolitains, Ovomaltine	522	7	29	■	8
25	Neapolitaner Waffel, Ritter Sport	550	9	36	■	8
1 St.	Nesquik Snack	414	5	19	■	7
25	Noisette Schokolade, Milka	545	8	30	■	8
50	Nougat	474	11	22	■	5
22	Nougatstängli, Alnatura	574	9	40	■	8
75	Nussini	555	11	14	■	2
37	Nussini Cocos, Milka	545	11	33	■	4
37	Nussini Haselnuss, Milka	555	13	35	■	7
42	Nuts	485	10	25	■	5
25	Olympia Schokolade, Ritter Sport	558	9	37	■	8
20	Ovo choc crunchy Riegel, Ovomaltine	444	3	15	■	11
20	Ovo choc Riegel, Ovomaltine	435	3	15	■	11
15	Ovo Sport Riegel, Ovomaltine	372	<1	3	■	12
100	Persipan	457	13	13	■	7
100	Persipan Rohmasse	535	33	33	■	16
25	Pfefferminz Schokolade, Alnatura	444	6	24	■	5
40	Popcorn, süß	382	2	5	■	12
12	Pralinen gefüllt mit Sonstigem	502	4	35	■	10
100	Puffreis, natur	390	2	2	■	8
1 St.	Raffaello, Ferrero	620	5	50	■	5
1 St.	Rocher	576	5	38	■	7
1 St.	Rolo	473	1	20	■	3
20	Rumkugeln	403	2	10	■	2
25	Sahne-Creme Schokolade, Milka	605	11	45	■	5
50	Schaumware weiße Mäuse	346	-	-	■	-
40	Schoko-Dinkel Kugeln zartbitter, Alnatura	474	12	30	■	8
40	Schoko-Dinkel Kugeln, Alnatura	495	11	28	■	7
25	Schokolade 70% Kakao o. Füllung	543	10	41	■	9
25	Schokolade 85% Kakao o. Füllung	540	12	46	■	11

PG = Portionsgröße / Packungsinhalt
kcal/100 = Kalorien in 100 g oder 100 ml
FP/PG = Fettpunkte pro Portion
FP/100 = Fettgehalt pro 100 g oder 100 ml
Z = Zuckerwürfel
P/100 = Protein pro 100 g oder 100 ml

Süßes, Knabbereien

PG	Schleckereien	kcal/100	FP/PG	FP/100	Z	P/100
25	Schokolade 99% Kakao o. Füllung	530	13	50	🟨	13
25	Schokolade gefüllt mit Nüssen	387	3	13	🟥	3
25	Schokolade, Ovomaltine	513	7	27	🟥	9
20	Smarties	500	4	18	🟥	4
20	Smarties Fruity	375	-	-	🟥	3
1 St.	Smarties Rasselbande	518	3	30	🟥	7
37	Snack Cocos, Nestlé	558	13	34	🟥	7
38	Snack Dark, Nestlé	541	12	32	🟥	5
40	Snack Peanut, Nestlé	512	11	27	🟥	10
57	Snickers	505	15	27	🟥	10
40	Snickers Cruncher	516	11	28	🟥	10
25	Trauben-Nuss Schokolade, Milka	490	7	26	🟥	6
1 St.	Trüffelpraline	519	4	32	🟥	4
25	Trüffelpralinen Sélection Schokolade, Alnatura	535	9	37	🟥	7
48	Twix	492	12	24	🟥	5
25	Vollmilchschokolade	520	8	32	🟥	9
25	Weiße Schokolade	542	8	30	🟥	5
25	Weiße Schokolade, Milka	540	8	30	🟥	5
1 St.	Yogurette Erdbeer	567	4	31	🟥	5
1 St.	Yogurette Kirsch	565	6	35	🟥	5
25	Zartbitter Schokolade, Milka	545	9	36	🟥	8
25	Zartbitterschokolade	496	8	33	🟥	7

Weihnachten

Weihnachten, vielmehr die Vorweihnachtszeit ist wohl die schönste Zeit des Jahres. Überall riecht es nach Glühwein, gebrannten Mandeln, Plätzchen, Weihnachtsschokolade und überall lauern die Gefahren. Wahrlich haben all diese Weihnachtsleckereien viele Kalorien und Fett. Trotzdem gehören sie zu der Vorweihnachtszeit und man kann einfach schlecht darauf verzichten! Das müssen Sie gar nicht, jedoch die Menge macht´s!

Gehen Sie mit diesen Süßigkeiten sparsam um und bedenken Sie immer, diese weihnachtlichen Köstlichkeiten sind wahre Figurkiller und echte Kalorienbomben!

PG = Portionsgröße / Packungsinhalt
kcal/100 = Kalorien in 100 g oder 100 ml
FP/PG = Fettpunkte pro Portion
FP/100 = Fettgehalt pro 100 g oder 100 ml
Z = Zuckerwürfel
P/100 = Protein pro 100 g oder 100 ml

Süßes, Knabbereien

PG	Weihnachten	kcal/100	FP/PG	FP/100	Z	P/100
1 St.	After Eight Weihnachtskugel	569	4	41	■	5
38	Akora Edelherb Herzen, Bahlsen	376	4	12	■	6
38	Akora Vollmilch Herzen, Bahlsen	375	4	11	■	6
35	Amato, Bahlsen	455	8	22	■	10
40	Bratapfelstollen, Bahlsen	374	8	21	■	5
40	Butter Spekulatius, Bahlsen	471	6	19	■	6
100	Butterstollen	391	22	22	■	6
40	Butterstollen, Bahlsen	387	9	22	■	5
29	Contessa Lebkuchen, Bahlsen	401	4	13	■	7
29	Contessa Schokoladenlebkuchen, Bahlsen	407	4	14	■	6
38	Dominissiono, Bahlsen	500	9	25	■	6
40	Edel Marzipan Stollen, Bahlsen	384	10	24	■	7
100	Elisenlebkuchen	412	20	20	■	9
25	Exklusiv Kugeln Edel-Marzipan Zartherb, Milka	465	5	25	■	7
25	Exklusiv Kugeln Krokant Praliné, Milka	560	9	37	■	5
25	Exklusiv Kugeln Mousse au Chocolat, Milka	525	9	36	■	6
25	Exklusiv Kugeln Nougat Praliné, Milka	525	9	36	■	6
25	Exklusiv Kugeln Weihnachts Praliné, Milka	540	9	34	■	5
50	Festliche Weihnachts Mandeln, Milka	550	20	39	■	13
50	Festliche Weihnachts Nüsse, Milka	557	22	43	■	9
45	Früchtebrot	350	5	12	■	7
29	Fürstenschnitte, Bahlsen	426	5	18	■	7
30	Gewürz Spekulatius, Bahlsen	453	5	16	■	7
25	Grandessa, Bahlsen	389	3	11	■	6
25	Jupiter Vollmilch, Bahlsen	389	3	11	■	6
25	Knusperkugel Blätterkrokant, Milka	595	6	23	■	6
25	Knusperkugel Cappuccino, Milka	500	6	24	■	6
25	Knusperkugel Espresso, Milka	495	5	24	■	6
25	Knusperkugel Knister, Milka	535	8	30	■	6
25	Knusperkugel Marzipan, Milka	460	5	25	■	7
48	Kokosmakronen	439	13	26	■	5

PG = Portionsgröße / Packungsinhalt
kcal/100 = Kalorien in 100 g oder 100 ml
FP/PG = Fettpunkte pro Portion
FP/100 = Fettgehalt pro 100 g oder 100 ml
Z = Zuckerwürfel
P/100 = Protein pro 100 g oder 100 ml

PG	Weihnachten	kcal/100	FP/PG	FP/100	Z	P/100
35	Lebkuchen Männer, Bahlsen	383	3	8	■	6
34	Lebkuchen-Brezeln, Bahlsen	383	4	11	■	6
30	Mandelspekulatius, Bahlsen	474	6	21	■	7
40	Mohn Stollen, Bahlsen	395	11	26	■	7
40	Nürnberger Lebkuchen	399	6	14	■	6
24	Pfeffernüsse	396	1	5	■	7
25	Plätzchen aus Baisermasse	381	<1	1	■	9
50	Plätzchen aus Biskuitmasse	414	4	8	■	12
50	Plätzchen aus Brandmasse	463	14	27	■	17
50	Plätzchen aus Hefeteig, fettarm	307	4	8	■	7
50	Plätzchen aus Mürbteig	489	13	26	■	8
70	Plätzchen aus Plunderteig	376	15	21	■	7
50	Plätzchen aus Rührmasse	315	4	8	■	5
70	Quarkstollen	366	12	16	■	7
40	Rum Stollen, Bahlsen	353	8	19	■	5
50	Spekulatius	489	13	26	■	8
50	Spitzbuben	568	20	39	■	7
50	Springerle	336	1	3	■	7
50	Spritzgebäck	531	16	32	■	6
30	Tannenbäumchen Schoko, Milka	475	8	26	■	7
50	Vanillekipferl	491	16	31	■	7
1 St.	Vanillekipferl, Dr. Oetker	504	5	27	■	5
40	Walnuss Stollen, Bahlsen	410	8	28	■	7
50	Weihnachts Taler, Milka	555	19	38	■	5
25	Weihnachtsstube, Milka	530	8	30	■	7
25	Winterschokolade Eierlikör Trüffel, Ritter Sport	524	8	32	■	7
25	Winterschokolade Jamaika Rum Trüffel, Ritter Sport	512	8	31	■	6
25	Winterschokolade Spekulatius, Ritter Sport	551	12	47	■	6
30	Zarte Weihnachtssterne, Milka	535	10	33	■	7
100	Zimtsterne	424	27	27	■	11
34	Zimtsterne, Bahlsen	487	9	26	■	8

PG = Portionsgröße / Packungsinhalt
kcal/100 = Kalorien in 100 g oder 100 ml
FP/PG = Fettpunkte pro Portion
FP/100 = Fettgehalt pro 100 g oder 100 ml
Z = Zuckerwürfel
P/100 = Protein pro 100 g oder 100 ml

Bonbons

Österreicher bringen Tatsachen auf den Punkt. Sie bezeichnen Bonbons ehrlicher Weise gleich als „Zuckerl", denn durch Einkochen von Zuckerlösung zusammen mit Farbstoffen, Aromen oder Sirupen entstehen Bonbons. Es bestehen kaum Unterschiede in den Nährwerten, ob Sie 1 oder 2 Stück Würfelzucker oder ein Bonbon lutschen.

Enthalten Bonbons „Zuckeraustauschstoffe" können Sie als zahn- aber nicht als figurfreundlich bezeichnet werden, denn der Kaloriengehalt ist sehr ähnlich den der echten Bonbons.

PG	Bonbons	kcal /100	FP/ PG	FP/ 100	Z	P/ 100
1 St.	Atemgold, Storck	388	-	-	■	-
1 St.	Atemgold zuckerfrei, Storck	235	-	-	■ (gelb)	-
1 St.	Bonbon Blutorange, Alnatura	384	-	-	■	-
1 St.	Bonbon Zitrone, Alnatura	384	-	-	■	-
1 St.	Bonbons, Hartkaramellen	391	-	-	■	-
1 St.	Bonbons, Weichkaramellen	449	1	17	■	2
1 St.	California Früchte, Storck	368	-	-	■	-
20	Candy Weichbären, Haribo	340	-	-	■	4
20	Chamallows Schlümpfe, Haribo	347	<1	<1	■	4
20	Chamallows Soft-Kiss, Haribo	434	3	15	■	4
20	Chamallows Speckies, Haribo	344	<1	<1	■	4
1 St.	Durchbeißer Karamell, Storck	403	1	9	■	2
1 St.	Euka Menthol, Storck	387	-	-	■	-
20	Euro Lakritz, Katjes	342	<1	<1	■	1
20	Frucht Flip, Haribo	340	-	-	■	4
20	Frucht Katzen, Katjes	329	<1	<1	■	9
20	Fruity-Bussi, Haribo	336	-	-	■	5
20	Gelee-Früchte, Katjes	337	<1	<1	■	1
50	Gummibärchen	330	-	-	■	1
20	Jogger Gums, Katjes	333	<1	<1	■	6
20	Jogi Bussi, Haribo	325	-	-	■	5
20	Katzen Pfoten, Katjes	341	<1	<1	■	3

PG = Portionsgröße / Packungsinhalt
kcal/100 = Kalorien in 100 g oder 100 ml
FP/PG = Fettpunkte pro Portion
FP/100 = Fettgehalt pro 100 g oder 100 ml
Z = Zuckerwürfel
P/100 = Protein pro 100 g oder 100 ml

Süßes, Knabbereien

PG	Bonbons	kcal/100	FP/PG	FP/100	Z	P/100
20	Kiss Cola, Harbio	337	-	-	■	-
20	Lakritz Batzen, Katjes	329	<1	<1	■	6
20	Liebesherzen, Haribo	327	-	-	■	5
1 St.	Mamba Cola, Storck	338	<1	5	■	-
1 St.	Mint Chocs, Storck	414	<1	6	■	2
1 St.	Nimm2 Lachgummi Frucht & Joghurt, Storck	332	<1	<1	■	7
1 St.	Nimm2 Lachgummi Joghurt, Storck	333	<1	<1	■	6
1 St.	Nimm2 Lachgummi sauer, Storck	325	<1	<1	■	4
1 St.	Nimm2 Lachgummi, Storck	332	<1	<1	■	7
1 St.	Nimm2 soft, Storck	375	<1	3	■	-
20	Pfirsiche, Haribo	351	-	-	■	4
1 St.	Rachengold, Storck	382	-	-	■	-
1 St.	Ricola Blackcurrant	237	-	-	■	-
1 St.	Ricola Cherry Mint	237	-	-	■	-
1 St.	Ricola Holunderblüte	237	-	-	■	-
1 St.	Ricola Holunderblüte ohne Zucker	237	-	-	■	-
1 St.	Ricola Kirsche-Honig	395	-	-	■	-
1 St.	Ricola Kräuter Original	237	-	-	■	-
1 St.	Ricola Salbei	237	-	-	■	-
1 St.	Ricola Salbei ohne Zucker	237	-	-	■	-
1 St.	Ricola Zitronenmelisse ohne Zucker	237	-	-	■	-
1 St.	Riesen, Storck	442	2	18	■	4
20	Riesenschlangen, Haribo	327	-	-	■	5
1 St.	Sahnekaramellen	355	<1	4	■	-
20	Sauerkirschen, Haribo	346	-	-	■	5
20	Saure Apfelringe, Haribo	347	-	-	■	4
20	Saure Gurken, Haribo	337	-	-	■	-
20	Saure Heringe, Katjes	325	<1	<1	■	5
20	Saure Johannisbeeren, Katjes	349	<1	<1	■	5
20	Saure Pommes, Haribo	345	-	-	■	4

PG = Portionsgröße / Packungsinhalt
kcal/100 = Kalorien in 100 g oder 100 ml
FP/PG = Fettpunkte pro Portion
FP/100 = Fettgehalt pro 100 g oder 100 ml
Z = Zuckerwürfel
P/100 = Protein pro 100 g oder 100 ml

Süßes, Knabbereien

PG	Bonbons	kcal/100	FP/PG	FP/100	Z	P/100
20	Schaumzucker Banane, Haribo	362	-	-	■	3
20	Schaumzucker Katz und Maus, Haribo	346	-	-	■	6
20	Schaumzucker Primavera Erdbeeren, Haribo	346	-	-	■	3
1 St.	Schleckies Cola, Storck	385	-	-	■	-
1 St.	Schleckies Frucht, Storck	386	-	-	■	-
1 St.	Schokolinchen, Storck	400	1	9	■	2
20	Steife Briese, Katjes	353	<1	<1	■	1
1 St.	Vollmilch Brocken, Storck	408	1	8	■	3
20	Weingummi	184	-	-	■	1
1 St.	Werther´s Original Eclair, Storck	454	1	19	■	4
1 St.	Werther´s Original Feine Helle, Storck	593	3	42	■	6
1 St.	Werther´s Original Feine Herbe, Storck	589	3	44	■	7
1 St.	Werther´s Original Karamell, Storck	478	2	24	■	5
1 St.	Werther´s Original Sahnebonbons, Storck	424	<1	9	■	-
1 St.	Werther´s Original Sahnetoffees, Storck	427	1	15	■	4
1 St.	Werther´s Original, Storck	610	3	45	■	5
20	WinGums, Katjes	331	<1	<1	■	9
20	Yoghurt Gums, Katjes	320	<1	<1	■	2
20	Yoghurt Tropicale, Katjes	314	<1	<1	■	2
20	Yogi, Haribo	336	<1	<1	■	5
20	YoguBerries, Katjes	316	<1	<1	■	5

PG	Kaugummi	kcal/100	FP/PG	FP/100	Z	P/100
1 St.	5 Gum Electro, Wirgley	154	-	-	■	-
1 St.	5 Gum Pulse, Wirgley	161	-	-	■	-
1 St.	Airwaves Black Mint	155	-	-	■	-
1 St.	Airwaves Cherry Menthol	150	-	-	■	-
1 St.	Airwaves Cool Cassis	155	-	-	■	-
1 St.	Airwaves Green Menthol	159	-	-	■	-

PG = Portionsgröße / Packungsinhalt
kcal/100 = Kalorien in 100 g oder 100 ml
FP/PG = Fettpunkte pro Portion
FP/100 = Fettgehalt pro 100 g oder 100 ml
Z = Zuckerwürfel
P/100 = Protein pro 100 g oder 100 ml

Süßes, Knabbereien

PG	Kaugummi	kcal/100	FP/PG	FP/100	Z	P/100
1 St.	Airwaves Menthol & Eukalyptus	156	-	-	🟩	-
1 St.	Hubba Bubba Bubble Tape Triple Mix	290	-	-	🟥	-
1 St.	Hubba Bubba Cool Cola	295	-	-	🟥	-
1 St.	Hubba Bubba Crazy Cherry	293	-	-	🟥	-
1 St.	Kaugummi	387	-	-	🟥	-
1 St.	Kaugummi, zuckerfrei	156	-	-	🟩	-
1 St.	Orbit Cherry Mint	162	-	-	🟩	-
1 St.	Orbit Peppermint	172	-	-	🟩	-
1 St.	Orbit Spearmint	171	-	-	🟩	-
1 St.	Wirgley´s Big Red	304	-	-	🟥	-
1 St.	Wirgley´s Doublemint	301	-	-	🟥	-
1 St.	Wirgley´s Extra für Kinder Banane-Erdbeere	160	-	-	🟨	-
1 St.	Wirgley´s Extra Mango-Melone	157	-	-	🟩	-
1 St.	Wirgley´s Extra Peppermint	160	-	-	🟩	-
1 St.	Wirgley´s Extra White	153	-	-	🟩	-
1 St.	Wirgley´s Extra Zitrone-Limette	157	-	-	🟩	-
1 St.	Wirgley´s JuicyFruit	296	-	-	🟥	-
1 St.	Wirgley´s Spearmint	285	-	-	🟥	-

Eis

Das zarte Schmelzen im Munde ist ein Hochgenuss. Die Kompositionen aus viel Zucker und Fett, aus Aromen und Nüssen, aus Schokolade und Früchten zergehen auf der Zunge. Bei einer geschickten Auswahl können Sie sich diesen Genuss gelegentlich gönnen, zum Beispiel wenn wieder 5 kg an unschönem, ungesundem Körperfett geschmolzen sind, wie Eis in der Sonne.

PG	Eis	kcal/100	FP/PG	FP/100	Z	P/100
60	Amarena Kirsch, Mövenpick	169	2	3	🟥	2
60	Bailey´s Eiscreme, Häagen Dazs	226	9	15	🟥	4
60	Banoffee Eiscreme, Häagen Dazs	219	7	12	🟥	4

PG = Portionsgröße / Packungsinhalt
kcal/100 = Kalorien in 100 g oder 100 ml
FP/PG = Fettpunkte pro Portion
FP/100 = Fettgehalt pro 100 g oder 100 ml
Z = Zuckerwürfel
P/100 = Protein pro 100 g oder 100 ml

Süßes, Knabbereien

PG	Eis	kcal/100	FP/PG	FP/100	Z	P/100
1 St.	Beach Cola, Schöller	100	-	-	■	-
60	Belgian Chocolate, Häagen Dazs	277	11	18	■	4
1 St.	Big Sandwich, Schöller	218	7	10	■	4
60	Bourbon Vanille, Mövenpick	194	4	7	■	4
60	Bourbon Vanilleeis, Landliebe	216	7	11	■	3
60	Bourbon-Vanille Eis	321	13	21	■	8
1 St.	Bum Bum, Schöller	299	9	16	■	-
1 St.	Calippo Cola, Langnese	90	-	-	■	-
1 St.	Calippo Erdbeere, Langnese	90	-	-	■	-
1 St.	Capri, Langnese	90	-	-	■	-
1 St.	Caretta orange, Schöller	95	<1	1	■	4
1 St.	Celebrations Eis	361	4	22	■	5
60	Choc Choc Chip Eiscreme, Häagen Dazs	228	10	16	■	4
60	Choclate Chips Eis, Mövenpick	204	5	8	■	4
75	Citronen Sorbet, Schöller	122	-	-	■	-
60	Cookies & Cream Eiscreme, Häagen Dazs	225	8	14	■	4
1 St.	Cornetto Bottermelk Zitrone	207	5	7	■	2
1 St.	Cornetto Erdbeere	187	7	11	■	3
1 St.	Cornetto Frutti Disc	250	9	11	■	3
1 St.	Cornetto Haselnuss	309	11	19	■	4
1 St.	Cornetto King	240	17	12	■	3
1 St.	Cornetto Love Chocolate	310	14	18	■	4
75	Cremeeis	188	7	9	■	7
60	Cremissimo Amarena, Langnese	200	5	8	■	2
60	Cremissimo andalusische Träume, Langnese	210	5	8	■	3
60	Cremissimo Chocolate Passion Brownies, Langnese	260	4	7	■	5
60	Cremissimo Crema di Caramello, Langnese	240	4	7	■	3
60	Cremissimo dunkle Verführung, Langnese	220	7	11	■	5
60	Cremissimo Eierlikör-Vanille, Langnese	210	5	9	■	3
60	Cremissimo Leichter Genuss Aprikose-Mango, Langnese	180	3	5	■	1

PG = Portionsgröße / Packungsinhalt
kcal/100 = Kalorien in 100 g oder 100 ml
FP/PG = Fettpunkte pro Portion
FP/100 = Fettgehalt pro 100 g oder 100 ml
Z = Zuckerwürfel
P/100 = Protein pro 100 g oder 100 ml

Süßes, Knabbereien

PG	Eis	kcal/100	FP/PG	FP/100	Z	P/100
60	Cremissimo Leichter Genuss Erdbeere, Langnese	160	2	4	🟨	1
60	Cremissimo Leichter Genuss Vanille, Langnese	140	3	5	🟨	3
60	Cremissimo Milka Kuh, Langnese	200	5	9	🟥	3
60	Cremissimo Safari Afrika, Langnese	220	3	5	🟥	3
60	Cremissimo Stracciatella, Langnese	240	7	11	🟥	4
60	Cremissimo Südseezauber, Langnese	210	5	8	🟥	3
60	Cremissimo Tiramisu, Langnese	200	5	8	🟥	3
60	Cremissimo Walnuss, Langnese	240	8	13	🟥	4
60	Cremissimo Zarte Milchschokolade, Langnese	230	7	11	🟥	5
1 St.	Cuja Mara Split, Langnese	150	3	5	🟥	2
1 St.	Domino, Langnese	260	8	16	🟥	4
60	Dulce de Leche Eiscreme, Häagen Dazs	239	8	14	🟥	4
60	Eiscreme Caramel Brulee, Mövenpick	188	4	6	🟥	3
1 St.	Eisgenuss Erdbeere Diabetiker, Langnese	180	4	7	🟨	4
1 St.	Eisgenuss Schoko Diabetiker, Langnese	180	4	8	🟨	4
250	Eiskaffee, ungezuckert	37	55	22	🟨	2
1 St.	Eiskonfekt	522	4	33	🟥	4
1 St.	Flutschfinger, Langnese	52	-	-	🟥	-
75	Fruchteis	132	1	1	🟥	1
1 St.	Kaktus, Schöller	144	1	2	🟥	-
100	Königsrolle, Langnese	190	8	8	🟥	3
60	Macadamia Nut Brittle Eiscreme, Häagen Dazs	252	10	17	🟥	4
1 St.	Magnum classic	300	13	18	🟥	4
1 St.	Magnum Ecuador Dark	310	17	20	🟥	4
1 St.	Magnum Gold	340	17	21	🟥	4
1 St.	Magnum Mandel	320	15	21	🟥	5
1 St.	Magnum Temptation Fruit	320	13	19	🟥	4
1 St.	Magnum Weiss	300	16	19	🟥	4
1 St.	Magnum Yoghurt fresh	290	14	18	🟥	3
60	Mango Sorbet, Häagen Dazs	99	-	-	🟥	-
75	Maple Walnuts Eis	550	11	15	🟥	4

PG = Portionsgröße / Packungsinhalt
kcal/100 = Kalorien in 100 g oder 100 ml
FP/PG = Fettpunkte pro Portion
FP/100 = Fettgehalt pro 100 g oder 100 ml
Z = Zuckerwürfel
P/100 = Protein pro 100 g oder 100 ml

Süßes, Knabbereien

PG	Eis	kcal /100	FP/ PG	FP/ 100	Z	P/ 100
60	Maple Walnuts, Mövenpick	235	7	11	■	4
42	Mars Eis, Riegel	281	8	16	■	4
1 St.	Maxibon, Schöller	336	19	19	■	5
60	Milchspeiseeis	85	1	2	■	2
1 St.	Milk Flip, Schöller	131	1	5	■	5
1 St.	Mini Milk Erdbeere, Langnese	130	1	4	■	4
1 St.	Mini Milk Schoko, Langnese	135	1	5	■	5
1 St.	Nogger Choc, Langnese	350	15	23	■	4
1 St.	Nogger, Langnese	310	15	21	■	4
1 St.	Nucki Nuss, Schöller	353	16	23	■	4
1 St.	Ovomaltine Crunchy Ice	234	14	14	■	4
60	Raspberries & Meringue Eiscreme, Häagen Dazs	178	5	9	■	2
60	Rum Raisin Eiscreme, Häagen Dazs	218	8	14	■	3
60	Sahneeis Erdbeere, Landliebe	196	5	8	■	2
60	Sahneeis Joghurt, Landliebe	210	7	10	■	3
60	Sahneeis Joghurt-Himbeere, Landliebe	200	7	9	■	2
60	Sahneeis Joghurt-Rhabarber, Landliebe	196	7	9	■	1
60	Sahneeis Schokolade, Landliebe	241	8	13	■	4
60	Sahneeis Vanille-Heidelbeere, Landliebe	201	2	9	■	2
60	Sahneeis, Landliebe	214	7	11	■	3
100	Schokoladeneis, Langnese	230	17	17	■	2
1 St.	Smile Gum, Langnese	140	2	3	■	3
48	Snickers Eis, Riegel	349	11	21	■	7
75	Softeis	129	2	2	■	2
1 St.	Solero Exotic	130	3	4	■	-
60	Strawberry Cheesecake Eiscreme, Häagen Dazs	236	8	14	■	3
60	Strawberry Cream Eiscreme, Häagen Dazs	222	8	14	■	4
40	Twix Eis	249	8	17	■	5
100	Vienetta Cappuccino, Langnese	250	17	17	■	3
100	Vienetta Schokolade, Langnese	260	16	16	■	4
100	Vienetta Vanille, Langnese	250	17	17	■	3

PG = Portionsgröße / Packungsinhalt
kcal/100 = Kalorien in 100 g oder 100 ml
FP/PG = Fettpunkte pro Portion
FP/100 = Fettgehalt pro 100 g oder 100 ml
Z = Zuckerwürfel
P/100 = Protein pro 100 g oder 100 ml

Süßes, Knabbereien

PG	Eisdekor	kcal /100	FP/ PG	FP/ 100	Z	P/ 100
1 St.	Decor on Ice - Knusprige Eistüte, Tekrum	375	<1	3	■	9
1 St.	Decor on Ice - Premium Waffel, Tekrum	478	<1	20	■	7
1 St.	Decor on Ice - Waffelbecher, Tekrum	516	1	27	■	8
1 St.	Decor on Ice - Waffelherzen, Tekrum	420	<1	7	■	7
1 St.	Decor on Ice - Waffel-Schoko-Röllchen, Tekrum	420	<1	7	■	7

Knabbereien

Es ist Abend, man sitzt nach einem anstrengenden Tag ganz entspannt auf der Couch bei einem Film und plötzlich kommt dieses kaum zu kontrollierende Gefühl: „Ich möchte jetzt etwas knabbern". Dies ist die Stunde von Chips, Salzstangen, Erdnüssen, Studentenfutter oder Pralinen. Binnen weniger Minuten ist es jetzt möglich, mehr Fett, mehr Kohlenhydrate und Kalorien dem Körper zuzuführen, als mit einer ganz normalen Mahlzeit. Suchen Sie beim nächsten Einkauf nach „leichteren" Alternativen, auch solche gibt es.

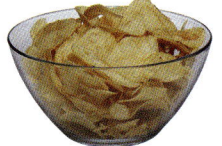

Einkaufstipp für Knabbereien

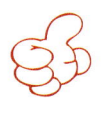

Auch wenn's trivial klingt, aber je weniger Knabbereien zuhause sind, umso weniger verlangt man danach. Und noch ein Trick: Kaufen Sie nur kleine Packungen, keinesfalls XXL-Jumbo-Tüten. Oder haben Sie schon mal eine Tüte mit Chips oder Erdnussflocken wieder verschlossen und für die kommenden Tage aufgehoben? Sicher nicht, auch Sie haben die Tüte leer gegessen.

PG	Knabbereien	kcal /100	FP/ PG	FP/ 100	Z	P/ 100
50	Caribic Royal, Seeberger	357	5	11	■	4
25	Chips	535	10	39	■	5
25	Chips Hot & Spicy, Pringles	530	9	36	■	4
25	Chips originale, Pringles	540	9	36	■	4
25	Chips Paprika, Pringles	529	9	36	■	5

PG = Portionsgröße / Packungsinhalt
kcal/100 = Kalorien in 100 g oder 100 ml
FP/PG = Fettpunkte pro Portion
FP/100 = Fettgehalt pro 100 g oder 100 ml
Z = Zuckerwürfel
P/100 = Protein pro 100 g oder 100 ml

Süßes, Knabbereien

PG	Knabbereien	kcal/100	FP/PG	FP/100	Z	P/100
25	Country Chips alle Sorten, Lorenz	448	5	20	🟨	9
20	Cracker Gruyere Sélection, Alnatura	488	4	22	🟨	15
20	Cracker Rosmarin, Alnatura	472	4	18	🟨	11
25	Crunchips Asia Thai Sweet Chili	535	9	35	🟨	6
25	Crunchips Cheese & Onion	535	9	35	🟨	6
25	Crunchips leicht 30% weniger Fett Creme fraîche	476	6	22	🟨	7
25	Crunchips leicht 30% weniger Fett Paprika	476	6	22	🟨	7
25	Crunchips leicht 30% weniger Fett Salz	476	6	22	🟨	7
25	Crunchips Paprika	535	9	35	🟨	6
25	Crunchips Red Chili	535	9	35	🟨	6
50	Dinkel Cracker Käse-Zwiebel, Alnatura	407	7	13	🟨	14
50	Dinkel Cracker Sesam, Alnatura	431	11	21	🟨	14
20	Dinkelbrezen Sesam, Alnatura	385	2	9	🟨	14
20	Dinkelcracker Natur, Alnatura	418	2	11	🟨	13
10	Erdnuss, dragiert	530	4	39	🟨	20
50	Erdnüsse, geröstet und gesalzen	579	24	48	🟩	25
25	Erdnussflips	529	9	35	🟨	10
25	Erdnusslocken Classic Leicht, Lorenz	443	4	17	🟨	14
25	Erdnusslocken Classic, Lorenz	492	6	24	🟨	14
28	Gebäckstangen Käse, DeBeukelaer	488	7	24	🟨	13
28	Gebäckstangen Salz, DeBeukelaer	482	6	22	🟨	11
20	Grissini Olivenöl, Alnatura	366	2	12	🟨	12
30	Hot Chili Cracker, Seeberger	525	8	27	🟨	47
20	Ingwerstücke, kandiert	260	<1	<1	🟥	-
100	Japan Mix, Katana	393	5	5	🟨	9
100	Japan Mix, Kenkoo	373	3	3	🟨	9
100	Japan Mix, Matsumi	378	<1	<1	🟨	9
25	Kartoffelsticks	492	8	32	🟨	7
20	Käsegebäck Gouda, Alnatura	526	6	32	🟨	13
20	Knabbereulen, Alnatura	424	2	12	🟨	11
25	Kräcker	376	1	4	🟨	10

PG = Portionsgröße / Packungsinhalt
kcal/100 = Kalorien in 100 g oder 100 ml
FP/PG = Fettpunkte pro Portion
FP/100 = Fettgehalt pro 100 g oder 100 ml
Z = Zuckerwürfel
P/100 = Protein pro 100 g oder 100 ml

Süßes, Knabbereien

PG	Knabbereien	kcal/100	FP/PG	FP/100	Z	P/100
25	Mais Waffeln, Alnatura	386	<1	2	🟨	8
25	Maischips Natur, Alnatura	493	6	22	🟥	7
25	Maischips Paprika, Alnatura	511	6	24	🟥	7
100	Mikrowellen Popcorn, gesalzen	333	21	21	🟨	8
100	Mikrowellen Popcorn, gezuckert	414	12	12	🟥	7
25	Naturlas verschiedene Sorten, Lorenz	547	9	35	🟨	6
50	NicNac`s, Lorenz	517	20	39	🟥	16
50	Reiscrispies	377	<1	1	🟥	6
25	Reiswaffeln mit Salz, Alnatura	375	<1	3	🟨	9
25	Reiswaffeln ohne Salz, Alnatura	374	<1	3	🟨	8
25	Rice Chips Hot & Spicy, Pringles	487	6	24	🟨	5
25	Rice Chips Red Paprika, Pringles	487	2	6	🟨	5
25	Rice Chips Sour Cream & Onion, Pringles	493	6	24	🟨	5
25	Saltletts Brezel, Lorenz	384	2	8	🟨	11
25	Saltletts Maxi Sticks, Lorenz	398	4	14	🟨	9
25	Saltletts Sesam Sticks, Lorenz	410	3	11	🟨	12
25	Saltletts Taler, Lorenz	430	4	14	🟨	11
20	Salzbrezeln Vollkorn, Alnatura	359	1	6	🟨	13
100	Salzige Kräcker	495	20	20	🟥	7
25	Salzstangerl	347	2	6	🟨	9
25	Selectione Olive, Lorenz	582	14	46	🟥	2
25	Selectione Paprika, Lorenz	561	12	41	🟥	2
50	Sojabohnen, geröstet	359	11	23	🟩	37
25	Studentenfutter	483	8	33	🟨	15
25	TUC Classic Cracker	487	6	22	🟥	8
25	TUC leichte Cracker Classic	416	3	10	🟥	9
25	TUC Mehrkorn Cracker	476	6	22	🟥	9
25	Vierkorn Waffeln, Alnatura	373	<1	4	🟨	9
25	Wilde Locken Erdnuss, Lorenz	500	6	24	🟨	13
25	Wilde Locken Western Style, Lorenz	492	6	24	🟨	6
100	Zwiebel Snack	492	23	23	🟨	4

PG = Portionsgröße / Packungsinhalt
kcal/100 = Kalorien in 100 g oder 100 ml
FP/PG = Fettpunkte pro Portion
FP/100 = Fettgehalt pro 100 g oder 100 ml
Z = Zuckerwürfel
P/100 = Protein pro 100 g oder 100 ml

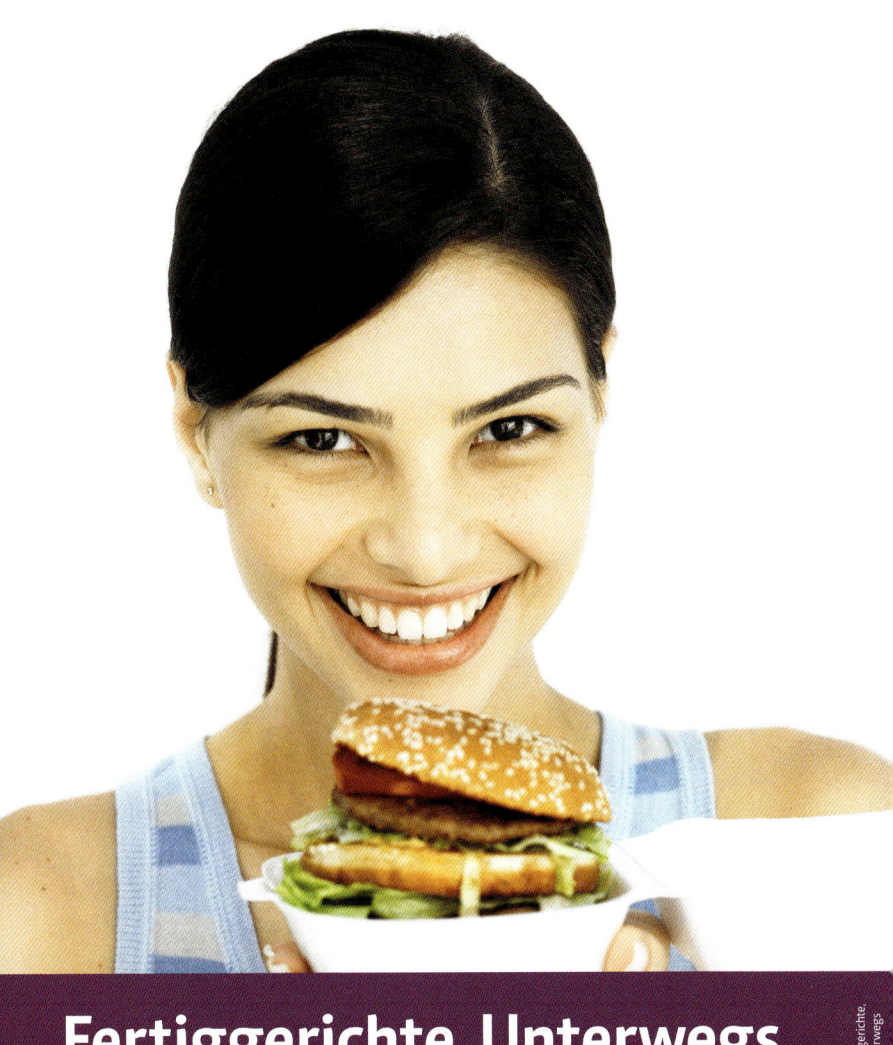

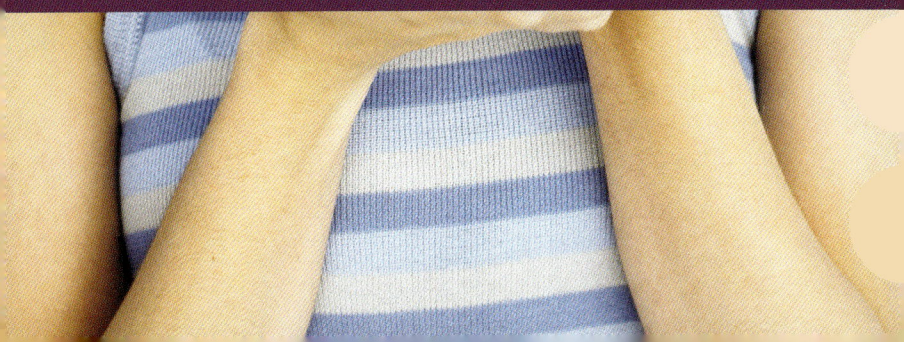

Fertiggerichte, Unterwegs

Fertiggerichte / Unterwegs

Convenience / Fertiggerichte

Wer abends nachhause kommt, müde und abgespannt von den Strapazen des Tages, hat meist keine große Lust mehr auf küchentechnische Experimente. „Convenience food" heißt die Lösung. Jahr für Jahr steigt der Absatz dieser Fertiggerichte, die nur noch aufgetaut oder aufgewärmt werden müssen. Tiefkühlpizzas, Hähnchenteile vorfrittiert und Dosengerichte sind die großen Renner in deutschen Haushalten. Auch die Qualität spricht für Fertiggerichte, die Zusammensetzungen dagegen sind oft sehr fett- und kalorienhaltig.

Einkaufstipp für Fertiggerichte

Selten sind die Unterschiede so gravierend und die Angebote so vielfältig wie bei Fertiggerichten. Achten Sie unbedingt auf die Deklarationen oder schlagen Sie hier im Einkaufsführer nach, dann vermeiden Sie echte Kalorienbomben.

PG	Convenience / Fertiggerichte	kcal /100	FP/ PG	FP/ 100	Z	P/ 100
250	Asiatische Gemüsepfanne, Frosta TK	54	5	2	🟨	2
100	Cevapcici, Herta	300	16	16	🟩	18
83	Chicken Cheese Nuggets, Iglo	265	13	16	🟨	15
100	Chicken Nuggets & Kartoffelsalat, Homann	334	16	16	🟨	21
83	Chicken Nuggets, Iglo	234	11	13	🟨	14
75	Chicken Sticks, Iglo	224	8	11	🟨	14
187	Chicken Wings, Iglo	221	26	14	🟩	19
400	Chili con Carne, Erasco	119	20	5	🟨	8
90	Chili Fischstäbchen, Iglo	193	7	8	🟨	13
350	Chop Suey, WeightWatchers	77	3	1	🟨	6
100	Country Chicken Original, Iglo	174	10	10	🟨	18
100	Crispy Chicken Original, Iglo	251	13	13	🟨	15
100	Crispy Chicken Parmesan & italienische Kräuter, Iglo	259	15	15	🟩	16
400	Curryhuhn, Du darfst	84	10	3	🟩	5
220	Curryking, Meica	224	35	16	🟨	9
400	Currywurst Kartoffeltopf, Erasco	73	12	3	🟩	2
100	Dinkel Burger, Alnatura	326	<1	<1	🟩	5

PG = Portionsgröße / Packungsinhalt
kcal/100 = Kalorien in 100 g oder 100 ml
FP/PG = Fettpunkte pro Portion
FP/100 = Fettgehalt pro 100 g oder 100 ml
Z = Zuckerwürfel
P/100 = Protein pro 100 g oder 100 ml

Fertiggerichte / Unterwegs

PG	Convenience / Fertiggerichte	kcal/100	FP/PG	FP/100	Z	P/100
400	Ente klassisch, Du darfst	70	8	2	🟨	4
460	Exotische Reispfanne	67	9	2	🟨	5
150	Fischstäbchen, Iglo TK	190	12	8	🟨	13
150	Frühlingsrolle	203	19	13	🟨	7
400	Frühlingstopf, Sonnen Bassermann	42	8	2	🟨	2
150	Gebackene Bohnen, Erasco	65	2	1	🟩	5
250	Gemüse Couscous Brigitte Diät, Frosta TK	114	13	5	🟨	3
140	Gemüsestäbchen, Iglo	181	11	8	🟨	5
400	Gulasch Pfanne, Frosta TK	93	8	2	🟨	6
100	Hackbällchen, Herta	300	16	16	🟩	15
400	Hacksteaks aus Schweinefleisch, Sonnen Bassermann	92	20	5	🟨	23
250	Hähnchen Curry Pfanne, Frosta TK	98	5	2	🟨	6
250	Hähnchen Geschnetzeltes, Frosta TK	109	10	4	🟨	7
25	Hähnchensticks	266	2	8	🟩	20
400	Huhn Toskana, Du darfst	83	4	1	🟨	5
350	Hühnerfrikassee, WeightWatchers	79	11	3	🟨	7
300	Italienische Gemüsepfanne, Frosta TK	52	9	3	🟩	2
400	Kasseler Schulter mit Kartoffelpüree, Sonnen Bassermann	69	8	2	🟨	5
400	Kasseler Schulterbraten, Du darfst	58	8	2	🟨	5
400	Kohlkönig Grünkohl mit Kasslerwurst, Meica	140	40	10	🟨	8
400	Kohlkönig Grünkohl mit Kochmettwurst, Meica	179	60	15	🟨	7
400	Kohlkönig Grünkohl mit Pinkel, Meica	187	60	15	🟨	6
350	Kohlroulade in Bratensauce, WeightWatchers	54	5	1	🟨	3
400	Königsberger Klopse, Sonnen Bassermann	138	28	7	🟨	4
90	Lemon Fischstäbchen, Iglo TK	194	7	8	🟨	13
350	Mah Mee mit Hähnchenfleisch, WeightWatchers	82	4	1	🟨	7
400	Maultaschen, Sonnen Bassermann	53	12	3	🟨	2
100	Mini Frikadellen & Pellkartoffelsalat, Homann	493	37	37	🟨	15
350	Nasi Goreng, Apetito TK	119	11	3	🟨	7

PG = Portionsgröße / Packungsinhalt
kcal/100 = Kalorien in 100 g oder 100 ml
FP/PG = Fettpunkte pro Portion
FP/100 = Fettgehalt pro 100 g oder 100 ml
Z = Zuckerwürfel
P/100 = Protein pro 100 g oder 100 ml

Fertiggerichte / Unterwegs

PG	Convenience / Fertiggerichte	kcal/100	FP/PG	FP/100	Z	P/100
350	Nasi Goreng, Brigitte Diät, Frosta TK	104	7	2	🟨	7
350	Nasi Goreng, WeightWatchers	64	3	1	🟨	5
450	Ofenkartoffel mit Frischkäse, WeightWatchers	67	3	1	🟨	3
350	Paella	172	28	8	🟩	10
350	Paella, Apetito TK	111	11	3	🟨	6
350	Pangasiusfilet in Currysahne, WeightWatchers	63	7	2	🟨	7
350	Pfanne mit Mini-Hacklets, Apetito TK	130	14	4	🟨	5
350	Pfanne mit Putenstreifen, Apetito TK	78	7	2	🟨	6
250	Pilz Risotto Brigitte Diät, Frosta TK	92	8	3	🟨	3
350	Putenbrust chinesisch süß-sauer, WeightWatchers	69	1	<1	🟨	5
400	Putenfleisch in Salbeisoße, Du darfst	105	12	3	🟨	6
400	Putengeschnetzeltes, Sonnen Bassermann	85	16	4	🟨	6
400	Ragout Fin Geflügel mit Reis, Meica	148	40	10	🟨	8
125	Ragout Fin, Herta	154	13	10	🟨	12
180	Reiskugeln Risi-Bisi, Maggi	44	4	2	🟨	8
400	Rindergulasch, Du darfst	89	9	2	🟩	7
400	Rindergulasch, Erasco	99	12	3	🟩	6
400	Rinderroulade, Du darfst	77	12	3	🟩	5
400	Sauerbraten, Sonnen Bassermann	83	8	2	🟨	7
190	Schlemmerfilet Italiano, Iglo	121	13	7	🟨	11
400	Seehecht Filet, Sonnen Bassermann	69	16	4	🟨	5
350	Shanghai Pfanne, Apetito TK	85	4	1	🟨	6
250	Steakhouse Pfanne, Frosta TK	111	13	5	🟨	4
250	Thai Green Curry Pfanne, Frosta TK	125	15	6	🟨	7
200	Torf Stecher, Meica	283	50	25	🟨	14
125	Uncle Ben`s Express Chinesisch	157	3	2	🟨	3
125	Uncle Ben`s Express Mediterran	182	5	4	🟨	3
125	Uncle Ben`s Express Mexikanisch	152	3	2	🟨	3
400	Vivactiv Hähnchen mit Gartengemüse, Iglo	91	8	2	🟨	8
400	Vivactiv Hähnchen mit grünem Spargel, Iglo	112	12	3	🟨	9

PG = Portionsgröße / Packungsinhalt
kcal/100 = Kalorien in 100 g oder 100 ml
FP/PG = Fettpunkte pro Portion
FP/100 = Fettgehalt pro 100 g oder 100 ml
Z = Zuckerwürfel
P/100 = Protein pro 100 g oder 100 ml

Fertiggerichte / Unterwegs

PG	Convenience / Fertiggerichte	kcal/100	FP/PG	FP/100	Z	P/100
400	Wies`n Wirt, Meica	98	24	6	🟨	3
350	Wirsingroulade, Du darfst	68	11	3	🟩	3
250	Wok scharf sauer Brigitte Diät, Frosta TK	80	5	2	🟨	4
400	Zwiebel Sahne Hähnchen Topf, Erasco	75	12	3	🟨	4
400	Zwiebelrostbraten, Du darfst	95	12	3	🟨	6

PG	Soßen	kcal/100	FP/PG	FP/100	Z	P/100
100	Base per Bolognese, Buitoni	73	4	4	🟨	2
100	Béarnaise Sauce légère, Thomy	94	8	8	🟨	1
100	Béarnaise Sauce, Thomy	206	21	21	🟨	-
100	Bechamel Sauce légère, Thomy	97	9	9	🟨	1
100	Bechamel Sauce, Thomy	185	21	21	🟨	2
100	Carbonara al Gusto	165	16	16	🟩	2
100	Carbonara al Gusto extra sahnig, Knorr	109	9	9	🟨	2
50	Chinesisch Chop Suey, Uncle Ben`s Sauce	47	<1	<1	🟨	2
50	Chinesisch Kantonesisch, Uncle Ben`s Sauce	116	<1	<1	🟥	1
50	Chinesisch süß-sauer light, Uncle Ben`s Sauce	52	<1	<1	🟨	-
50	Chinesisch Szechuan, Uncle Ben`s Sauce	90	2	4	🟨	1
40	Cocktailsoße, Knorr	288	11	27	🟨	1
100	Dill Sahne Sauce, Thomy	77	6	6	🟨	1
100	Geflügel Sahne Sauce, Thomy	219	22	22	🟨	1
100	Geflügel-Sahne-Soße	219	23	23	🟩	-
100	Gourmet Orangen-Senf Sauce, Thomy	242	6	6	🟨	4
100	Grüne Pfeffer Soße mit Joghurt, Knorr	244	21	21	🟩	1
100	Hollandaise légère, Thomy	94	8	8	🟨	-
100	Hollandaise Sauce, Thomy	234	24	24	🟨	1
50	Indisch Bombay Curry, Uncle Ben`s Sauce	84	3	5	🟨	1
50	Indisch Rotes Curry, Uncle Ben`s Sauce	108	4	7	🟨	1
100	Käse Sahne Sauce, Thomy	83	6	6	🟨	3
125	Mirácoli Pasta Sauce Arrabbiata	71	4	3	🟨	2

PG = Portionsgröße / Packungsinhalt
kcal/100 = Kalorien in 100 g oder 100 ml
FP/PG = Fettpunkte pro Portion
FP/100 = Fettgehalt pro 100 g oder 100 ml
Z = Zuckerwürfel
P/100 = Protein pro 100 g oder 100 ml

Fertiggerichte / Unterwegs

PG	Soßen	kcal/100	FP/PG	FP/100	Z	P/100
125	Mirácoli Pasta Sauce Bolognese	97	5	4	■	7
70	Mirácoli Pasta Sauce Carbonara	136	8	11	■	4
70	Mirácoli Pasta Sauce Käse Kräuter	155	10	14	■	3
125	Mirácoli Pasta Sauce Tomate Basilikum	72	4	3	■	1
125	Mirácoli Pasta Sauce Tomate Knoblauch	68	4	3	■	2
125	Mirácoli Pasta Sauce Tomate Kräuter	68	4	3	■	1
125	Mirácoli Pasta Sauce Tomate Ricotta	96	9	7	■	3
100	Pasta Sauce Arrabbiata, WeightWatchers	48	<1	<1	■	2
100	Pasta Sauce Basilico, Buitoni	60	3	3	■	1
100	Pasta Sauce Bolognese, WeightWatchers	57	1	1	■	5
100	Pasta Sauce Classica, Buitoni	100	4	4	■	1
100	Pasta Sauce Napoli mit Ricotta, WeightWatchers	44	<1	<1	■	2
100	Pastasauce Basilico, Bernbacher	53	3	3	■	1
100	Pastasauce Napoletana, Bernbacher	39	<1	<1	■	2
100	Pastasauce Pomodori Premio, Bernbacher	92	6	6	■	2
100	Pastasauce Ricotta, Bernbacher	122	9	9	■	4
100	Pfannen Sahne Sauce, Thomy	234	24	24	■	1
100	Pilzcremesauce, Alnatura	137	13	13	■	1
20	Pommes Sauce, Homann	368	7	35	■	1
100	Rahmsoße zum Braten, Knorr	235	23	23	■	2
50	Rama Cremefine „3 Pfeffer mit Zitrone" Sauce	170	8	16	■	2
50	Rama Cremefine „Knoblauch mit Zitronenthymian" Sauce	170	8	15	■	3
50	Rama Cremefine „Pilze mit weißem Balsamico" Sauce	170	8	15	■	3
100	Sahne Sauce für Lachs, Thomy	182	18	18	■	1
100	Sauce al Funghi Porcini, Buitoni	144	14	14	■	1
100	Sauce al Gorgonzola, Buitoni	149	14	14	■	2
100	Sauce al Quattro Formaggi, Buitoni	188	16	16	■	4
100	Sauce Carbonara, Buitoni	80	6	6	■	3
100	Sauce Panna Arrabbiata, Buitoni	158	14	14	■	2

PG = Portionsgröße / Packungsinhalt
kcal/100 = Kalorien in 100 g oder 100 ml
FP/PG = Fettpunkte pro Portion
FP/100 = Fettgehalt pro 100 g oder 100 ml
Z = Zuckerwürfel
P/100 = Protein pro 100 g oder 100 ml

Fertiggerichte / Unterwegs

PG	Soßen	kcal/100	FP/PG	FP/100	Z	P/100
100	Sauce Rotwein „Winter", Thomy	41	1	1	🟨	1
100	Sauce Tomaten Mozzarella, Buitoni	103	9	9	🟨	2
100	Sauce Wildrahm „Winter", Thomy	134	12	12	🟨	1
100	Schnitzel Sahne Sauce, Thomy	252	26	26	🟩	1
100	Sugo Piccante Origin, Alnatura	28	<1	<1	🟩	1
100	Sugo Toscano Origin, Alnatura	27	<1	<1	🟩	1
50	Thailändisch cremiges Curry, Uncle Ben's Sauce	108	3	5	🟨	1
50	Thailändisch süß-pikant, Uncle Ben's Sauce	103	<1	<1	🟥	1
100	Tomatensauce Arrabbiata, Alnatura	52	3	3	🟩	2
100	Tomatensauce Funghi-Porcini Origin, Alnatura	70	4	4	🟩	2
100	Tomatensauce Klassik, Alnatura	112	5	5	🟨	2
100	Tomatensauce Olive, Alnatura	68	4	4	🟩	2
100	Tomatensauce original italienisch, Alnatura	27	<1	<1	🟩	1
100	Tomatensauce Puttanesca Origin, Alnatura	43	3	3	🟨	1
100	Tomatensauce Ricotta, Alnatura	103	7	7	🟨	3
100	Tomato al Gusto Basilikum, Knorr	32	<1	<1	🟨	1
100	Tomato al Gusto Bolognese, Knorr	76	2	2	🟨	4
100	Tomato al Gusto Champignons, Knorr	40	<1	<1	🟨	1
100	Tomato al Gusto Kräuter, Knorr	32	1	1	🟨	1
100	Tomato al Gusto Lasagne, Knorr	35	<1	<1	🟨	1
100	Tomato al Gusto passierte Tomaten, Knorr	24	<1	<1	🟨	1
100	Tomato al Gusto Pizza, Knorr	37	<1	<1	🟨	1
100	Vegetarische Bolognese Klassik Sauce, Alnatura	95	5	5	🟩	4
20	Wok Sauce chinesisch süß-chili, Uncle Ben's	99	<1	<1	🟥	-
20	Wok Sauce chinesisch süß-sauer, Uncle Ben's	153	1	3	🟥	-
20	Wok Sauce kantonesisch Soja & Sesam, Uncle Ben's	123	<1	<1	🟥	1
20	Zigeuner Sauce, Homann	67	<1	<1	🟨	1

PG = Portionsgröße / Packungsinhalt
kcal/100 = Kalorien in 100 g oder 100 ml
FP/PG = Fettpunkte pro Portion
FP/100 = Fettgehalt pro 100 g oder 100 ml
Z = Zuckerwürfel
P/100 = Protein pro 100 g oder 100 ml

Fertiggerichte / Unterwegs

Suppen / Eintöpfe

Suppen sind leider in vielen Haushalten aus der Mode gekommen, hätten aber als Vorspeise viele Vorteile: Nicht nur ernährungsphysiologische, sondern auch ökonomische. Die Suppe ist schnell vorbereitet, sie enthält viel Flüssigkeit, sättigt und nimmt den ersten Hunger. Sie ist eine preiswerte und zugleich gesunde Vorspeisenvariante. In Form eines Eintopfs kann sie als Hauptspeise verzehrt werden und sättigt lange und intensiv.

PG	Suppen /Eintöpfe	kcal /100	FP/ PG	FP/ 100	Z	P/ 100
300	Asiatische Kohlsuppe, Erasco	20	3	1	🟨	1
200	Asiatische Gemüsesuppe, WeightWatchers	26	<1	<1	🟩	2
300	Bihuhn Suppe, Sonnen Bassermann	33	6	2	🟩	2
300	Bio Gemüse Nudeltopf, Erasco	34	3	1	🟨	2
300	Bio Hühner Nudeltopf, Erasco	44	6	2	🟨	2
300	Bio Linsentopf, Erasco	77	6	2	🟨	5
300	Bio Sommergemüse Topf, Erasco	33	3	1	🟨	1
300	Bohnen Eintopf, Erasco	81	15	5	🟩	2
380	Bouillabaisse, Costa	45	4	1	🟩	6
300	Broccoli Cremesuppe, Sonnen Bassermann	54	12	4	🟨	1
200	Broccoli Cremesuppe, WeightWatchers	59	3	1	🟨	3
250	Buchstabensuppe, Maggi	37	1	<1	🟨	1
150	Champignons Cremesuppe, WeightWatchers	32	1	<1	🟨	1
400	Chinesischer Gemüsetopf, Erasco	32	4	1	🟨	1
150	Currysuppe nach indischer Art, WeightWatchers	66	1	<1	🟨	2
300	Deftige Erbsensuppe mit Speck, Knorr	57	2	1	🟨	3
300	Deftige Linsensuppe mit Speck, Knorr	59	2	1	🟨	3
300	Diät Gemüsesuppe mit Curry verfeinert, Leichter leben in Deutschland	51	4	1	🟩	4
300	Diät Kartoffelsuppe, Leichter leben in Deutschland	58	6	2	🟩	5
300	Feinschmecker Blumenkohlsuppe fettarm, Knorr	30	3	1	🟨	1
300	Feinschmecker Kartoffelsuppe fettarm, Knorr	35	6	2	🟨	1
300	Feinschmecker Spargelcremesuppe fettarm, Knorr	30	6	2	🟨	1
300	Feinschmecker Waldpilzsuppe fettarm, Knorr	40	6	2	🟨	1
250	Fette Brühe, Knorr	12	<1	<1	🟩	1

PG = Portionsgröße / Packungsinhalt
kcal/100 = Kalorien in 100 g oder 100 ml
FP/PG = Fettpunkte pro Portion
FP/100 = Fettgehalt pro 100 g oder 100 ml
Z = Zuckerwürfel
P/100 = Protein pro 100 g oder 100 ml

Fertiggerichte / Unterwegs

PG	Suppen/Eintöpfe	kcal/100	FP/PG	FP/100	Z	P/100
400	Feuertopf, Erasco	62	8	2	🟨	4
250	Fleischsuppe, Knorr	15	<1	<1	🟩	1
200	Frühlings Gemüsesuppe, WeightWatchers	21	<1	<1	🟩	2
250	Gemüse Bouillon, Knorr	9	1	<1	🟩	1
150	Gemüse Cremesuppe, WeightWatchers	28	<1	<1	🟩	1
400	Gemüse Putentopf, Erasco	24	4	1	🟨	2
300	Gemüse-Nudel Suppe, Alnatura	21	<1	<1	🟨	1
250	Gemüsesuppe vegetarisch, Maggi	45	6	2	🟩	1
200	Gemüsesuppe, WeightWatchers	25	1	<1	🟩	1
400	Graupentopf, Sonnen Bassermann	42	4	1	🟩	1
350	Grünkohl Eintopf, WeightWatchers	53	6	2	🟨	4
400	Gulaschsuppe „Wiener Art", Sonnen Bassermann	70	20	5	🟩	3
300	Gulaschsuppe mit Rindfleisch, Knorr	80	15	5	🟨	3
250	Hochzeitssuppe, Maggi	20	1	<1	🟩	1
200	Hochzeitssuppe, WeightWatchers	28	2	<1	🟩	2
250	Hühner Kraftbouillon, Knorr	14	<1	<1	🟩	1
200	Hühner Nudelsuppe, WeightWatchers	21	1	<1	🟨	2
400	Hühner Reistopf, Erasco	56	8	2	🟨	3
400	Hühnerbouillon, Sonnen Bassermann	36	12	3	🟩	3
200	Kartoffel Cremesuppe, WeightWatchers	33	1	<1	🟨	1
300	Kartoffel-Lauch Suppe, Alnatura	38	2	1	🟨	1
400	Kartoffelsuppe mit Würstchen, Erasco	64	16	4	🟨	7
400	Kartoffeltopf, Sonnen Bassermann	73	15	4	🟨	2
250	Klare Gemüsesuppe mit Vollkornnudeln, Maggi	26	1	<1	🟩	1
250	Klare Suppe, Knorr	12	1	<1	🟩	1
200	Klassische Kohlsuppe, Erasco	32	4	1	🟨	1
150	Lauch Cremesuppe, WeightWatchers	35	1	<1	🟨	1
400	Lauchcreme Topf, Erasco	60	16	4	🟨	1
400	Linseneintopf, Erasco	79	12	3	🟩	5
350	Linseneintopf, WeightWatchers	57	3	1	🟩	5

PG = Portionsgröße / Packungsinhalt
kcal/100 = Kalorien in 100 g oder 100 ml
FP/PG = Fettpunkte pro Portion
FP/100 = Fettgehalt pro 100 g oder 100 ml
Z = Zuckerwürfel
P/100 = Protein pro 100 g oder 100 ml

Fertiggerichte / Unterwegs

PG	Suppen/Eintöpfe	kcal/100	FP/PG	FP/100	Z	P/100
400	Linsentopf, Sonnen Bassermann	85	12	3	🟩	5
400	Markklößchen Topf, Erasco	50	12	3	🟨	1
200	Mediterrane Tomatensuppe, WeightWatchers	31	<1	<1	🟩	1
250	Meisterklasse Flädlesuppe, Maggi	19	1	<1	🟨	1
250	Meisterklasse Hühnersuppe, Maggi	17	<1	<1	🟩	1
250	Meisterklasse Kartoffel-Lauchsuppe, Maggi	36	3	1	🟨	1
250	Meisterklasse Lauchcremesuppe, Maggi	44	7	3	🟨	1
250	Meisterklasse Pfifferlingsuppe, Maggi	50	8	3	🟨	1
400	Mexikanischer Chilitopf, Sonnen Bassermann	64	5	1	🟨	4
400	Möhrentopf, Sonnen Bassermann	49	12	3	🟨	1
250	Ochsenschwanzsuppe, Maggi	34	4	2	🟩	1
400	Pichelsteiner, Sonnen Bassermann	37	4	1	🟨	1
200	Pikante Zwiebel Kräutersuppe, Erasco	14	2	1	🟨	-
300	Pilzcremesuppe, Alnatura	27	1	<1	🟨	2
400	Reistopf mit Fleischklößchen, Erasco	70	14	3	🟨	2
400	Rinder Kraftbrühe, Sonnen Bassermann	42	11	3	🟩	2
250	Rindfleischsuppe, Maggi	26	1	<1	🟩	1
250	Rinds Bouillon, Knorr	13	1	<1	🟨	1
400	Serbische Bohnensuppe, Erasco	66	8	2	🟨	4
250	Skandinavische Krabbensuppe, Maggi	47	7	3	🟨	1
250	Sonntagssuppe, Maggi	25	1	<1	🟩	1
300	Spargel Cremesuppe, Sonnen Bassermann	53	13	4	🟨	1
250	Spargelcreme Suppe fettarm, Maggi	29	2	1	🟨	1
300	Spargelcreme Suppe, Alnatura	35	3	1	🟨	1
250	Spargelcreme Suppe, Maggi	33	2	1	🟨	2
400	Spätzletopf mit Linsen, Erasco	71	8	2	🟨	4
400	Tomaten Cremesuppe, Sonnen Bassermann	36	3	1	🟨	1
200	Tomaten Mozzarella Suppe, WeightWatchers	28	<1	<1	🟨	1
250	Tomatencremesuppe fettarm, Maggi	31	1	<1	🟨	1
300	Tomatensuppe mit Fleischklößchen, Knorr	75	9	3	🟨	2

PG = Portionsgröße / Packungsinhalt
kcal/100 = Kalorien in 100 g oder 100 ml
FP/PG = Fettpunkte pro Portion
FP/100 = Fettgehalt pro 100 g oder 100 ml
Z = Zuckerwürfel
P/100 = Protein pro 100 g oder 100 ml

Fertiggerichte / Unterwegs

PG	Suppen /Eintöpfe	kcal /100	FP/ PG	FP/ 100	Z	P/ 100
300	Tomatensuppe mit Mascarpone, Knorr	60	12	4	🟨	1
350	Tomatentopf mit Nudeln, WeightWatchers	63	6	2	🟨	4
200	Traditionelle Erbsensuppe, WeightWatchers	39	1	<1	🟨	3
200	Ungarische Gulaschsuppe, WeightWatchers	36	1	<1	🟨	2
200	Waldpilz Kräutersuppe, Erasco	45	8	4	🟩	1
250	Waldpilzsuppe fettarm, Maggi	35	2	1	🟨	2
300	Waldpilzsuppe mit Champignons, Knorr	40	6	2	🟨	1
200	Wildkräuter Cremesuppe, Erasco	47	6	3	🟨	1
400	Wirsingtopf, Sonnen Bassermann	36	8	2	🟨	2
515	Würstchenlunch Erbseneintopf, Meica	103	26	5	🟨	5
515	Würstchenlunch Kartoffeleintopf, Meica	83	26	5	🟨	4
515	Würstchenlunch Linseneintopf, Meica	101	26	5	🟨	5
250	Würzer Brühe, Leichter leben in Deutschland (fertige Gemüsebrühe)	4	<1	<1	🟩	1
300	Zwiebelsuppe, Sonnen Bassermann	52	9	3	🟨	1

PG	Nudelgerichte	kcal /100	FP/ PG	FP/ 100	Z	P/ 100
250	Bami Goreng, Frosta TK	98	8	3	🟨	7
350	Cannelloni mit Putenfleisch, WeightWatchers	78	8	2	🟨	5
300	Cannelloni Ricotta-Blattspinat, Frosta TK	144	24	8	🟨	5
250	Cravattini Käse Kräuter, Mirácoli	172	15	6	🟨	5
250	Fettuccine Hähnchenfilet, Frosta TK	117	25	5	🟨	7
300	Fettuccine Shrimps, Frosta TK	114	12	4	🟨	6
300	Frutti di mare Tagliatelle, Frosta TK	124	15	5	🟨	6
250	Gnocchi Tomate-Mozzarella, Apetito	141	13	5	🟨	5
315	Lachslasagne, Costa	126	28	9	🟨	8
250	Lasagne Bolognese, Frosta TK	133	18	7	🟨	5
350	Lasagne Bolognese, WeightWatchers	74	4	1	🟨	4
250	Lasagne Grill-Gemüse, Frosta TK	115	15	6	🟨	3
300	Linguine Alaska-Seelachs, Frosta TK	87	6	2	🟨	6

PG = Portionsgröße / Packungsinhalt
kcal/100 = Kalorien in 100 g oder 100 ml
FP/PG = Fettpunkte pro Portion
FP/100 = Fettgehalt pro 100 g oder 100 ml
Z = Zuckerwürfel
P/100 = Protein pro 100 g oder 100 ml

Fertiggerichte / Unterwegs

PG	Nudelgerichte	kcal /100	FP/ PG	FP/ 100	Z	P/ 100
300	Linguine Tomate Mozzarella, Mirácoli	127	8	3	■	4
310	Maccaroni mit Tomatensoße, Mirácoli	126	8	3	■	4
300	Pappardelle Spinat-Tomate, Apetito	99	9	3	■	4
300	Pasta Pesto Rosso, Frosta TK	81	12	4	■	2
300	Pasta Schuta, Bernbacher	232	18	6	■	8
300	Penne Arrabbiata, Bernbacher	138	6	2	■	5
350	Penne Mediterrane, WeightWatchers	55	1	<1	■	2
350	Penne mit Putenstreifen, WeightWatchers	96	6	2	■	8
400	Ravioli in Tomatensoße, Sonnen Bassermann	66	5	1	■	2
400	Ravioli mit Fleisch, Sonnen Bassermann	69	7	2	■	2
400	Ravioli mit Käse, WeightWatchers	50	3	1	■	2
200	Ravioli, WeightWatchers	56	3	1	■	2
320	Spaghetti Bolognese, Mirácoli	138	12	4	■	5
350	Spaghetti Bolognese, WeightWatchers	94	2	<1	■	4
300	Spaghetti Carbonara, Bernbacher	146	11	4	■	5
320	Spaghetti Carbonara, Mirácoli	158	16	6	■	5
350	Spaghetti Carbonara, WeightWatchers	79	6	2	■	6
325	Spaghetti mit Tomatensauce, Mirácoli	128	8	3	■	4
250	Spaghetti Pesto alla Genovese	181	16	6	■	5
325	Spaghetti Tomate/Basilikum, Mirácoli	122	8	3	■	4
400	Spaghetti, Erasco	52	4	1	■	2
325	Spaghettini Arrabbiata, Mirácoli	127	8	3	■	4
300	Tagliatelle mit Garnelen, Apetito TK	87	9	3	■	4
300	Tagliatelle Wildlachs, Frosta TK	112	15	5	■	5
200	Tortellini in Sahnesoße	168	26	13	■	10
260	Tortellini Tomaten-Sahne Sauce, Mirácoli	164	18	7	■	5
400	Tortellini, WeightWatchers	53	3	1	■	2
300	Tortelloni Käse-Sahne-Sauce, Frosta TK	136	24	8	■	4
300	Tortiglioni in Steinpilzsauce, Apetito TK	112	12	4	■	4
250	Viva Italia Penne Creme Spinaci, Iglo TK	129	13	5	■	4
250	Viva Italia Penne Gorgonzola, Iglo TK	135	13	5	■	5

PG = Portionsgröße / Packungsinhalt
kcal/100 = Kalorien in 100 g oder 100 ml
FP/PG = Fettpunkte pro Portion
FP/100 = Fettgehalt pro 100 g oder 100 ml
Z = Zuckerwürfel
P/100 = Protein pro 100 g oder 100 ml

Fertiggerichte / Unterwegs

PG	Nudelgerichte	kcal /100	FP/ PG	FP/ 100	Z	P/ 100
250	Viva Italia Ricotta Spinat-Tortelloni Sahnesoße, Iglo TK	128	15	6	■	4
250	Viva Italia Tortelloni Tomatensahne, Iglo TK	128	15	6	■	4
350	Vollkornspaghetti mit Tomatensoße, Mirácoli	113	9	2	■	4
400	Wildlachs mit Tagliatelle in Joghurtsoße, Iglo TK	82	8	2	■	7

Pizza

Für die einen bedeutet sie die schnellste Art satt zu werden, für die anderen ist sie kulinarischer Hochgenuss: Die Tiefkühl-Pizza. Millionen Singles, Studenten und Berufstätige ernähren sich mehrmals in der Woche davon. Kein Wunder, denn angesichts der Auswahl in den Supermärkten bleibt kein Magen leer.
Doch welches Produkt soll der Hungergeplagte wählen, wenn die Auswahl schier unendlich scheint?

Fertigpizzen sind besser als ihr Ruf. So haben viele Hersteller schon die gesättigten gegen die gesünderen einfach oder mehrfach ungesättigten Fette ausgetauscht und auch die Salzgehalte gesenkt. Wählt der Verbraucher jetzt noch kalorienärmere Varianten dann ist gegen den gelegentlichen Genuss einer TK-Pizza nichts einzuwenden. Pizzen mit einem Belag aus Gemüse haben deutlich geringere Brennwerte als die Käse-Salami Varianten. Unsere Auflistung der gängigsten Sorten hilft beim Einkauf.

PG	Pizza	kcal /100	FP/ PG	FP/ 100	Z	P/ 100
320	Backfrische Pizza Salami, Wagner	214	27	9	■	10
360	Backfrische Pizza Speciale, Wagner	200	30	8	■	9
360	Backfrische Pizza Spinat, Wagner	179	22	6	■	9
340	Backfrische Pizza Thunfisch, Wagner	202	27	8	■	10
420	Big Pizza BBQ Chicken, Wagner	232	34	8	■	10
420	Big Pizza Boston, Wagner	246	56	13	■	7
410	Big Pizza Supreme, Wagner	237	39	10	■	10
420	Big Pizza Texas, Wagner	266	49	12	■	10
420	Big Pizza Thunfisch, Wagner	247	47	11	■	10
420	Big Pizza Western, Wagner	237	39	9	■	6
320	Bio Flammkuchen Käse Lauch, Wagner	272	51	16	■	10

PG = Portionsgröße / Packungsinhalt
kcal/100 = Kalorien in 100 g oder 100 ml
FP/PG = Fettpunkte pro Portion
FP/100 = Fettgehalt pro 100 g oder 100 ml
Z = Zuckerwürfel
P/100 = Protein pro 100 g oder 100 ml

Fertiggerichte / Unterwegs

PG	Pizza	kcal/100	FP/PG	FP/100	Z	P/100
350	Bio Pizza Käse Spinat, Wagner	196	24	7	■	9
310	Bio Pizza Margherita, Wagner	250	28	9	■	11
350	Bio Pizza Schinken Pesto, Wagner	224	31	9	■	10
125	Bistro Baguette Bolognaise, Dr. Oetker	211	10	8	■	7
125	Bistro Baguette Diavolo, Dr. Oetker	234	13	10	■	7
125	Bistro Baguette Jambon-Fromage, Dr. Oetker	259	15	12	■	9
125	Bistro Baguette Salami, Dr. Oetker	234	13	10	■	7
125	Bistro Baguette Thon, Dr. Oetker	246	14	11	■	8
320	Flammkuchen „nach Bauernart", Wagner	227	39	12	■	7
330	Flammkuchen griechische Art, Wagner	216	40	12	■	6
320	Flammkuchen Käse & Lauch, Wagner	257	47	15	■	10
125	Gourmet Baguette Bourgogne, Dr. Oetker	238	14	11	■	8
125	Gourmet Baguette Bretagne, Dr. Oetker	227	12	10	■	8
125	Gourmet Baguette Provence, Dr. Oetker	268	17	13	■	10
270	Gourmet Piccolinis Feine Garnelen, Wagner	223	27	10	■	8
270	Gourmet Piccolinis Lachs Spinat, Wagner	245	33	12	■	9
115	Intermezzo Peperoni Salami, Dr. Oetker	285	18	16	■	8
110	Intermezzo Schinken auf Sauerrahm, Dr. Oetker	263	15	14	■	7
120	Kräuterbaguette leicht, Meggle	213	8	7	■	6
395	Lachs-Spinat-Pizza, Costa	221	43	11	■	9
390	Meeresfrüchte-Pizza, Costa	227	49	12	■	10
350	Natur Lust Pizza Mozzarella, Wagner	268	44	13	■	12
310	Natur Lust Pizza Salami, Wagner	255	35	11	■	11
340	Original Balance Pizza Grillgemüse, Wagner	152	12	4	■	7
340	Original Balance Pizza Hähnchen Wok, Wagner	158	11	3	■	9
270	Piccolinis Drei Käse, Wagner	230	27	10	■	10
270	Piccolinis Tomate Mozzarella, Wagner	209	21	8	■	9
450	Pizza Big American Supreme, Dr. Oetker	243	47	11	■	9
450	Pizza Big American Texas, Dr. Oetker	277	57	13	■	10
290	Pizza Calzone Speciale, Dr. Oetker	258	40	14	■	11

PG = Portionsgröße / Packungsinhalt
kcal/100 = Kalorien in 100 g oder 100 ml
FP/PG = Fettpunkte pro Portion
FP/100 = Fettgehalt pro 100 g oder 100 ml
Z = Zuckerwürfel
P/100 = Protein pro 100 g oder 100 ml

Fertiggerichte / Unterwegs

PG	Pizza	kcal/100	FP/PG	FP/100	Z	P/100
360	Pizza Culinaria Greek Style, Dr. Oetker	218	36	10	■	9
350	Pizza Mozzarella leggera - 50% Fett, Dr. Oetker	181	21	6	■	9
330	Pizza Procuitto, Dr. Oetker	228	33	10	■	10
380	Pizza Salame, Dr. Oetker	227	30	8	■	9
350	Pizza Speciale leggera - 50% Fett, Dr. Oetker	181	20	6	■	9
100	Quiche Lorraine	321	17	17	■	6
340	Ristorante Piccante Salami Peperoni, Dr. Oekter	248	43	13	■	9
330	Ristorante Pizza Calabrese Salami, Dr. Oetker	257	43	13	■	10
365	Ristorante Pizza Funghi, Dr. Oetker	235	45	12	■	8
355	Ristorante Pizza Hawaii, Dr. Oetker	215	31	9	■	9
335	Ristorante Pizza Mozzarella, Dr. Oetker	262	46	14	■	11
410	Ristorante Pizza Pasta, Dr. Oetker	224	36	9	■	8
355	Ristorante Pizza Pollo, Dr. Oetker	213	33	9	■	9
340	Ristorante Pizza Quattro Formaggi, Dr. Oetker	267	48	14	■	11
370	Ristorante Pizza Quattro Stagioni, Dr. Oetker	223	40	11	■	9
390	Ristorante Pizza Spinaci, Dr. Oetker	222	46	12	■	7
385	Ristorante Vegetale, Dr. Oetker	198	35	9	■	7
370	Scampi-Pizza, Costa	223	37	10	■	9
350	Steinofenpizza Bolognese Salami, Wagner	214	32	9	■	9
350	Steinofenpizza Calabrese Salami, Wagner	234	35	10	■	10
350	Steinofenpizza Capricciosa, Wagner	200	29	8	■	9
350	Steinofenpizza Champignon, Wagner	214	33	9	■	9
380	Steinofenpizza Hawaii, Wagner	211	28	7	■	9
350	Steinofenpizza Käse Quartett, Wagner	250	39	11	■	12
350	Steinofenpizza Mozzarella, Wagner	233	37	11	■	10
350	Steinofenpizza Schinken, Wagner	225	32	9	■	10
350	Steinofenpizza Speciale, Wagner	232	37	11	■	10
350	Steinofenpizza Thunfisch Diavolo, Wagner	223	32	9	■	10
360	Steinofenpizza Thunfisch, Wagner	235	40	11	■	11
370	Steinofenpizza Vegetaria, Wagner	197	31	8	■	8

PG = Portionsgröße / Packungsinhalt
kcal/100 = Kalorien in 100 g oder 100 ml
FP/PG = Fettpunkte pro Portion
FP/100 = Fettgehalt pro 100 g oder 100 ml
Z = Zuckerwürfel
P/100 = Protein pro 100 g oder 100 ml

Fertiggerichte / Unterwegs

Salate

Nicht der Salat ist das Problem, die Soße über dem Grünzeug ist der Knackpunkt. Als Soßen dienen Mayonnaise und/oder Salatmayonnaise, andere mehr oder weniger emulgierte Zubereitungen, wahlweise aus Speiseöl, Essig, Sahne, Joghurt, Creme fraîche, ferner oft Zuckerarten und andere Zutaten, die den Genusswert und den Geschmack beeinflussen. Glücklicherweise erobern langsam auch fettreduzierte Salatsoßen die Supermarktregale.

Einkaufstipp für Salate und Feinkostsalate

Je nach beigefügter Soße können sich ansonsten gleiche Salate um mehr als das doppelte an Fett und Kalorien unterscheiden. Vergleichen Sie hier extrem genau, Ihr Gewicht wird es Ihnen danken.

PG	Salate	kcal/100	FP/PG	FP/100	Z	P/100
100	Bohnensalat	20	-	-	🟩	2
100	Budapester Salat, Homann	282	25	25	🟨	3
100	Champagner Kraut	40	2	2	🟩	1
100	Champignonsalat, Homann	195	19	19	🟨	2
100	Chili Fleischsalat, Homann	316	31	31	🟨	6
100	Curry Hähnchensalat, Du darfst	140	8	8	🟨	7
100	Dillschnitten	57	-	-	🟩	-
100	Eiersalat	115	16	16	🟩	6
100	Eiersalat mit Bacon, Homann	245	20	20	🟨	11
100	Eiersalat mit Schnittlauch, Homann	263	23	23	🟨	9
100	Eiersalat, Du darfst	147	5	9	🟨	7
100	Eiersalat, leicht	130	9	9	🟩	6
100	Feiner Kartoffelsalat, Homann	147	9	9	🟨	2
100	Feinster Fleischsalat laktosefrei, MinusL	303	28	28	🟨	1
100	Fleischsalat	312	33	33	🟩	8
100	Fleischsalat leicht, Homann	213	17	17	🟨	8
100	Fleischsalat ohne Gurke, Homann	381	38	38	🟨	7
100	Fleischsalat, Du darfst	202	17	17	🟨	5
100	Frischer Fleischsalat, Homann	329	32	32	🟨	6
100	Fruchtiger Geflügelsalat leicht, Homann	143	8	8	🟨	10

PG = Portionsgröße / Packungsinhalt
kcal/100 = Kalorien in 100 g oder 100 ml
FP/PG = Fettpunkte pro Portion
FP/100 = Fettgehalt pro 100 g oder 100 ml
Z = Zuckerwürfel
P/100 = Protein pro 100 g oder 100 ml

Fertiggerichte / Unterwegs

PG	Salate	kcal/100	FP/PG	FP/100	Z	P/100
100	Fruchtiger Käsesalat, Homann	299	25	25	🟨	8
100	Geflügelsalat Asia leicht, Homann	129	6	6	🟨	10
100	Geflügelsalat Hawaii, Homann	227	18	18	🟨	11
100	Geflügelsalat mit Ananas, Du darfst	136	8	8	🟨	7
100	Geflügelsalat, leicht	143	10	10	🟩	10
100	Hamburger Kartoffelsalat, Homann	199	17	17	🟨	2
100	Herzhafter Hähnchenbrustsalat, Homann	206	16	16	🟨	11
100	Karoffelsalat mit Schnittlauch, Du darfst	138	8	8	🟨	2
100	Karottensalat	20	-	-	🟩	1
100	Kartoffelsalat Klassisch, Homann	189	15	15	🟨	1
125	Käsesalat mit Äpfeln	254	26	21	🟩	15
100	Kräuter Fleischsalat, Homann	325	32	32	🟨	6
200	Linsensalat mit Gemüse	61	6	3	🟩	3
100	Maiskölbchen	41	-	-	🟩	2
100	Mixed Pickles, Konserve	36	-	-	🟩	1
100	Möhrensalat, Konserve	78	-	-	🟩	1
150	Nudelsalat	137	15	10	🟨	4
100	Nudelsalat mit Tomaten-Kräuter, Du darfst	176	10	10	🟨	3
100	Pellkartoffelsalat, Du darfst	120	7	7	🟨	2
100	Puszta Salat	29	-	-	🟩	1
100	Putensalat, Du darfst	136	7	7	🟨	8
150	Reissalat	143	12	8	🟨	3
100	Russisch Ei, Homann	224	22	22	🟨	6
100	Selleriesalat	16	1	1	🟩	1
100	Teufelsalat, Homann	125	6	6	🟨	4
100	Waldorfsalat	101	7	7	🟩	2
100	Waldorfsalat, Homann	223	20	20	🟨	1
100	Westfälischer Kartoffelsalat, Homann	202	15	15	🟨	2
100	Wurst Käse Salat, Homann	213	30	30	🟨	7
100	Wurstsalat	281	22	22	🟩	10
100	Würziger Kartoffelsalat, Homann	102	6	6	🟨	2

PG = Portionsgröße / Packungsinhalt
kcal/100 = Kalorien in 100 g oder 100 ml
FP/PG = Fettpunkte pro Portion
FP/100 = Fettgehalt pro 100 g oder 100 ml
Z = Zuckerwürfel
P/100 = Protein pro 100 g oder 100 ml

Fertiggerichte / Unterwegs

Unterwegs

Wenn sich beim Einkaufen der kleine Hunger meldet, dann sind die Verlockungen allgegenwärtig. Jeder Bäcker, Metzger, jede Imbissbude bietet leckere Snacks in Hülle und Fülle an. Und wer kann dann schon widerstehen? Nicht Verzicht ist die richtige Antwort, sondern die geschickte Auswahl unter all den angebotenen Leckereien. Wählen Sie die passenden Snacks einfach aus unserer Liste oder lassen Sie sich in der nächsten Metzgerei eine leckere Schinkensemmel mit Gurke oder Tomate einfach frisch machen.

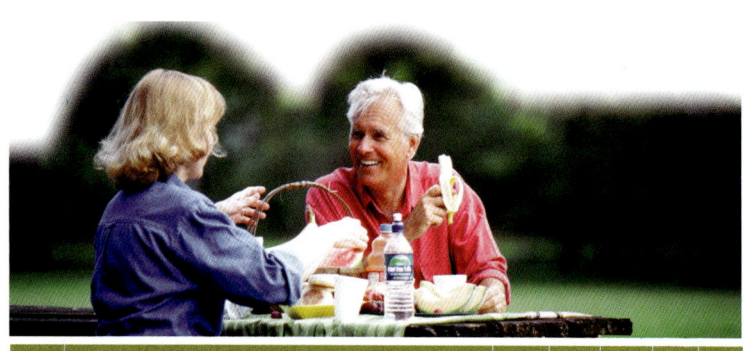

PG	Unterwegs „Fast Food"	kcal/100	FP/PG	FP/100	Z	P/100
80	Apfeltasche, McDonald´s	263	11	14	■	3
100	Asia-Salat mit Garnelen	114	4	4	■	5
180	Backfisch Baguette, Nordsee	297	18	11	■	10
195	Bagel Bacon & Egg, BurgerKing	257	24	12	■	11
90	Bagel, BurgerKing	340	9	10	■	10
170	Baguette Salami	250	17	10	■	13
260	Baguette Schinken und Käse	226	24	10	■	8
175	BBQ Double, BurgerKing	271	22	13	■	15
251	BBQ Rib Sandwich, Subway	174	20	8	■	10
360	Beef Salat, Subway	34	3	1	■	5
224	Beef Sandwich fettarm, Subway	137	4	2	■	11
40	Bifi Carazza	350	8	20	■	9
25	Bifi Energie	510	11	45	■	24
25	Bifi Geflügel	480	10	40	■	30

PG = Portionsgröße / Packungsinhalt
kcal/100 = Kalorien in 100 g oder 100 ml
FP/PG = Fettpunkte pro Portion
FP/100 = Fettgehalt pro 100 g oder 100 ml
Z = Zuckerwürfel
P/100 = Protein pro 100 g oder 100 ml

Fertiggerichte / Unterwegs

PG	Unterwegs „Fast Food"	kcal /100	FP/ PG	FP/ 100	Z	P/ 100
25	Bifi Peperoni	510	11	45	🟨	25
50	Bifi Ranger	370	11	22	🟨	12
50	Bifi Roll Korn	440	16	31	🟨	16
40	Bifi Wiener	390	14	36	🟨	16
221	Big Mac, McDonald's	224	25	11	🟨	12
359	Big Tasty Bacon, McDonald's	252	55	15	🟨	15
180	Bockwurst mit Semmel und Senf	308	35	20	🟨	14
370	Bockwurst, Kartoffelsalat, Senf	171	44	12	🟨	6
250	Brathähnchen	166	25	10	🟩	26
200	Bratwurst in Semmel	264	30	17	🟨	11
298	Breakfast Burger, BurgerKing	262	49	16	🟨	14
201	Breakfast Wrap, BurgerKing	226	23	11	🟨	12
130	Bremer, Nordsee	342	7	5	🟨	9
100	Calamari-Box, Nordsee	582	23	23	🟨	15
120	Cheeseburger, McDonald's	250	13	11	🟨	14
224	Chicken Breast Sandwich, Subway	134	4	2	🟨	10
238	Chicken Fajita, Subway	156	10	4	🟨	11
107	Chicken McNuggets (6 Stück), McDonald's	236	12	11	🟨	16
245	Chicken Teriyaki Sandwich, Subway	131	4	2	🟨	10
123	Chili Cheese Burger, BurgerKing	331	26	21	🟨	12
120	Chili Cheese Nuggets (6 Stück), BurgerKing	305	7	6	🟨	9
45	Chocolate Chips, Subway	475	10	23	🟥	5
45	Chocolate Rainbow, Subway	485	10	22	🟥	5
232	Country Burger, BurgerKing	224	25	11	🟨	6
204	CountryMcGriddles, McDonald's	250	28	14	🟨	11
271	Crispy Chicken Ceasar Salad, McDonald's	111	14	5	🟨	9
187	Crispy Chicken Wrap, BurgerKing	232	17	9	🟨	10
150	Currywurst mit Ketchup	300	35	23	🟨	12
200	Delight Salad (ohne Dressing), BurgerKing	33	1	<1	🟩	1
350	Döner im Fladenbrot	235	18	5	🟨	12
71	Donut Chocolate, BurgerKing	451	21	30	🟥	5

PG = Portionsgröße / Packungsinhalt
kcal/100 = Kalorien in 100 g oder 100 ml
FP/PG = Fettpunkte pro Portion
FP/100 = Fettgehalt pro 100 g oder 100 ml
Z = Zuckerwürfel
P/100 = Protein pro 100 g oder 100 ml

Fertiggerichte / Unterwegs

PG	Unterwegs „Fast Food"	kcal/100	FP/PG	FP/100	Z	P/100
74	Donut Vanilla, BurgerKing	441	20	27	■	5
173	Doppel Cheeseburger, McDonald's	254	23	13	■	16
145	Doppel Hamburger, McDonald's	241	16	11	■	15
171	Double Cheeseburger, BurgerKing	270	12	7	■	17
160	Double Chili Cheeseburger, BurgerKing	321	34	21	■	15
150	Filet-o-Fisch, McDonald's	230	15	10	■	10
100	Fisch & Chips, Nordsee	195	18	18	■	14
160	Fischfrikadelle	141	10	6	■	16
270	Frikadelle mit Bratkartoffeln	117	15	5	■	5
70	Frikadelle mit Senf	140	5	7	■	15
204	Frühstücks Wrap, McDonald's	243	36	16	■	11
150	Fruit & Yogurt, McDonald's	110	3	2	■	3
183	Garnelenbox, Nordsee	318	33	18	■	11
246	Grilled Chicken Caesar Salad ohne Dressing, McDonald's	75	7	3	■	11
400	Gyros Pita	230	14	4	■	13
206	Ham & Cheese Bagel, BurgerKing	236	22	10	■	11
356	Ham Salat, Subway	32	3	1	■	4
223	Ham Sandwich, Subway	133	5	2	■	9
205	Hamburger Royal mit Käse, McDonald's	246	27	13	■	16
237	Hamburger Royal TS, McDonald's	217	29	12	■	12
110	Hamburger, BurgerKing	250	12	10	■	13
106	Hamburger, McDonald's	241	9	9	■	13
100	Herta Pausenbrot Hähnchenbrust	272	16	16	■	11
100	Herta Pausenbrot Kochschinken	269	16	16	■	11
385	Hot BBQ Double Whopper, BurgerKing	242	58	15	■	14
140	Hot Brownie mit Eis, BurgerKing	367	33	24	■	5
100	Hot Brownie, BurgerKing	456	31	31	■	6
150	Kartoffel-Box, Nordsee	208	9	6	■	3
90	King Nuggets (6 Stück), BurgerKing	275	17	19	■	17

PG = Portionsgröße / Packungsinhalt
kcal/100 = Kalorien in 100 g oder 100 ml
FP/PG = Fettpunkte pro Portion
FP/100 = Fettgehalt pro 100 g oder 100 ml
Z = Zuckerwürfel
P/100 = Protein pro 100 g oder 100 ml

Fertiggerichte / Unterwegs

PG	Unterwegs „Fast Food"	kcal /100	FP/ PG	FP/ 100	Z	P/ 100
351	King Shake Chocolate (groß), BurgerKing	126	8	2	■	3
351	King Shake Mango (groß), BurgerKing	120	7	2	■	3
351	King Shake Strawberry (groß), BurgerKing	118	7	2	■	3
145	King Sundae Caramel, BurgerKing	169	7	5	■	5
145	King Sundae Schoko, BurgerKing	160	7	5	■	5
130	King Sundae, BurgerKing	146	7	5	■	5
172	King Wings (6 Stück), BurgerKing	221	27	16	■	20
200	Leberkässemmel mit Senf	260	48	24	■	13
177	McChicken, McDonald's	237	18	10	■	13
94	McCroissant, McDonald's	303	15	16	■	13
196	McFlurry Kitkat, McDonald's	470	14	6	■	7
138	McMuffin Bacon & Egg, McDonald's	228	15	11	■	13
182	McMuffin Sausage & Egg, McDonald's	246	24	14	■	14
211	McRib, McDonald's	229	22	11	■	12
71	McToast Bacon Käse, McDonald's	277	9	12	■	14
79	McToast Käse, McDonald's	282	11	14	■	13
74	McToast Schinken Käse, McDonald's	243	7	10	■	12
225	McWrap Classic Beef, McDonald's	253	35	16	■	10
257	McWrap Crispy Chicken, McDonald's	204	23	9	■	10
233	McWrap Grilled Chicken, McDonald's	176	13	6	■	12
240	Milchshake (Erdbeer, Vanille, Schoko)	130	8	3	■	4
250	Milchshake Erdbeere klein, McDonald's	120	5	3	■	3
250	Milchshake Schokolade klein, McDonald's	122	6	3	■	3
250	Milchshake Vanille klein, McDonald's	117	5	3	■	3
174	Mix-Box, Nordsee	246	20	11	■	8
90	Onion Rings, BurgerKing	298	19	21	■	3
114	Pommes Frites mittel, McDonald's	294	17	15	■	4
160	Räucherlachsecke, Nordsee	260	18	11	■	15
270	Schaschlik, Pommes, Ketchup	134	16	6	■	10
238	Spicy Italian Sandwich, Subway	201	25	10	■	9

PG = Portionsgröße / Packungsinhalt
kcal/100 = Kalorien in 100 g oder 100 ml
FP/PG = Fettpunkte pro Portion
FP/100 = Fettgehalt pro 100 g oder 100 ml
Z = Zuckerwürfel
P/100 = Protein pro 100 g oder 100 ml

Fertiggerichte / Unterwegs

PG	Unterwegs „Fast Food"	kcal/100	FP/PG	FP/100	Z	P/100
234	Steak & Cheese Sandwich, Subway	148	9	4	◾	10
370	Subway Club Salat, Subway	34	3	1	◾	5
238	Subway Club Sandwich, Subway	130	5	2	◾	11
167	Sunday Eis mit Karamell Sauce, McDonald's	196	8	5	◾	3
167	Sunday Eis mit Schoko, McDonald's	192	10	6	◾	3
100	Sushi, Nordsee	156	3	3	◾	5
55	Sweet Croissant pur, McDonald's	373	11	20	◾	9
92	SweetMcGriddles, McDonald's	255	6	7	◾	4
70	Toasty Classic, Tillmann's	226	7	9	◾	18
300	Tropical Curry Chicken Sandwich, Subway	127	7	2	◾	8
251	Tuna Sandwich, Subway	170	17	7	◾	9
234	Turkey & Ham Sandwich, Subway	129	5	2	◾	10
167	Veggie Delite Sandwich, Subway	142	3	2	◾	6
146	Veggieburger, McDonald's	247	17	12	◾	7
167	Western Beef, McDonald's	213	18	11	◾	10
274	Whopper, BurgerKing	224	35	13	◾	10
160	Wiener Würstchen, Senf, Semmel	308	30	19	◾	13
250	Zwiebelkuchen	171	36	15	◾	7

Gaststätten

198.500 Gaststätten, Kantinen und Cateringbetriebe buhlen um die Gunst des Kunden in Deutschland und wollen Sie als Gast verwöhnen. Die traditionelle Gaststätte ist aber einem starken Wandel unterworfen. 3 Tendenzen sind deutlich festzustellen:

- Der Take-away-Markt boomt. Im Zuge gestiegener Mobilität und veränderter Essgewohnheiten sehen sich die traditionellen Gaststätten und Wirtshäuser einer immer größeren Konkurrenz aus anderen Branchen wie dem Einzelhandel, dem Lebensmittelhandwerk oder den Tankstellen gegenüber.

- Das Gesundheitsbewusstsein der Verbraucher hält weiter an, was insbesondere die Umsätze von Health- oder Wellness-Food weiter stärkt. Leichte, qualitativ hochwertige Küche ist im Trend. Zukunftskonzepte gehorchen der Formel: frisch, schnell, schön. Viele Gastronomiebetriebe bieten Gerichte aus den Kochbüchern von „Leichter leben in Deutschland" an, fragen Sie danach.

PG = Portionsgröße / Packungsinhalt
kcal/100 = Kalorien in 100 g oder 100 ml
FP/PG = Fettpunkte pro Portion
FP/100 = Fettgehalt pro 100 g oder 100 ml
Z = Zuckerwürfel
P/100 = Protein pro 100 g oder 100 ml

Fertiggerichte / Unterwegs

- Der Trend zur deutschen Küche setzt sich weiter fort. Heißt es im Tourismus „Nord- und Ostsee statt Mittelmeer", so stellen wir auch gastronomisch eine Vorliebe für die Heimat fest – zu den beliebten und bekannten Gerichten der Kindheit.

Gaststätten-Tipp

Verlangen Sie als Gast gegebenenfalls auch den Austausch von Beilagen oder das getrennte Servieren von Salat und Soße. Sie sind der Gast und bezahlen für diese Leistungen.

PG	Gaststätte-Restaurant	kcal /100	FP/ PG	FP/ 100	Z	P/ 100
334	Aprikosenknödel mit Fruchtsoße	144	20	6	🟨	5
320	Champignon Cremesuppe	32	25	8	🟩	2
200	Cordon bleu	183	20	10	🟨	20
360	Dampfnudeln mit Vanillesoße	180	16	5	🟥	6
200	Fischhackbraten	125	6	3	🟩	17
250	Grüne Nudeln mit Gorgonzolasoße	140	15	6	🟨	6
400	Gulaschsuppe ungarisch	40	11	3	🟩	4
380	Hackbraten mit Soße	175	46	12	🟩	12
250	Hähnchenbrust gebraten	111	2	1	🟩	25
250	Kaiserschmarrn	190	24	10	🟥	16
200	Kalbsbrust gefüllt mit Soße	148	23	12	🟩	26
250	Kalbsgeschnetzeltes „Züricher Art"	130	22	9	🟩	11
200	Kalbskotelett „Mailand"	250	31	16	🟩	8
250	Kalbsrollbraten, glaciert	78	8	3	🟩	11
470	Kartoffeln mit Frühlingsquark	105	24	5	🟩	7
250	Kasseler Ripperl mit Soße und Kraut	51	6	3	🟩	6
300	Kraftbrühe	39	6	2	🟩	5
300	Kräuter-Pilz-Omelett	138	33	11	🟩	9
350	Lasagne al Forno	150	34	10	🟨	8
350	Leberspätzlesuppe	64	11	3	🟩	3
200	Lüngerl sauer	55	5	3	🟩	6
250	Milchreis mit Zucker und Zimt	130	6	2	🟥	4

PG = Portionsgröße / Packungsinhalt
kcal/100 = Kalorien in 100 g oder 100 ml
FP/PG = Fettpunkte pro Portion
FP/100 = Fettgehalt pro 100 g oder 100 ml
Z = Zuckerwürfel
P/100 = Protein pro 100 g oder 100 ml

Fertiggerichte / Unterwegs

PG	Gaststätte-Restaurant	kcal/100	FP/PG	FP/100	Z	P/100
300	Musaka	140	34	11	🟩	3
250	Nudeln mit Sahne- oder Käsesoße	96	24	10	🟨	6
400	Nudeln mit Tomatensoße	141	12	3	🟨	4
450	Pichelsteiner	63	8	2	🟩	4
400	Pizza Frutti di Mare	168	16	4	🟨	8
400	Pizza Quattro Stagione	216	24	6	🟨	8
400	Pizza Salami	264	56	14	🟨	8
360	Pizza Tonno (Thunfisch)	201	40	10	🟨	5
250	Putenbrust gebraten mit Soße	68	4	2	🟩	11
780	Putenschnitzel, Grilltomate, Reis	87	28	4	🟩	6
400	Rahmschnitzel mit Spätzle	150	32	8	🟨	7
500	Rinderschmorbraten, Semmelknödel	140	21	7	🟨	8
350	Sauerbraten mit Soße	114	25	8	🟩	3
500	Schwammerl mit Semmelknödel	140	20	4	🟨	4
215	Schweinebraten mit Soße	98	13	6	🟩	10
200	Schweineleber mit Äpfeln und Zwiebeln	144	17	8	🟩	12
300	Schweinerollbraten mit Soße	135	18	6	🟩	18
250	Spaghetti Bolognese	135	13	5	🟩	7
250	Spaghetti gekocht mit Butterflöckchen	169	12	5	🟨	5
250	Spargel frisch gegart	16	-	-	🟩	2
250	Spargel mit Soße Hollandaise	541	34	14	🟨	2
400	Tafelspitz mit Meerettichsoße	157	40	10	🟩	13
280	Tintenfischringe gebacken	140	6	2	🟨	15
110	Toast Hawaii	257	16	15	🟨	11
390	Tomatensuppe	30	8	2	🟩	1
200	Topfenpalatschinken	175	11	5	🟥	6
200	Vanilleeis mit heißen Himbeeren	117	11	6	🟥	2
130	Vanilleeis mit heißer Schokoladensoße	266	25	19	🟥	4
150	Wiener Schnitzel ohne Beilage	211	12	8	🟨	18
100	Wurstsalat bayerisch	305	28	28	🟩	12
300	Zwiebelsuppe französisch	71	13	5	🟩	5

PG = Portionsgröße / Packungsinhalt
kcal/100 = Kalorien in 100 g oder 100 ml
FP/PG = Fettpunkte pro Portion
FP/100 = Fettgehalt pro 100 g oder 100 ml
Z = Zuckerwürfel
P/100 = Protein pro 100 g oder 100 ml

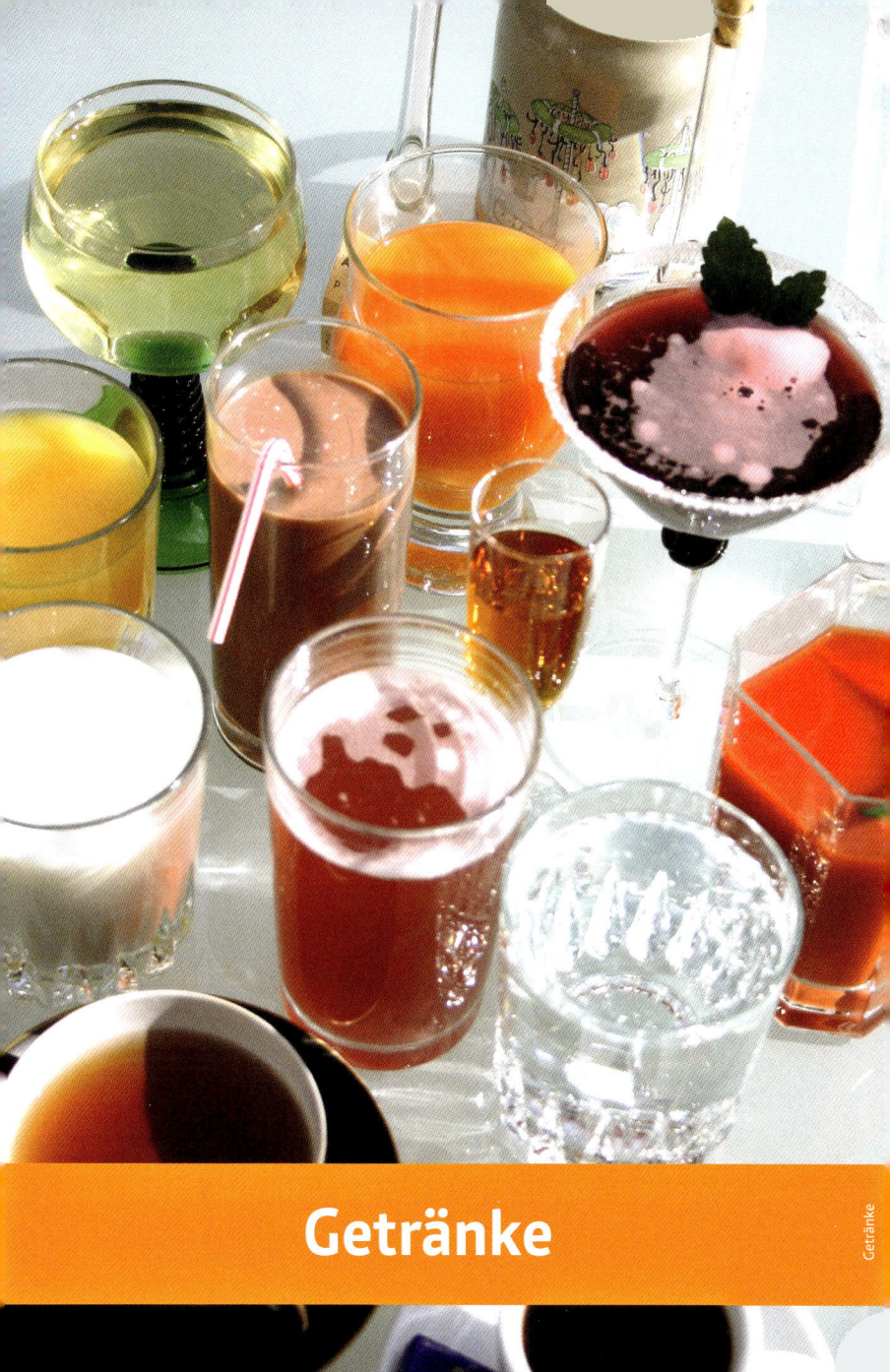

Getränke

Getränke

Getränke

Bei Abnehmkuren und Diäten sind Getränke häufig die Fehlerquelle Nummer 1, denn meistens wird die Aufmerksamkeit auf das Essen gerichtet und nicht auf die Getränke.

Alkoholhaltige Getränke enthalten zwar bis auf wenige Ausnahmen kein Fett, aber Alkohol. Und dieser hemmt die Verstoffwechslung aller anderen Bestandteile des Essens. So ist Alkohol, egal ob als Bier, Wein oder Schnaps, der Turbo für die Fetteinlagerung an Bauch und Hüften. Wollen Sie erfolgreich abnehmen, dann ist der Verzicht auf alkoholische Getränke eine Grundvoraussetzung.

In unserer Tabelle finden Sie eine theoretische Umrechnung von Alkohol in Fett. Nach der Formel Alkoholmenge (g) x 7/9 = Fettmenge kann der Alkohol in Bier und Wein, in Schnaps und Sekt in Fettpunkte umgerechnet werden. Wie Sie aus der Tabelle ersehen können, entsprechen 500 ml Bier circa 15 Fettpunkten.

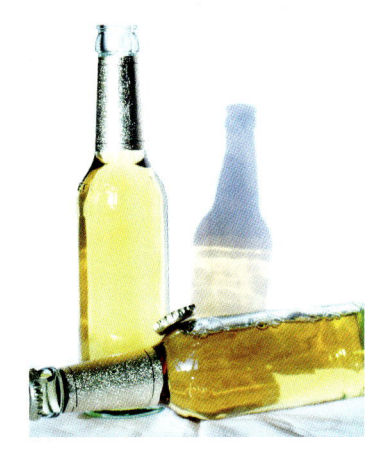

PG	Getränke mit Alkohol	kcal /100	FP/ PG	FP/ 100	Z	P/ 100
500	Alkoholfreies Bier	26	-	-	■	-
330	Altbier	43	11	3	■	-
20	Amaretto (28%)	310	3	15	■	-
100	Aperol	250	11	11	■	-
20	Apfelkorn	191	4	20	■	-
200	Apfelwein, Cidre	66	5	3	■	-
20	Apricot Brandy (35%)	300	5	24	■	-
20	Bacardi	312	5	25	■	-
20	Bailey's	327	3	15	■	3
20	Berentzen Apfelkorn	173	5	25	■	-
500	Bier, Export oder Helles	44	15	3	■	-

PG = Portionsgröße / Packungsinhalt
kcal/100 = Kalorien in 100 g oder 100 ml
FP/PG = Fettpunkte pro Portion
FP/100 = Fettgehalt pro 100 g oder 100 ml
Z = Zuckerwürfel
P/100 = Protein pro 100 g oder 100 ml

Getränke

Wenn Sie auf einer Feier Alkohol nicht vermeiden können oder wollen, dann empfehlen wir folgende Getränke zu bevorzugen:

- Bier, alkoholarm oder alkoholfrei
- Champagner oder Sekt, trocken
- Weißwein, eventuell mit Wasser gemixt

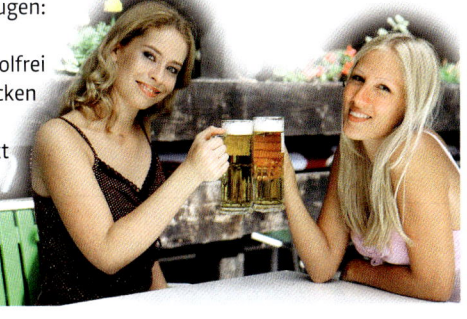

PG	Getränke mit Alkohol	kcal/100	FP/PG	FP/100	Z	P/100
500	Bier, Light (2,7%)	36	9	2	🟨	-
125	Bordeaux	74	9	7	🟥	-
200	Bowle mit Früchten aus Wein	108	16	8	🟥	-
125	Burgunder	80	9	7	🟥	-
20	Calvados	313	5	25	🟥	-
20	Campari	250	3	15	🟥	-
100	Champagner, Sekt	79	8	8	🟥	-
20	Cognac	225	5	25	🟥	-
20	Cointreau	237	5	25	🟥	-
20	Eierlikör (20%)	275	2	10	🟥	-
200	Federweißer	75	6	3	🟥	-
20	Gin (45%)	250	6	30	🟥	-
150	Glühwein	105	8	5	🟥	-
20	Grappa	235	5	25	🟥	-
150	Grog	22	5	4	🟥	-
20	Himbeergeist (40%)	225	5	25	🟥	-
20	Jägermeister	250	5	25	🟥	-
125	Johannisbeerwein	76	11	9	🟥	-
20	Kirschwasser	225	5	25	🟥	-
20	Kleiner Feigling	192	2	10	🟥	-

PG = Portionsgröße / Packungsinhalt
kcal/100 = Kalorien in 100 g oder 100 ml
FP/PG = Fettpunkte pro Portion
FP/100 = Fettgehalt pro 100 g oder 100 ml
Z = Zuckerwürfel
P/100 = Protein pro 100 g oder 100 ml

Getränke

PG	Getränke mit Alkohol	kcal/100	FP/PG	FP/100	Z	P/100
20	Kümmerling	260	5	25	■	-
125	Le Filou rouge	74	9	7	■	-
20	Liköre (30%)	242	4	18	■	-
50	Madeira Likörwein	170	7	14	■	-
500	Malzbier	55	5	1	■	-
50	Marsala Dessertwein	160	5	10	■	-
20	Obstler (45%)	250	5	25	■	-
20	Ouzo (38%)	200	5	25	■	-
20	Pfefferminzlikör (30%)	350	4	20	■	-
200	Punsch	143	19	9	■	-
500	Radler	36	9	2	■	-
20	Ramazzotti	270	4	20	■	-
50	Reiswein	150	5	10	■	-
125	Rosé	72	9	7	■	-
200	Rotwein (12%)	78	15	7	■	-
20	Rum (60%)	231	7	36	■	-
200	Sangria	100	14	7	■	-
20	Schnaps (40%)	210	5	24	■	-
50	Sherry, süß	140	6	12	■	-
50	Sherry, trocken	120	6	12	■	-
500	Starkbier	60	21	4	■	-
20	Tequila	191	5	25	■	-
20	Weinbrand (38%)	237	5	23	■	-
500	Weißbier	43	14	3	■	-
500	Weißbier, alkoholfrei	23	2	<1	■	-
500	Weißbier, leicht	28	9	2	■	-
200	Weißwein (12%)	74	15	7	■	-
50	Wermut, süß	150	5	10	■	-
50	Wermut, trocken	120	5	10	■	-
20	Whisky (43%)	250	5	26	■	-
20	Wodka (40%)	475	5	25	■	-

PG = Portionsgröße / Packungsinhalt
kcal/100 = Kalorien in 100 g oder 100 ml
FP/PG = Fettpunkte pro Portion
FP/100 = Fettgehalt pro 100 g oder 100 ml
Z = Zuckerwürfel
P/100 = Protein pro 100 g oder 100 ml

Getränke

PG	Alkoholische Mixgetränke	kcal /100	FP/ PG	FP/ 100	Z	P/ 100
60	B 52	308	13	22	■	-
300	Caipirinha Cocktail	108	14	5	■	-
250	Cola-Rum	84	13	4	■	-
200	Cuba Libre	95	13	7	■	-
200	Long Island Ice Tea	128	23	12	■	-
300	Mai Tai	83	19	6	■	-
200	Mojito	108	16	8	■	-
200	Pina Colada	93	14	7	■	-
300	Tequila Sunrise	83	11	4	■	-

Erfrischungsgetränke

Bei Erfrischungsgetränken, Limonaden und Fruchtsäften lohnt der kritische Blick auf die Zusammensetzung. Sie werden staunen, wie viel Zucker in vielen Produkten enthalten ist. Soviel, dass mancher Orangensaft als echte Süßigkeit einzustufen ist. Ein Glas Saft sollte daher immer nur zu einer Mahlzeit getrunken werden, niemals alleine als Zwischenmahlzeit oder gar in größeren Mengen.

Ideale Getränke sind:

- Früchtetee, Kräutertee, Schwarzer Tee, alle ohne Zucker
- Gemüsesäfte, auch verdünnt
- Mineralwasser
- Kaffee mit und ohne Milch, ohne Zucker
- Fruchtsaft verdünnt mit viel Wasser

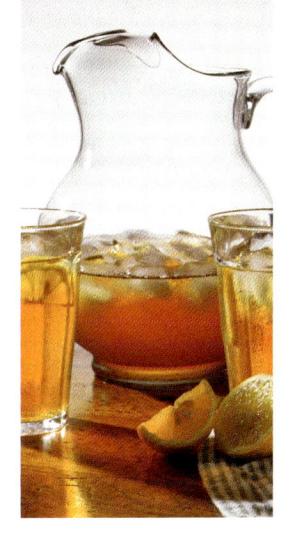

PG	Alkoholfreie Getränke	kcal /100	FP/ PG	FP/ 100	Z	P/ 100
200	ACE Saft, Adelholzener	52	-	-	■	-
200	Acerolasaft	23	1	1	■	-
200	Active fresh Cherry Lime Mix, Aldelholzener	58	-	-	■	-
200	Almdudler g´spritzt	23	-	-	■	-

PG = Portionsgröße / Packungsinhalt
kcal/100 = Kalorien in 100 g oder 100 ml
FP/PG = Fettpunkte pro Portion
FP/100 = Fettgehalt pro 100 g oder 100 ml
Z = Zuckerwürfel
P/100 = Protein pro 100 g oder 100 ml

Getränke

PG	Alkoholfreie Getränke	kcal /100	FP/ PG	FP/ 100	Z	P/ 100
200	Almdudler traditionell	35	-	-	🟥	-
200	Almdudler zuckerfrei	1	-	-	🟩	-
200	Ananassaft, ungezuckert	58	-	-	🟥	-
200	Apfel-Kirsch Saft, Alnatura	48	-	-	🟥	-
200	Apfel-Mangosaft, Rabenhorst	47	-	-	🟥	-
200	Apfel-Quitte Saft, Hohes C	41	-	-	🟥	-
200	Apfelsaft, Bio	45	-	-	🟥	-
200	Apfelsaft, Natreen	23	-	-	🟥	-
200	Apfelschorle, Adelholzener	24	-	-	🟥	-
200	Apollinaris Lemon	1	-	-	🟩	-
200	Aprikosen-Nektar	65	-	-	🟥	-
200	Aprikosensaft	35	-	-	🟥	-
50	Aronia Muttersaft	49	-	-	🟥	-
200	Bio Apfelschorle, Adelholzener	24	-	-	🟥	-
330	Bionade Holunder	22	-	-	🟥	-
330	Bionade Ingwer-Orange	19	-	-	🟥	-
330	Bionade Kräuter	22	-	-	🟥	-
330	Bionade Litschi	21	-	-	🟥	-
200	Birnensaft, Alnatura	48	-	-	🟥	-
200	Bitter Lemon, Schweppes	52	-	-	🟥	-
200	Bonaqa Apfel-Birne	15	-	-	🟥	-
200	Bonaqa Orange-Ananas	13	-	-	🟥	-
200	Bonaqa Zitrone-Passionsfrucht	16	-	-	🟥	-
200	Brombeersaft, ungezuckert	38	-	-	🟥	-
200	Cola light	<1	-	-	🟩	-
200	Cola und Colagetränke	61	-	-	🟥	-
200	Cola Zero	<1	-	-	🟩	-
50	Cranberry, Muttersaft	26	-	-	🟥	-
200	Eistee Pfirsich oder Zitrone	32	-	-	🟥	-

PG = Portionsgröße / Packungsinhalt
kcal/100 = Kalorien in 100 g oder 100 ml
FP/PG = Fettpunkte pro Portion
FP/100 = Fettgehalt pro 100 g oder 100 ml
Z = Zuckerwürfel
P/100 = Protein pro 100 g oder 100 ml

Getränke

PG	Alkoholfreie Getränke	kcal/100	FP/PG	FP/100	Z	P/100
200	Erdbeersaft, ungezuckert	38	-	-	🟥	-
200	Fanta Lemon	45	-	-	🟥	-
200	Fanta Mandarine	41	-	-	🟥	-
200	Fanta Zero	3	-	-	🟩	-
200	Fruchtdrink Natreen	24	-	-	🟥	-
200	Früchte Punsch, Albi	47	-	-	🟥	-
150	Früchtetee, ohne Zucker	1	-	-	🟩	-
200	Fruchtsaft, Direktsaft	45	-	-	🟥	-
200	Fruchtsaftgetränk	47	-	-	🟥	-
200	Frühstücksdrink, Albi	70	-	-	🟥	-
200	Fruitopia Apfel mit Acerola	48	-	-	🟥	-
200	Fruitopia Multifrucht	49	-	-	🟥	1
200	Fruitopia Orange	47	-	-	🟥	-
200	Georgia Blood Orange Kaktusfeige, CocaCola	23	-	-	🟥	-
200	Georgia Green Mango Kiwi, CocaCola	23	-	-	🟥	-
200	Georgia Peach Limette, CocaCola	23	-	-	🟥	-
200	Ginger Ale, Schweppes	37	-	-	🟥	-
200	Granatapfelsaft, ungezuckert	48	-	-	🟥	-
200	Grapefruitsaft, ungezuckert	40	-	-	🟥	-
200	Heidelbeersaft, ungezuckert	28	-	-	🟥	-
200	Holunderbeerensaft, ungezuckert	30	-	-	🟥	-
200	Johannisbeersaft, schwarz, ungezuckert	40	-	-	🟥	-
200	Kinley Bitter Lemon, CocaCola	50	-	-	🟥	-
100	Kirschsaft, Muttersaft	45	-	-	🟥	-
200	Kokosnussmilch (Fruchtwasser)	10	-	-	🟩	1
150	Kräutertee ohne Zucker	1	-	-	🟩	-
200	Leitungswasser	-	-	-	🟩	-
50	Limettensaft, Alnatura	29	-	-	🟥	-
200	Limonaden und Erfrischungsgetränke	42	-	-	🟥	-

PG = Portionsgröße / Packungsinhalt
kcal/100 = Kalorien in 100 g oder 100 ml
FP/PG = Fettpunkte pro Portion
FP/100 = Fettgehalt pro 100 g oder 100 ml
Z = Zuckerwürfel
P/100 = Protein pro 100 g oder 100 ml

Getränke

PG	Alkoholfreie Getränke	kcal /100	FP/ PG	FP/ 100	Z	P/ 100
200	Mineraldrink, isotonisch, gezuckert	24	-	-	🟥	-
200	Mineraldrink, isotonisch, ungezuckert	6	-	-	🟩	-
200	Mineralwasser	-	-	-	🟩	-
200	Naturel Apfel-Johannisbeer, Alnatura	25	-	-	🟥	-
200	Naturel Apfel-Minze, Alnatura	25	-	-	🟥	-
200	Naturel Apfel-Orangenblüten, Alnatura	25	-	-	🟥	-
200	Naturelle Apfel Grapefruit, Hohes C	22	-	-	🟥	-
200	Naturelle Apfel Kirsche, Hohes C	26	-	-	🟥	-
200	Naturelle Apfel Zitrone, Hohes C	22	-	-	🟥	-
200	Nestea Grünee Citrus	30	-	-	🟥	-
200	Nestea Pfirsich	29	-	-	🟥	-
200	Nestea Waldfrucht	32	-	-	🟥	-
200	Nestea Weißer Pfirsich ohne Zucker	1	-	-	🟩	-
200	Nestea Zitrone	32	-	-	🟥	-
200	Orangensaft, 100% Fruchtgehalt	43	-	-	🟥	-
200	Pink Grapefruit Saft, Alnatura	39	-	-	🟥	-
200	Powerade Sports Grapefruit-Lemon	24	-	-	🟥	-
200	Powerade Sports Orange	24	-	-	🟥	-
200	Powerade Sportswater Grapefruit	16	-	-	🟥	-
200	Powerade Sportswater Lime	16	-	-	🟥	-
200	Preiselbeersaft, ungezuckert	33	-	-	🟥	-
150	Punsch, alkoholfrei	108	-	-	🟥	-
100	Rotbäckchen Classic	62	-	-	🟥	-
200	Roter Tee Classic, Alnatura	26	-	-	🟥	-
200	Roter Traubensaft	75	-	-	🟥	-
200	Saftschorle	26	-	-	🟥	-
100	Sanddornbeeren, Muttersaft	36	-	-	🟥	-
200	Sprite	37	-	-	🟥	-
200	Sprite Zero	1	-	-	🟩	-
150	Tee, grün/schwarz, ohne Zucker	-	-	-	🟩	-
200	Tonic Water, Schweppes	38	-	-	🟥	-

PG = Portionsgröße / Packungsinhalt
kcal/100 = Kalorien in 100 g oder 100 ml
FP/PG = Fettpunkte pro Portion
FP/100 = Fettgehalt pro 100 g oder 100 ml
Z = Zuckerwürfel
P/100 = Protein pro 100 g oder 100 ml

Getränke

PG	Alkoholfreie Getränke	kcal/100	FP/PG	FP/100	Z	P/100
200	Volvic Apfel	13	-	-	🟥	-
200	Volvic grüner Tee Orange	16	-	-	🟥	-
200	Volvic Kirsche	10	-	-	🟥	-
200	Volvic Rooibos Tee Grapefruit	13	-	-	🟥	-
200	Volvic Rote Früchte	10	-	-	🟥	-
200	Volvic Tee Pfirsich	17	-	-	🟥	-
200	Weißer Traubensaft, Rabenhorst	67	-	-	🟥	-
100	Weizengras Saft, Rabenhorst	40	-	-	🟥	-
50	Zitronensaft, Alnatura	9	-	-	🟨	-

Gemüsesaft

Die Lufthansa schenkt pro Jahr etwa 1,2 Millionen Liter Tomatensaft an ihre Passagiere aus. Warum wird Tomatensaft so häufig im Flugzeug getrunken? Man kann nur raten. Ein Grund mag der hohe Gehalt an Radikalfängern im Tomatensaft sein, der die erhöhte UV-Strahlung im Flugzeug kompensieren kann. Zu einer Abnehmaktion würde sich der Griff zu Tomaten- oder anderen Gemüsesäften sehr empfehlen. Hohe Gehalte an Mineralien, Vitaminen und sekundären Inhaltsstoffen bei gleichzeitig sehr geringer Kalorienzahl machen diese Säfte – auch verdünnt mit Wasser – zu einem optimalen Getränk.

PG	Gemüsesäfte	kcal/100	FP/PG	FP/100	Z	P/100
200	Brennesselsaft	13	-	-	🟨	3
150	Gemüsesaft	22	-	-	🟨	-
200	Gemüsesaft, Alnatura	19	-	-	🟨	1
200	Gemüse-Trank	28	-	-	🟨	1
200	Karottensaft, Alnatura	32	-	-	🟨	-
200	Rote Bete Saft, Alnatura	42	-	-	🟨	1
200	Sauerkrautsaft, Alnatura	12	-	-	🟨	1
200	Selleriesaft	33	-	-	🟨	1
200	Spinatsaft	8	-	-	🟨	1
200	Tomatensaft	18	-	-	🟨	-
200	Tomatensaft mit Meersalz, Alnatura	17	-	-	🟨	1

PG = Portionsgröße / Packungsinhalt
kcal/100 = Kalorien in 100 g oder 100 ml
FP/PG = Fettpunkte pro Portion
FP/100 = Fettgehalt pro 100 g oder 100 ml
Z = Zuckerwürfel
P/100 = Protein pro 100 g oder 100 ml

Getränke

Milk & Coffee

Die Kaffeekultur ist von Land zu Land verschieden. Die Deutschen trinken am liebsten schwarzen Filterkaffee mit Kondensmilch und Zucker, die Italiener am liebsten Cappuccino oder Espresso, die Türken einen Mocca.
Kaffee mit etwas Milch ist bei jeder Abnehmaktion ein erlaubtes Getränk, das auch ein klein wenig aufkommenden Hunger dämpft.

PG	Milk & Coffee	kcal /100	FP/ PG	FP/ 100	Z	P/ 100
200	Cafe au lait, ohne Zucker	15	1	1	🟩	1
150	Cappuccino, ohne Zucker	21	-	-	🟩	1
120	Caro Choco	71	3	3	🟥	2
150	Caro Landkaffee, ohne Zucker	4	-	-	🟩	-
110	Chococino mit Wasser zubereitet, ohne Zucker	50	4	4	🟩	2
200	Eiscafé	188	32	16	🟥	2
150	Instant Cafe au Lait	35	4	3	🟨	-
150	Instant Cappuccino	69	2	1	🟥	-
150	Instant Cappuccino Amaretto	164	2	1	🟥	-
150	Instant Teegetränke	30	-	-	🟥	-
200	Irish Coffee	215	13	7	🟥	1
150	Kaba Erdbeergeschmack mit Milch 1,5%	115	2	1	🟥	7
150	Kaba mit Milch 1,5%	114	5	3	🟥	4
150	Kaba Vanillegeschmack mit Milch 1,5%	115	2	1	🟥	7
150	Kaffee, ohne Zucker	2	-	-	🟩	-
150	Kakao mit Milch 1,5%	108	2	1	🟥	4
150	Kakao mit Milch 3,5%	131	6	4	🟥	4
150	Malzkaffee, ohne Zucker	2	-	-	🟩	-
200	Milch 1,5%	49	3	2	🟩	3
200	Milch 3,5%	64	7	4	🟥	3
200	Milchkaffee ohne Zucker	20	2	1	🟩	1
150	Nescafé Café au Chocolat	48	2	1	🟥	1
150	Nescafé classic Gold, ohne Zucker	1	-	-	🟥	-
150	Nescafé classic, entkoffeiniert, ohne Zucker	1	-	-	🟩	-
240	Nescafé Dolce Gusto Cappuccino Ice	46	3	1	🟥	2

PG = Portionsgröße / Packungsinhalt
kcal/100 = Kalorien in 100 g oder 100 ml
FP/PG = Fettpunkte pro Portion
FP/100 = Fettgehalt pro 100 g oder 100 ml
Z = Zuckerwürfel
P/100 = Protein pro 100 g oder 100 ml

Getränke

PG	Milk & Coffee	kcal /100	FP/ PG	FP/ 100	Z	P/ 100
240	Nescafé Dolce Gusto Cappuccino Light	20	<1	<1	🟨	2
225	Nescafé Dolce Gusto Latte Macchiato	40	4	2	🟥	2
220	Nescafé Dolce Gusto Latte Macchiato Light	22	<1	<1	🟨	2
170	Nescafé Dolce Gusto Latte Macchiato, ungesüßt	45	4	2	🟥	2
200	Nescafé frappé, mit Milch	92	7	4	🟥	7
150	Nescafé Typ Cappuccino weniger süß	36	2	1	🟨	1
250	Nescafé Xpress Cappuccino White	59	4	1	🟥	3
250	Nescafé Xpress Caramel	60	4	1	🟥	3
250	Nescafé Xpress Choco	62	4	2	🟥	3
250	Nescafé Xpress Vanilla	58	4	1	🟥	3
150	Nesquik Calci-N, mit Milch 1,5%	118	3	1	🟥	4
150	Nesquik zuckerreduziert, mit Milch 1,5%	73	1	<1	🟨	4
200	Nesquik, mit Milch 1,5%	371	8	4	🟥	8
150	Trinkschokolade mit Milch 1,5%	131	6	4	🟥	4

Sirupe und Süßungsmittel

Sirupe sind stark konzentrierte Lösungen, welche durch Kochen aus zuckerhaltigen Flüssigkeiten wie Zuckerwasser, Zuckerrübensaft, Fruchtsäften oder pflanzlichen Extrakten gewonnen werden. Durch ihren extrem hohen Zuckergehalt (Ausnahme: Süßstoffe) sind sie zum Abnehmen völlig ungeeignet und sollten während dieser Phase nicht verwendet werden.

PG	Sirupe und Süßungsmittel	kcal /100	FP/ PG	FP/ 100	Z	P/ 100
20	Agavendicksaft	304	-	-	🟥	-
20	Ahornsirup, Alnatura	266	-	-	🟥	-
20	Apfeldicksaft	275	-	-	🟥	-
20	Birnendicksaft	275	-	-	🟥	-
20	Diät Sirup, Schneekoppe	300	-	-	🟥	-
5	Fruchtzucker	405	-	-	🟥	-
20	Gerstenmalz	291	-	-	🟥	1
20	Glucosesirup	322	-	-	🟥	-

PG = Portionsgröße / Packungsinhalt
kcal/100 = Kalorien in 100 g oder 100 ml
FP/PG = Fettpunkte pro Portion
FP/100 = Fettgehalt pro 100 g oder 100 ml
Z = Zuckerwürfel
P/100 = Protein pro 100 g oder 100 ml

Getränke

PG	Sirupe und Süßungsmittel	kcal /100	FP/ PG	FP/ 100	Z	P/ 100
20	Goldsirup, Alnatura	290	<1	<1	■	2
20	Heidelbeerdicksaft, ungezuckert	30	-	-	■	-
20	Himbeersirup	275	-	-	■	-
10	Honig	302	-	-	■	-
20	Ingwersirup	275	-	-	■	-
10	Isomalt	240	-	-	■	-
5	Kandiszucker, braun	400	-	-	■	-
5	Kandiszucker, weiß	400	-	-	■	-
10	Lactit	240	-	-	■	-
20	Maismalz	316	-	-	■	1
10	Maltit	240	-	-	■	-
5	Malzzucker	405	-	-	■	-
10	Mannit	240	-	-	■	-
20	Melassesirup	278	-	-	■	-
5	Milchzucker	405	-	-	■	-
20	Orangendicksaft	277	-	-	■	1
20	Reismalz	316	-	-	■	1
20	Reissirup	311	-	-	■	1
20	Sanddorndicksaft, ungezuckert	50	-	-	■	1
10	Sorbit	240	-	-	■	-
1	Süßstoff	-	-	-	■	1
20	Traubenzucker	405	-	-	■	1
5	Vollrohrzucker	396	-	-	■	-
3	Würfelzucker (1 Stück)	405	-	-	■	-
10	Xylit	240	-	-	■	-
5	Zucker, braun (1 TL)	405	-	-	■	-
5	Zucker, weiß (1 TL)	405	-	-	■	-
20	Zuckerrübensirup	270	-	-	■	1

PG = Portionsgröße / Packungsinhalt
kcal/100 = Kalorien in 100 g oder 100 ml
FP/PG = Fettpunkte pro Portion
FP/100 = Fettgehalt pro 100 g oder 100 ml
Z = Zuckerwürfel
P/100 = Protein pro 100 g oder 100 ml

Firmen / Hersteller

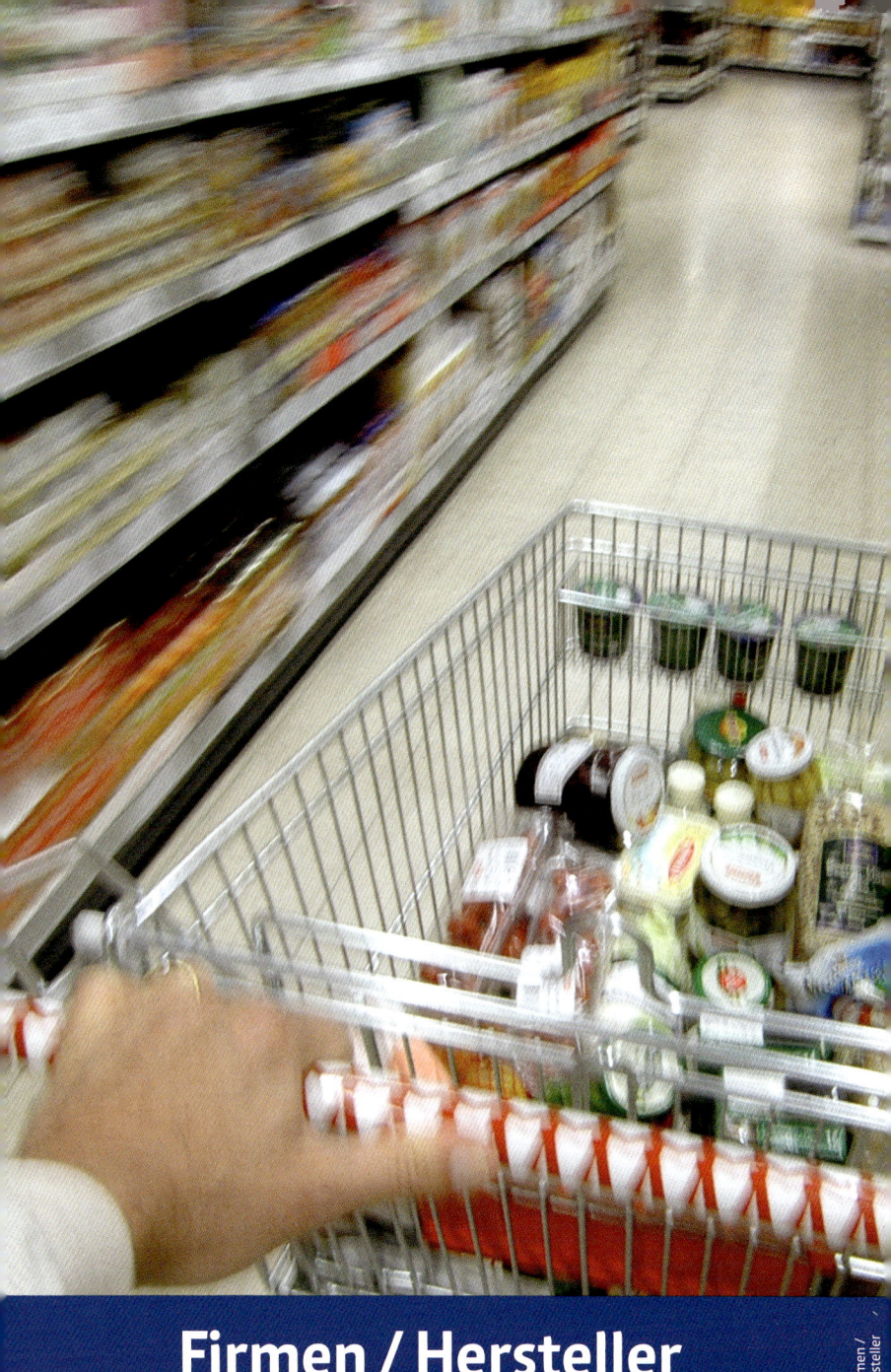

Firmen / Hersteller

Aldi

Aldi steht kurz für „Albrechts Discount". 1962 öffnete die erste Niederlassung in Essen ihre Pforten, heute gibt es mehr als 3050 Läden in Deutschland und mehrere hundert Filialen im Ausland. Geleitet wird das Aldi Imperium von den Gebrüdern Albrecht. Die Aldi Discounter teilen sich in Aldi Süd und Aldi Nord.
Aldi verfügt über ein relativ großes Lebensmittel- aber auch über ein beachtliches Non-Food-Sortiment mit wöchentlich wechselnden Angeboten. Wie für viele Discounter üblich, hat auch Aldi hauseigene Marken, unter anderen die fett- und kalorienreduzierte Marke „BeLight", Milfina, Biac-Biac sowie die Schokoladenmarke Chateau. Zusatzangebote aus dem Non-Food-Sortiment wie Reise-, Foto- und Blumenservice fallen ebenfalls in Aldi´s Angebotspalette.

PG	ALDI - Joghurt / Pudding / Quark	kcal /100	FP/ PG	FP/ 100	Z	P/ 100
100	Bananen Joghurt, Frucht junior	106	4	4	■	6
150	Bio Joghurt Erdbeere	100	4	3	■	4
150	Bio Joghurt Vanille	103	4	3	■	4
250	Diät Bircher Müsli 1,5%, Desira	63	4	1	■	5
150	Fruchtiger Genuss Aprikose-Mango, Desira	107	6	4	■	4
150	Fruchtjoghurt Ananas 0,1%, BeLight	47	<1	<1	■	4
150	Fruchtjoghurt Heidelbeere 0,1%, Zoma	75	<1	<1	■	4
150	Fruchtjoghurt Himbeere, BeLight	54	<1	<1	■	5
150	Fruchtjoghurt Kirsche, BeLight	54	<1	<1	■	5
150	Joghurt mild Himbeere 0,1%	75	<1	<1	■	4
100	Joghurt pur 0,1%, BeLight	41	<1	<1	■	5
150	Joghurt pur 0,1%, Milfina	41	<1	<1	■	5
150	Joghurt pur 1,5%, Milfina	63	3	2	■	5
150	Joghurt pur 3,5%, Milfina	73	5	4	■	5
175	Joghurt-Crisp Müsli, Desira	128	8	5	■	5
200	Joghurtdrink Light Pfirsich	39	<1	<1	■	3
200	Joghurtdrink Zitrone-Limette 0,1%	74	<1	<1	■	3
175	Knixx Crisp & Joghurt Müsli	124	8	4	■	5
200	Probiotischer Joghurt Maracuja, BIAC	89	3	1	■	4
150	Probiotischer Joghurt Vanille, BIAC	93	2	1	■	4
200	Probiotisches Dessert Aprikose, BIAC	129	11	5	■	4

PG = Portionsgröße / Packungsinhalt
kcal/100 = Kalorien in 100 g oder 100 ml
FP/PG = Fettpunkte pro Portion
FP/100 = Fettgehalt pro 100 g oder 100 ml
Z = Zuckerwürfel
P/100 = Protein pro 100 g oder 100 ml

Firmen / Hersteller

PG	ALDI - Joghurt / Pudding / Quark	kcal /100	FP/ PG	FP/ 100	Z	P/ 100
200	Quark-Joghurtcreme Erdbeere	107	6	3	■	6
150	Sahnedessert Schokolade, Desira	84	5	3	■	2
150	Sahnejoghurt Stracciatella, Desira	163	14	9	■	4
150	Schoko Pudding, BeLight	62	1	<1	■	4
150	Schoko/Vanilla Pudding, Desira	137	5	4	■	3
250	Schwarzwälder Kirschjoghurt, Cremadiso	86	4	1	■	3
30	Tzatziki, Wonnemeyer	173	5	15	■	4
150	Vanille Joghurt, L.aktiflor	99	5	4	■	3
125	Voll fit pur Drink, BIAC	47	<1	<1	■	3

PG	ALDI - Milch / Käse	kcal /100	FP/ PG	FP/ 100	Z	P/ 100
50	Allgäuer Käse, Alpenmark	274	11	22	■	15
50	Bärlauchkäse, Alpenmark	407	18	35	■	23
125	Bio Mozzarella, Goldsteig	239	23	19	■	18
20	Blauschimmelkäse, St. Ruperti	456	9	44	■	14
42	Camembert Ecken, BeLight	211	6	13	■	23
75	Camembert gebacken, Alpenmark	326	17	22	■	17
22	Dandesan Schnittkäse 45% Fett i.Tr.	325	6	25	■	24
30	Dänischer Frischkäse Kräuter, Alpenmark	249	7	24	■	6
50	Feta (Hirtenkäse) pur	282	11	22	■	20
50	Feta, BeLight	190	5	10	■	26
50	Französischer Weichkäse, Roi de Trefle	248	8	16	■	24
100	Frischkäse körnig, BeLight	76	<1	<1	■	13
75	Frischkäsesticks, Alpenmark	323	17	23	■	8
40	Gouda in Scheiben, Alpenmark	374	12	30	■	25
50	Herzhafter Harzerkäse, Alpenmark	125	<1	<1	■	30
25	Holländer Käse, BeLight	212	3	12	■	20
50	Käsesnack Gouda/Edamer, BeLight	265	9	17	■	28
15	Knoblauch Käse, St. Ruperti	454	7	44	■	14
20	Kochkäse mit Kümmel 20% Fett i.Tr., Alpenmark	113	1	5	■	17
35	Maasdammer mild, BeLight	244	6	16	■	21

PG = Portionsgröße / Packungsinhalt
kcal/100 = Kalorien in 100 g oder 100 ml
FP/PG = Fettpunkte pro Portion
FP/100 = Fettgehalt pro 100 g oder 100 ml
Z = Zuckerwürfel
P/100 = Protein pro 100 g oder 100 ml

Firmen / Hersteller

PG	ALDI - Milch / Käse	kcal/100	FP/PG	FP/100	Z	P/100
100	Mascarpone, BeLight	290	28	28	■	5
125	Mozzarella light, Casa Morando	165	11	9	■	21
125	Mozzarella, Cucina	247	24	19	■	18
30	Obazda, BeLight	231	5	15	■	20
21	Premium Käsescheiben, Roi de Trefle	309	5	25	■	21
50	Raspelkäse, BeLight	275	8	16	■	29
50	Saint maure Ziegenrolle, Roi de Trefle	314	13	26	■	20
25	Schmelzkäseecken, BeLight	166	3	10	■	15
25	Schnittkäse geräuchert	356	7	28	■	27
20	Snack-Käsegenuss Schmelzkäse 49% Fett i.Tr.	310	5	25	■	3
30	Thüringer Wald Rahmkäse	366	9	31	■	20
25	Toast Käsescheiben	283	6	23	■	14
25	Toast zartschmelzend, Alpenmark	283	6	23	■	14
30	Weichkäse mit Joghurt, BeLight	200	4	12	■	21
50	Weichkäse mit Weißschimmel, Alpenmark	454	22	44	■	14
50	Ziegenkäse, Cabriolait	318	13	26	■	19

PG	ALDI - Fleisch / Wurst	kcal/100	FP/PG	FP/100	Z	P/100
200	Carpaccio mit Parmesan, Cucina	163	14	7	■	24
20	Geflügelsalami, BeLight	233	3	15	■	23
75	Gourmet Rohschinken, BeLight	114	2	2	■	23
75	Gourmet Schinken, BeLight	114	2	2	■	23
100	Kebab Pfanne TK, Tillman`s	224	16	16	■	18
80	Lamm Steak TK, Eyckeler & Malt	125	4	5	■	20
10	Leberwurst, BeLight	244	2	20	■	15
100	Mini Frikadellen, BeLight	229	15	15	■	15
200	Rumpsteak, Tillman`s	158	4	8	■	21
20	Schinken Lyoner, BeLight	89	1	3	■	15
200	Straußensteak, Tillman`s	105	2	1	■	22
50	Wiener Würstchen, BeLight	88	1	2	■	15

PG = Portionsgröße / Packungsinhalt
kcal/100 = Kalorien in 100 g oder 100 ml
FP/PG = Fettpunkte pro Portion
FP/100 = Fettgehalt pro 100 g oder 100 ml
Z = Zuckerwürfel
P/100 = Protein pro 100 g oder 100 ml

Firmen / Hersteller

PG	ALDI - Brotaufstriche / Salate	kcal/100	FP/PG	FP/100	Z	P/100
100	Eier Brotaufstrich, Wonnemeyer	267	24	24	🟨	9
100	Eiersalat, BeLight	135	9	9	🟨	7
100	Eier-Schnittlauch Aufstrich, Wonnemeyer	267	24	24	🟨	9
100	Fleischsalat, Wonnemeyer	295	26	26	🟨	4
100	Kartoffelsalat mit Creme fraîche, Wonnemeyer	153	9	9	🟨	2
100	Kartoffelsalat, BeLight	99	4	4	🟨	3
100	Nudelsalat, Wonnemeyer	293	6	6	🟨	4
100	Partysalat, Wonnemeyer	234	21	21	🟨	1
100	Shrimpssalat, Almare	228	16	16	🟨	9
100	Thunfischsalat, BeLight	168	6	6	🟨	8
100	Wurstsalat, BeLight	138	10	10	🟨	5

PG	ALDI - Müsli	kcal/100	FP/PG	FP/100	Z	P/100
60	Bio Knusper Müsli	413	8	14	🟥	10
60	Bio Schoko Amaranth Müsli	482	10	16	🟥	11
60	Choco Chips, Knusperone	376	2	4	🟥	9
60	Cornflakes, Knusperone	378	<1	1	🟥	7
60	Früchte Müsli, Knusperone	339	3	5	🟥	9
60	Haferflocken, Knusperone	352	4	7	🟨	14
60	Honey Wheat, Knusperone	383	1	2	🟥	8
60	Knuspermüsli Himbeere, BeLight	389	3	5	🟨	8
60	Newlineflakes Classic, Knusperone	373	1	1	🟥	9
60	Newlineflakes Red Fruit, Knusperone	366	1	1	🟥	8
60	Nougat Bits, Knusperone	454	10	16	🟥	6
60	Nut Crisp, Knusperone	365	1	2	🟥	8
60	Nut Flakes, Knusperone	385	2	3	🟥	7
30	Obstriegel Apfel, Knusperone	302	1	3	🟥	2
30	Obstriegel Erdbeer-Banane, Knusperone	290	<1	2	🟥	3
30	Obstriegel Waldfrucht, Knusperone	307	<1	2	🟥	3
60	Schoko Balls, Knusperone	389	4	6	🟥	6
60	Schoko Müsli, Knusperone	386	6	10	🟥	13

PG = Portionsgröße / Packungsinhalt
kcal/100 = Kalorien in 100 g oder 100 ml
FP/PG = Fettpunkte pro Portion
FP/100 = Fettgehalt pro 100 g oder 100 ml
Z = Zuckerwürfel
P/100 = Protein pro 100 g oder 100 ml

Firmen / Hersteller

PG	ALDI - Müsli	kcal/100	FP/PG	FP/100	Z	P/100
60	Trauben Nuss Müsli, Knusperone	346	6	9	■	11
60	Zimt Chips, Knusperone	418	7	12	■	7

PG	ALDI - Süßigkeiten	kcal/100	FP/PG	FP/100	Z	P/100
20	Alpenmilchschokolade, Choceur	553	7	35	■	8
20	Bio Kekse verschiedene Sorten	491	5	24	■	7
1 St.	Bonbon Joghurt Frucht, BeLight	265	<1	5	■	1
1 St.	Bonbon Latte Macchiato, BeLight	275	<1	6	■	1
1 St.	Bonbon Milde Minze, BeLight	264	<1	5	■	5
1 St.	Bonbon Mulitvitamin, BeLight	225	<1	3	■	1
1 St.	Bonbon Sahnige Karamell, BeLight	275	<1	6	■	1
20	Butterkeks, Choco Bistro	438	2	12	■	8
20	Caramel Schokolade, Moser Roth	552	8	42	■	6
20	Choklets, Choceur	501	5	26	■	9
20	Coconut Kiss, Choceur	574	7	38	■	8
1 St	Crispy Bits, Choceur	486	3	24	■	4
1 St	Crispy Cereal, Choceur	529	4	30	■	8
1 St.	Doppelkeks, Choco Bistro	480	6	20	■	6
20	Edelbitter Schokolade, Moser Roth	546	8	42	■	8
20	Erdnussflakes Schokolade, Choceur	544	7	34	■	11
20	Feine Weiße Schokolade, Choceur	570	7	37	■	9
20	Feinherbe Schokolade, Choceur	565	8	41	■	8
20	Fizzy Party Mix, Sweet Land	324	-	-	■	5
1 St.	Florentiner, Choco Bistro	564	3	38	■	9
20	Geele Früchtchen, Sweet Land	337	-	-	■	1
20	Gummibärchen Johannisbeere, Gourmet	316	-	-	■	5
20	Gummibärchen Panna Cotta, Gourmet	318	-	-	■	5
1 St.	Haselnuss Schnitten, Choco Bistro	529	7	33	■	8
50	Jaffa Cake Apfel, Choco Bistro	384	5	10	■	3
50	Jaffa Cake Orange, Choco Bistro	380	5	10	■	3
20	Joghurt Früchtchen, Sweet Land	314	-	-	■	2

PG = Portionsgröße / Packungsinhalt
kcal/100 = Kalorien in 100 g oder 100 ml
FP/PG = Fettpunkte pro Portion
FP/100 = Fettgehalt pro 100 g oder 100 ml
Z = Zuckerwürfel
P/100 = Protein pro 100 g oder 100 ml

Firmen / Hersteller

PG	ALDI - Süßigkeiten	kcal/100	FP/PG	FP/100	Z	P/100
1 St.	Keks Selection, Choco Bistro	528	2	31	■	5
1 St.	Kokos Keks Spritz, Choco Bistro	554	3	10	■	5
1 St	Mandel Keks Spritz, Choco Bistro	540	4	12	■	7
1 St	Milch Cereal, Choceur	559	5	36	■	8
1 St	Milchmäuse, Choceur	576	2	39	■	9
1 St.	Mints, Choceur	468	4	22	■	4
20	Mousse au Chocolat Classic, Moser Roth	572	7	34	■	7
20	Mousse au Chocolat Kirsche Chili, Moser Roth	526	8	38	■	6
20	Mousse au Chocolat Orange, Moser Roth	514	8	38	■	6
20	Mousse au Lait Café, Moser Roth	581	8	40	■	8
20	Mousse au Lait Noisette, Moser Roth	585	8	41	■	8
20	Mousse au Lait Pur, Moser Roth	588	8	41	■	8
20	Neapolitaner, Choco Bistro	519	5	27	■	6
20	Nussknacker Schokolade	574	8	39	■	10
20	Nutoka Nuss Nougat Creme	552	7	36	■	6
1 St.	Reiswaffeln Joghurt, Knusperone	486	4	22	■	6
1 St.	Reiswaffeln Meersalz, Knusperone	486	4	22	■	5
1 St.	Romeo, Choceur	475	6	23	■	4
20	Sauerkirschkonfitüre, Grandessa	240	<1	<1	■	1
1 St.	Schoko Butterkeks, Choco Bistro	506	4	26	■	7
1 St.	Schokokeks Cappuccino, Choceur	524	9	29	■	8
1 St.	Schokokeks Vollmilch, Choceur	528	10	30	■	8
25	Schokoküsse Mini, Choceur	419	4	15	■	4
1 St.	Schokoriegel Erdbeere, Choceur	574	7	38	■	6
1 St.	Schokoriegel Latte Macchiato, Choceur	565	7	37	■	8
1 St	Schokoriegel Milch, Choceur	574	7	38	■	8
30	Schokowaffeln Vollmilch, Choco Bistro	569	11	37	■	8
30	Schokowaffeln Zartbitter, Choco Bistro	573	11	37	■	7
1 St.	Speed Riegel, Choceur	481	7	23	■	5
1 St.	Super Knicks, Choceur	516	3	23	■	7
20	Trauben Nuss Schokolade, Choceur	510	6	30	■	8

PG = Portionsgröße / Packungsinhalt
kcal/100 = Kalorien in 100 g oder 100 ml
FP/PG = Fettpunkte pro Portion
FP/100 = Fettgehalt pro 100 g oder 100 ml
Z = Zuckerwürfel
P/100 = Protein pro 100 g oder 100 ml

Firmen / Hersteller

PG	ALDI - Süßigkeiten	kcal /100	FP/ PG	FP/ 100	Z	P/ 100
20	Vollkornbutterkeks, Choco Bistro	418	2	12	■	9
120	Waffelhörnchen Joghurt-Zitrone oder Erdbeere, BeLight	209	5	4	■	3
20	Waffelröllchen Schoko, Choco Bistro	524	6	30	■	6
20	Waffelröllchen Vollmilch, Choco Bistro	522	6	30	■	6
20	Waldfrucht Konfitüre, Grandessa	241	<1	<1	■	1
20	Weiß Crisp Schokolade, Choceur	571	7	37	■	10
20	Zitronenwaffeln, Choco Bistro	537	6	29	■	4

PG	ALDI - Knabbereien	kcal /100	FP/ PG	FP/ 100	Z	P/ 100
25	Balsamico Chips, Gourmet	529	9	35	■	5
25	Chips gesalzen, BeLight	484	6	22	■	7
25	Chips Paprika, BeLight	470	6	23	■	7
25	Erdnussflips, BeLight	443	4	17	■	14
25	Erdnussflips, SunSnacks	481	6	25	■	14
25	Kartoffel Sticks Paprika, SunSnacks	502	6	24	■	5
25	Knuspy Cranberry, Knusperone	376	2	6	■	7
25	Knuspy free Apfel, Knusperone	342	2	7	■	7
25	Knuspy free Haselnuss, Knusperone	389	4	14	■	7
25	Knuspy free Weiße Schokolade, Knusperone	366	2	8	■	7
25	Knuspy Schoko, Knusperone	437	5	18	■	9
25	Salzstangen, SunSnacks	392	1	4	■	11
25	Sesamstangen, SunSnacks	405	2	9	■	13
25	Stapelchips verschiedene Sorten, SunSnacks	535	8	33	■	4
25	Thai Curry Chips, Gourmet	531	9	35	■	6
25	Vollkorn Chips Cracker Sour Creme, SunSnacks	398	3	10	■	6
25	Vollkorn Chips Cracker Tomate Pikant, SunSnacks	395	3	9	■	6

PG	ALDI - Fertiggerichte	kcal /100	FP/ PG	FP/ 100	Z	P/ 100
400	Bärlauch-Cappelletti, Cucina	225	24	6	■	8
400	Broccoli-Blumenkohl Gratin, Delikato	123	28	7	■	3

PG = Portionsgröße / Packungsinhalt
kcal/100 = Kalorien in 100 g oder 100 ml
FP/PG = Fettpunkte pro Portion
FP/100 = Fettgehalt pro 100 g oder 100 ml
Z = Zuckerwürfel
P/100 = Protein pro 100 g oder 100 ml

Firmen / Hersteller

PG	ALDI - Fertiggerichte	kcal/100	FP/PG	FP/100	Z	P/100
60	Canelloni mit Füllung, Cucina	182	7	12	■	6
400	Farfalle mit Lachs, Feine Küche	135	24	6	■	6
400	Fettuccine in Käsesauce, Casa Morando	207	56	14	■	6
100	Frühlingsrolle vegetarisch, Daloon	160	6	6	■	3
350	Fussili all'Arrabbiata, Cucina Pasta Express	112	7	2	■	4
350	Gemüsepasta mit Hähnchenbrust und Broccoli, BeLight	104	10	3	■	6
250	Gnocchi Pfanne mit Putenbrust, BeLight	82	5	2	■	5
500	Hähnchen in Currysauce mit Wildreis, Primana	83	6	1	■	7
400	Hähnchen süß-sauer, Steam Cuisine	102	2	<1	■	6
250	Hähnchenpfanne Karibic, BeLight	102	5	2	■	5
400	Kartoffel-Gratin, Delikato	112	22	5	■	3
250	Kartoffelpfanne mit Hähnchen, BeLight	81	5	3	■	6
250	Lasagne Bolognese, Cucina	146	23	9	■	8
400	Nasi Goreng, Eskimo	120	16	4	■	6
400	Pasta mit Räucherlachs, Steam Cuisine	112	20	5	■	5
250	Pennepfanne Mediterran, BeLight	89	3	1	■	3
250	Ravioli mit Bolognese Sauce, Cucina	89	8	3	■	4
250	Risotto mit Steinpilzen, Cucina	351	8	3	■	8
400	Schwäbischer Schlemmertopf, Steam Cuisine	96	17	4	■	5
200	Snack Box, Asia	202	20	10	■	11
280	Spaghetti Quattro Formaggi, Cucina	168	15	5	■	5
125	Tortelloni Spinat & Ricotta, Cucina	283	13	10	■	4
250	Wildreispfanne mit Hähnchen, BeLight	78	4	2	■	5

PG	ALDI - Pizza	kcal/100	FP/PG	FP/100	Z	P/100
125	Baguette Salami, Baroni	231	10	8	■	11
30	Minipizza, Picco Belli	257	4	12	■	10
175	Pizza 4 Käse, Riggano	254	20	11	■	12
400	Pizza Capricciosa, Casa Morando	225	28	7	■	10
350	Pizza Diavolo, Riggano	235	36	10	■	10

PG = Portionsgröße / Packungsinhalt
kcal/100 = Kalorien in 100 g oder 100 ml
FP/PG = Fettpunkte pro Portion
FP/100 = Fettgehalt pro 100 g oder 100 ml
Z = Zuckerwürfel
P/100 = Protein pro 100 g oder 100 ml

Firmen / Hersteller

PG	ALDI - Pizza	kcal/100	FP/PG	FP/100	Z	P/100
350	Pizza Edelsalami, Baroni Pizza	236	39	11	🟨	9
300	Pizza Margherita, Cucina	220	16	5	🟨	8
400	Pizza Mozzarella, Riggano	240	33	8	🟨	11
185	Pizza Pollo, Riggano	211	32	7	🟨	11
350	Pizza Salami, Riggano	254	23	9	🟨	10
330	Pizza Schinken, Riggano	235	26	8	🟨	11
350	Pizza Speciale, Riggano	225	27	8	🟨	10
350	Steinofenpizza Spinat, Riggano	227	39	11	🟨	8
350	Thunfischpizza, Casa Morando	253	44	13	🟨	12

PG	ALDI - Getränke	kcal/100	FP/PG	FP/100	Z	P/100
250	ACE Drink	44	-	-	🟥	-
250	Ananas Premium Saft, rio d´oro	50	-	-	🟥	-
250	Blutorangegetränk, Westcliff	40	<1	<1	🟥	-
250	Cola Mix, topstar	43	-	-	🟥	-
250	Cola zero, River	-	-	-	🟩	-
250	Cola, topstar	43	-	-	🟥	-
250	Eistee alle Sorten, BeLight	9	-	-	🟥	-
250	Guave-Grapefruit Erfrischungsgetränk, Well & Activ	16	-	-	🟥	-
250	Kirsch-Ginseng Erfrischungsgetränk, Well & Activ	20	-	-	🟥	-
250	Mehrfruchtsaft, Pure Fruit	50	-	-	🟥	-
250	Orange-Ingwer Biodrink	27	-	-	🟥	-
250	Orangen Erfrischungsgetränk, Flirt	3	-	-	🟥	-
250	Pfirsich-Bananen Nektar, rio d´oro	53	-	-	🟥	-
250	Säfte alle Sorten, BeLight	25	-	-	🟥	-
100	Smoothie Mango-Orange, rio d´oro	52	-	-	🟥	-
100	Sportdrink Apfel-Zitrone, topstar	21	-	-	🟥	-
250	Tropengold Kaba, Choceur	208	3	1	🟥	10
250	Wildfruchtgetränk, Westcliff	40	<1	<1	🟥	-
250	Zitronen Erfrischungsgetränk, Flirt	1	-	-	🟩	-
250	Zitronengetränk, Westcliff	40	<1	<1	🟥	-

PG = Portionsgröße / Packungsinhalt
kcal/100 = Kalorien in 100 g oder 100 ml
FP/PG = Fettpunkte pro Portion
FP/100 = Fettgehalt pro 100 g oder 100 ml
Z = Zuckerwürfel
P/100 = Protein pro 100 g oder 100 ml

Firmen / Hersteller

Bofrost

Bofrost ist der weltweit größte Direktvertreiber von Tiefkühlkost und Speiseeis. Das Unternehmen wurde 1966 von Josef H. Boquoi in Issum gegründet. Bofrost ist in zwölf europäischen Ländern mit rund 240 Niederlassungen vertreten, beliefert etwa sechs Millionen Haushalte. Fleischgerichte, Pizza, Fisch, Obst und Gemüse, Kartoffelprodukte sowie verschiedene Dessertvarianten liefert Bofrost auf Bestellung direkt vor die Haustür. Für viele Verbraucher eine zeitsparende und unkomplizierte Alternative Einkäufe zu erledigen.

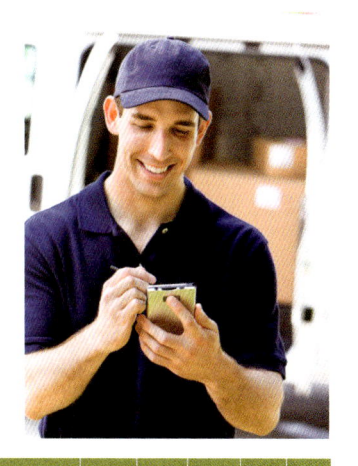

PG	Bofrost - Geflügelprodukte	kcal /100	FP/ PG	FP/ 100	Z	P/ 100
150	Chicken Chips	203	13	9	🟨	14
115	Chicken Hawaii	155	10	9	🟨	17
160	Chicken Wings	212	24	15	🟩	18
140	Filetini „Formaggio"	158	11	8	🟩	19
200	Ganze Hähnchenschenkel	197	28	14	🟩	17
140	Hähnchen Schnitzel „Cordon bleu"	133	4	3	🟨	18
300	Hähnchenbrust in Currysoße	95	9	3	🟩	10
145	Hähnchen-Brustfilet, naturbelassen	98	1	<1	🟩	23
150	Hähnchen-Chili-Röllchen	283	26	18	🟨	13
150	Hähnchenfrites	213	16	11	🟩	18
43	Hähnchen-Käse-Röllchen	269	8	18	🟨	14
250	Hühnerfrikassee	99	12	5	🟩	11
125	Käsekrüstchen	223	13	11	🟨	18
130	Mini Hähnchen Schnitzel	230	14	11	🟨	18
125	Puten Kebap	185	15	12	🟩	10
100	Puten Kräutersteaks	141	6	6	🟩	20
175	Putenfiletbraten Mango	124	3	2	🟨	13
115	Truthahn-Schnitzel	111	2	1	🟩	23
160	Wiener Hähnchen Schnitzel	193	11	9	🟨	17

PG = Portionsgröße / Packungsinhalt
kcal/100 = Kalorien in 100 g oder 100 ml
FP/PG = Fettpunkte pro Portion
FP/100 = Fettgehalt pro 100 g oder 100 ml
Z = Zuckerwürfel
P/100 = Protein pro 100 g oder 100 ml

Firmen / Hersteller

PG	Bofrost - Wurst und Fleischgerichte	kcal/100	FP/PG	FP/100	Z	P/100
167	„Cordon bleu" vom Schwein	164	11	6	🟨	17
40	Bayerischer Mini Leberkäs`	183	5	13	🟩	15
250	Burgundertopf	81	9	4	🟩	8
200	Currywurst	171	25	12	🟨	9
75	Frikadellen	137	12	16	🟨	13
250	Gulaschpfanne	122	11	4	🟨	8
107	Hackfleischpizza	203	14	13	🟨	13
250	Hirschgulasch in Wildsoße	98	8	3	🟨	12
200	Kohlroulade	118	16	8	🟨	6
250	Königsberger Klopse in Kapernsoße	145	27	11	🟨	7
195	Lammrücken-Medaillons, mariniert	132	11	6	🟨	18
100	Mini Krakauer	213	16	16	🟩	17
50	Mini Zigeunertaschen	205	4	9	🟨	12
500	Original Münchener Schweinshaxe, gegrillt	169	35	7	🟩	26
125	Original Münchener Weißwurst	265	31	24	🟩	10
210	Original Nürnberger Rostbratwürstl	348	67	32	🟩	14
103	Paryfrikadellen	219	15	15	🟩	14
250	Rehgeschnetzeltes in Preiselbeersoße	103	10	4	🟨	12
250	Rinderbraten	99	8	3	🟩	15
250	Rinderrouladen in Bratensoße	104	10	4	🟨	13
250	Sauerbraten	116	7	3	🟨	14
100	Schweinefilet-Medaillons, mariniert	132	4	4	🟩	20
250	Tafelspitz	127	14	6	🟨	15
125	Wiener Schnitzel vom Schwein	155	4	3	🟨	16
100	Wiener Würstchen	261	23	23	🟩	15
250	Wildschweinbraten	113	9	4	🟨	11
100	Wirsingröllchen	147	11	11	🟨	8

PG = Portionsgröße / Packungsinhalt
kcal/100 = Kalorien in 100 g oder 100 ml
FP/PG = Fettpunkte pro Portion
FP/100 = Fettgehalt pro 100 g oder 100 ml
Z = Zuckerwürfel
P/100 = Protein pro 100 g oder 100 ml

Firmen / Hersteller

PG	Bofrost - Fisch	kcal/100	FP/PG	FP/100	Z	P/100
250	Alaska Seelachs in Orangen-Meerrettichsoße	127	16	7	🟨	10
100	Alaska Seelachsfilet, natur	74	<1	<1	🟩	17
150	Barramundifilet	85	1	1	🟩	19
250	Fischfilet in Kräuter-Rahmsoße	74	5	2	🟩	10
125	Fischfilet Müllerin	116	6	5	🟩	13
166	Fischlettis	150	10	6	🟨	13
250	Fischtopf „Rügener Art"	115	20	8	🟩	7
150	Garnelen in Kräutersoße	254	34	22	🟩	12
100	Grönland Luxuskrabben	63	<1	<1	🟩	14
150	Kabeljaufilet, naturbelassen	88	<1	<1	🟩	16
100	Limanda aspera, paniert	153	6	6	🟨	20
212	Pangasius „Petit"	155	17	8	🟩	15
125	Pazifische Scholle, paniert	101	1	<1	🟩	10
150	Schellfischfilet	77	<1	<1	🟩	18
200	Schlemmerfilet „Gourmet"	145	16	8	🟩	13
100	Schollenfilet, natur	68	<1	<1	🟩	16
260	Seelachs, mehliert	92	<1	<1	🟨	16
200	Seelachsfilet	81	2	1	🟩	18
250	Wildlachs in Spinat-Rahmsoße	88	12	5	🟨	10
100	Zanderfilet	79	<1	<1	🟩	18

PG	Bofrost - Gemüse	kcal/100	FP/PG	FP/100	Z	P/100
150	Babymöhren	24	<1	<1	🟩	1
180	Bayrisch` Kraut	86	10	6	🟨	2
150	Blattspinat	21	<1	<1	🟩	3
150	Blumenkohl	28	1	1	🟩	3
150	boErbsen „petits Pois"	63	<1	<1	🟩	6
150	boErbsen, extra zart	63	<1	<1	🟩	6
50	Boullion Gemüse	22	<1	<1	🟩	1

PG = Portionsgröße / Packungsinhalt
kcal/100 = Kalorien in 100 g oder 100 ml
FP/PG = Fettpunkte pro Portion
FP/100 = Fettgehalt pro 100 g oder 100 ml
Z = Zuckerwürfel
P/100 = Protein pro 100 g oder 100 ml

Firmen / Hersteller

PG	Bofrost - Gemüse	kcal /100	FP/ PG	FP/ 100	Z	P/ 100
200	Brechbohnen	27	<1	<1	🟩	2
200	Broccoli Röschen	27	<1	<1	🟩	4
240	Broccoli-Sahne-Gratin	106	16	7	🟨	4
200	Butterpfannengemüse	85	12	6	🟨	2
100	Champignons in Scheiben	14	<1	<1	🟩	3
200	Dicke Bohnen	87	<1	<1	🟩	8
200	Erbsen & Karotten	40	<1	<1	🟨	3
200	Feine Gemüsebeilage	40	<1	<1	🟩	3
125	Feinschmecker Pilzmischung	16	<1	<1	🟩	1
250	Grüner Stangenspargel	17	<1	<1	🟩	2
200	Grünkohl, gehackt	37	2	1	🟩	5
125	Julienne Gemüse Mix	29	<1	<1	🟩	1
100	Kaiserschoten	80	<1	<1	🟩	7
150	Leipziger Allerlei	50	<1	<1	🟩	4
200	Mais	70	3	1	🟨	3
200	Paprikastreifen	35	1	<1	🟩	1
150	Porree	23	<1	<1	🟩	2
200	Prinzessbohnen	27	<1	<1	🟩	2
200	Rahmspinat	45	6	3	🟩	2
200	Rahmwirsing	38	4	2	🟩	1
200	Romanesco Gemüse-Mix	31	<1	<1	🟩	2
150	Röschen Trio	25	<1	<1	🟩	3
150	Rosenkohl	29	<1	<1	🟩	4
200	Suppengemüse	30	<1	<1	🟩	3
300	Weißer Stangenspargel	17	<1	<1	🟩	2
10	Zwiebelwürfel	30	<1	<1	🟩	1

PG = Portionsgröße / Packungsinhalt
kcal/100 = Kalorien in 100 g oder 100 ml
FP/PG = Fettpunkte pro Portion
FP/100 = Fettgehalt pro 100 g oder 100 ml
Z = Zuckerwürfel
P/100 = Protein pro 100 g oder 100 ml

Firmen / Hersteller

PG	Bofrost - Obst	kcal/100	FP/PG	FP/100	Z	P/100
200	Bunter Obstsalat	44	<1	<1	◼	1
150	Erdbeeren	30	<1	<1	◼	1
150	Feine Obstmischung	35	<1	<1	◼	1
200	Heidelbeeren	37	1	<1	◼	1
150	Himbeeren	27	<1	<1	◼	1

PG	Bofrost - Beilagen	kcal/100	FP/PG	FP/100	Z	P/100
80	Eierstich	110	6	7	◼	10
100	Fleischklößchen	194	14	14	◼	12
80	Grießnockerl	223	12	14	◼	6
50	Markklößchen	340	11	22	◼	9
200	Original Schwäbische Eierspätzle	154	5	2	◼	6
170	Original Schwäbische Maultaschen	231	16	9	◼	9
100	Semmelknödel	210	10	6	◼	7
170	Sonntags Maultaschen	207	17	10	◼	11

PG	Bofrost - Kartoffelprodukte	kcal/100	FP/PG	FP/100	Z	P/100
90	Backofen Herzogin-Kartoffeln	203	10	11	◼	4
200	Backofen Knusper Pommes	175	14	7	◼	2
200	Backofen Kringel Frites	152	13	6	◼	2
200	Backofen Kroketten	206	18	9	◼	5
112	Backofen-Rösti	185	10	9	◼	2
300	Bauernschmaus	149	23	8	◼	8
200	Bratkartoffeln	123	7	4	◼	2
120	Herzhafte Reibekuchen	134	5	4	◼	5
150	Kartoffelklöße	104	<1	<1	◼	2
240	Kartoffel-Sahne-Gratin	171	23	10	◼	4

PG = Portionsgröße / Packungsinhalt
kcal/100 = Kalorien in 100 g oder 100 ml
FP/PG = Fettpunkte pro Portion
FP/100 = Fettgehalt pro 100 g oder 100 ml
Z = Zuckerwürfel
P/100 = Protein pro 100 g oder 100 ml

Firmen / Hersteller

PG	Bofrost - Kartoffelprodukte	kcal/100	FP/PG	FP/100	Z	P/100
150	Knusper Pockets	192	17	11	◼	3
200	Knusper Wedges	136	11	6	◼	3
110	Mikrowellen Chips	363	24	22	◼	4
150	Mikrowellen Pommes	267	21	14	◼	3
200	Original Schwäbische Schupfnudeln	167	2	1	◼	5
200	Pommes Frites extra	138	9	4	◼	2
200	Pommes Mediterran	160	15	8	◼	2
120	Reibekuchen	144	5	4	◼	2
225	Rosmarin-Kartoffeln	146	13	6	◼	3
100	Rösti Baguette	196	12	12	◼	3
250	Röstipfanne	138	10	4	◼	2

PG	Bofrost - Kuchen	kcal/100	FP/PG	FP/100	Z	P/100
30	Biskuitrollen-Duo Zitrone	326	5	17	◼	6
125	Butter-Apfelkuchen	247	14	11	◼	3
60	Butter-Hefekrönchen - zum selberbacken	281	4	7	◼	8
44	Butterkuchen	369	7	16	◼	8
53	Creme Berliner	317	7	13	◼	4
50	Diät Apfel-Zwetschgen Kuchen	302	7	14	◼	3
70	Diät Sahnetorte	289	12	17	◼	4
95	Donauwelle	372	22	23	◼	4
130	Erdbeerjoghurt-Sahnetorte	253	15	12	◼	4
112	Feiner Rahmkäsekuchen	241	14	12	◼	7
85	Heidelbeer Pfannkuchen	135	2	2	◼	5
75	Himbeer-Joghurt-Törtchen	191	8	11	◼	3
125	Himbeer-Käse-Sahnetorte	176	7	6	◼	4
138	Käse-Sahne Torte	201	12	9	◼	6
125	Kirsch Versuchung	236	17	13	◼	4

PG = Portionsgröße / Packungsinhalt
kcal/100 = Kalorien in 100 g oder 100 ml
FP/PG = Fettpunkte pro Portion
FP/100 = Fettgehalt pro 100 g oder 100 ml
Z = Zuckerwürfel
P/100 = Protein pro 100 g oder 100 ml

Firmen / Hersteller

PG	Bofrost - Kuchen	kcal/100	FP/PG	FP/100	Z	P/100
104	Landhaus Zwetschgen Kuchen	259	13	13	■	3
83	Mandel-Bienenstich	299	13	15	■	5
70	Mini Eclairs	268	11	16	■	5
60	Mini Sahnewindbeutel	349	17	28	■	5
125	Obsttortenvielfalt	207	9	7	■	3
113	Oma´s Mohn Schnitten	297	13	11	■	5
88	Original schwedische Mandeltorte	426	24	27	■	9
125	Original Südtiroler Apfelstrudelstücke	161	6	5	■	2
110	Sahniger Apfeltraum	258	16	14	■	3
80	Schoko-Kokos-Schnitten	409	24	29	■	5
55	Schokoladen Donuts	416	15	27	■	7

PG	Bofrost - Eis	kcal/100	FP/PG	FP/100	Z	P/100
78	Big Mandel	344	18	22	■	6
42	boblack	298	9	22	■	4
50	boNuss	338	12	24	■	4
85	Bratapfeleis	240	8	9	■	4
75	Classic Box	138	4	5	■	2
101	Dessertbecher Café	204	9	8	■	2
101	Dessertbecher Dame Blanche	229	10	10	■	3
100	Dessertbecher Joghurt Kirsche	207	8	8	■	2
82	Diät Becher Café	154	4	5	■	3
59	Diät Riesensandwich Fürst Pückler	209	6	10	■	5
56	Diät Schoko Sahne Cocktail	247	8	14	■	5
55	Eis Creation Pina Colada	217	11	15	■	2
70	Eis Kunterbunt	85	-	-	■	-
4	Eis Pixs	415	2	25	■	6
63	Eis Röllchen	267	10	17	■	4

PG = Portionsgröße / Packungsinhalt
kcal/100 = Kalorien in 100 g oder 100 ml
FP/PG = Fettpunkte pro Portion
FP/100 = Fettgehalt pro 100 g oder 100 ml
Z = Zuckerwürfel
P/100 = Protein pro 100 g oder 100 ml

Firmen / Herstellereien

PG	Bofrost - Eis	kcal/100	FP/PG	FP/100	Z	P/100
57	Eis Vitamin 10	163	3	6	■	2
65	Eiskonfekt Vanille - Bourbon	350	18	25	■	4
50	Knusper Schnitte	300	8	16	■	5
55	Marbesa	259	8	15	■	4
28	Mini-Sandwich Fürst Pückler	211	3	10	■	4
20	Mini-Tartufo	251	3	13	■	4
16	Mini-Waffelröllchen	365	4	22	■	4
88	Schwarzwald Cocktail	207	8	9	■	3
124	Spaghetti Eis tradizionale	212	11	9	■	3
65	Stracciatello	222	9	13	■	3
100	Vanilleeis	211	11	11	■	4
63	Vanille-Erdbeere Cocktail	182	5	7	■	3
84	Verpoorten Eierlikör-Fläschchen	265	18	21	■	2
69	Waffelhörnchen „de Luxe" Vanille-Nuss	305	11	16	■	5

PG	Bofrost - Fertiggerichte	kcal/100	FP/PG	FP/100	Z	P/100
120	Basmati Gemüse Reis	136	5	4	■	2
250	Bauernpfanne	140	21	9	■	5
500	Bifteki-Pfanne	130	32	6	■	6
250	Creme fraîche Broccoli Pfanne	60	10	4	■	2
225	Gemüse Stäbchen	225	25	11	■	5
120	Gemüsefrikadelle	133	7	6	■	4
200	Gemüse-Kartoffelpfanne	78	10	5	■	2
250	Gemüsemischung in Rahm-Rieslingsoße	76	13	5	■	2
350	Großmutters Fischpfanne	99	16	5	■	7
350	Hackfleisch-Nudel-Pfanne	103	12	3	■	6
400	Hähnchen Pfanne	81	13	3	■	7
250	Italienisches Gemüserisotto	119	8	3	■	3
500	Jägerpfanne	92	14	3	■	5

PG = Portionsgröße / Packungsinhalt
kcal/100 = Kalorien in 100 g oder 100 ml
FP/PG = Fettpunkte pro Portion
FP/100 = Fettgehalt pro 100 g oder 100 ml
Z = Zuckerwürfel
P/100 = Protein pro 100 g oder 100 ml

Firmen / Hersteller

PG	Bofrost - Fertiggerichte	kcal /100	FP/ PG	FP/ 100	Z	P/ 100
500	Kartoffel-Frikadellenpfanne	96	26	5	🟨	4
300	Käsespätzle	184	29	10	🟨	8
500	Paella	128	26	5	🟨	6
300	Pfifferling-Reispfanne	124	18	6	🟨	3
250	Rahmblumenkohl	66	13	5	🟩	2
200	Ratatouille	134	21	10	🟨	2
300	Schwäbische Kasselerpfanne	133	18	6	🟨	8
500	Schwäbischer Auflauf	148	31	6	🟨	5
500	Spargelauflauf	77	18	4	🟨	4
400	Spinat-Kartoffelauflauf	97	16	4	🟨	4
120	Vollwert-Gemüse-Puffer	150	7	6	🟨	4
500	Westfälisches Grünkohlgericht	147	57	11	🟨	6
250	Wintergemüsepfanne	80	14	6	🟩	2
330	Zartweizenpfanne	91	9	3	🟨	3
250	Zucchini Gemüsepfanne	52	9	4	🟨	2

PG	Bofrost - Suppen	kcal /100	FP/ PG	FP/ 100	Z	P/ 100
100	Altdeutscher Suppentopf	126	6	6	🟨	8
500	Bihunsuppe	38	3	1	🟨	2
300	Broccoli-Creme-Suppe	65	14	5	🟨	2
600	Erbsensuppen-Eintopf	73	18	3	🟨	4
400	Hühnersuppen-Eintopf	63	10	3	🟩	5
300	Käse-Lauchsuppe	110	24	8	🟨	5
400	Linsensuppe	88	12	3	🟨	5
120	Pfifferling Rahmsuppe	146	16	13	🟨	3
100	Pichelsteiner Eintopf	79	4	4	🟨	5
100	Schwäbische Festtagssuppe	247	16	16	🟨	8
300	Tomatensuppe „della mamma"	72	14	5	🟨	1
350	Ungarische Gulaschsuppe	75	12	3	🟨	5

PG = Portionsgröße / Packungsinhalt
kcal/100 = Kalorien in 100 g oder 100 ml
FP/PG = Fettpunkte pro Portion
FP/100 = Fettgehalt pro 100 g oder 100 ml
Z = Zuckerwürfel
P/100 = Protein pro 100 g oder 100 ml

Firmen / Hersteller

PG	Bofrost - Pasta	kcal /100	FP/ PG	FP/ 100	Z	P/ 100
400	Broccoli-Nudelauflauf	133	25	6	■	5
300	Gnocchi alla Sorrentina	119	8	3	■	3
400	Lasagne Bolognese	140	25	6	■	8
400	Maccaroni	158	30	8	■	7
300	Pasta Venezia	131	18	6	■	7
300	Penne „Rialto"	167	15	5	■	6
400	Penne Vier-Käse	138	19	5	■	6
505	Spaghetti Bolognese	118	15	3	■	6
300	Tagliatelle mit Lachs	147	22	7	■	6
300	Tagliatelle mit Pfifferlingen	174	25	8	■	5
300	Tortellini in Sahnesoße	219	25	10	■	7
250	Tortelloni-Auflauf	124	40	8	■	4

PG	Bofrost - Pizza	kcal /100	FP/ PG	FP/ 100	Z	P/ 100
158	Bellissima „Margherita"	220	10	6	■	9
180	Bellissima „Salami"	235	16	9	■	11
203	Bellissima „Speciale"	205	13	7	■	10
220	Great Bacon	209	18	8	■	8
230	Great Hawaii	197	16	7	■	9
215	Great Hot Chicken	203	16	7	■	10

PG = Portionsgröße / Packungsinhalt
kcal/100 = Kalorien in 100 g oder 100 ml
FP/PG = Fettpunkte pro Portion
FP/100 = Fettgehalt pro 100 g oder 100 ml
Z = Zuckerwürfel
P/100 = Protein pro 100 g oder 100 ml

Firmen / Hersteller

PG	Bofrost - Asia	kcal /100	FP/ PG	FP/ 100	Z	P/ 100
350	Asiapfanne Teriyaki	113	10	3	■	8
350	Asiatische Bratnudeln	116	16	5	■	6
300	Asiatischer Bratreis	154	21	7	■	3
120	boFrühlingsrolle	154	8	7	■	8
200	Chinesische Gemüsepfanne	77	10	5	■	2
550	Chinesische Knusperente	131	41	7	■	12
20	Mini Frühlingsrolle „Sweet Chili"	183	1	6	■	4
350	Nasi Goreng	119	19	5	■	8
350	Pangasius red Curry	116	16	5	■	6
250	Rindfleisch-Chop-Suey	84	6	3	■	9
250	Thai Gemüsepfanne	68	13	5	■	2

PG	Bofrost - Snack	kcal /100	FP/ PG	FP/ 100	Z	P/ 100
125	Blätterteigsnack Frühlingskräuter	344	26	21	■	7
125	Blätterteigsnack Paprika	344	26	21	■	7
75	Camembert, paniert	316	16	22	■	16
140	Cheeseburger	244	15	11	■	12
90	Käse Pizzettis	307	15	17	■	22
220	Mediterranes Kräuterbrot	342	22	10	■	8
25	Mini Mozzarella Snacks, paniert	279	5	18	■	14
25	Mini Schnittkäse Snacks, paniert	289	5	18	■	14
285	Original Elsässer Flammkuchen	218	31	11	■	8
150	Quiche Lorraine	274	25	16	■	10
360	Salami Baguette	196	28	8	■	10
90	Salami Pizzettis	269	11	12	■	12

PG = Portionsgröße / Packungsinhalt
kcal/100 = Kalorien in 100 g oder 100 ml
FP/PG = Fettpunkte pro Portion
FP/100 = Fettgehalt pro 100 g oder 100 ml
Z = Zuckerwürfel
P/100 = Protein pro 100 g oder 100 ml

Firmen / Hersteller

Eismann

1974 wurde das Unternehmen „eismann" Tiefkühl-Heimservice etabliert. Die Idee ist, tiefgefrorene Produkte einfach und bequem zu den Kunden direkt vor die Haustür zu liefern. Aus über 220 Vertriebsstationen werden mittlerweile ca. 2 Millionen Haushalte in Europa und davon rund 1 Million Haushalte allein in Deutschland beliefert. Die Produktpalette ist groß. Von tiefgerorenen Kräutern, Brötchen, Fleisch und Fisch bis zu verzehrsfertigen Menüs, alles bietet der Produktkatalog von eismann. Immer mehr Kunden nutzen die einfache Einkaufsvariante und erfreuen sich an großer Auswahl.

PG	Eismann - Geflügelprodukte	kcal /100	FP/ PG	FP/ 100	Z	P/ 100
250	Active-Geflügelpfanne	67	3	1	■	5
30	Chicken Chips	127	<1	1	■	16
85	Chicken Wings Africa	228	13	15	■	21
100	Hähnchen Gyros	154	10	10	■	16
100	Hähnchenbrustfilet	95	<1	<1	■	21
170	Hähnchenbrustfilet „Cordon bleu"	170	12	7	■	15
250	Hähnchenkeule	194	35	14	■	17
170	Hähnchenschnitzel „Müllerin Art"	181	15	9	■	15
150	Hähnchensnack Bretzli	227	15	10	■	13
150	Knusperhähnchenbrustfilet „Knoblauch-Kräuter"	181	14	9	■	15
250	Nudel Hühnerpfanne	122	10	4	■	6
250	Putencurry	91	8	3	■	10
100	Putenschnitzel, natur	110	<1	<1	■	25
100	Putenschnitzel, paniert	170	6	6	■	16
200	Schlemmerputenbrust mit Waldpilzfüllung	127	12	6	■	19

PG	Eismann - Wurst und Fleischgerichte	kcal /100	FP/ PG	FP/ 100	Z	P/ 100
40	Cevapcici	219	6	15	■	21
250	Cevapcici Pfanne	121	13	5	■	5
100	Gefüllte Hackröllchen „Hirten Art"	255	18	18	■	15

Firmen / Hersteller

PG	Eismann - Wurst und Fleischgerichte	kcal/100	FP/PG	FP/100	Z	P/100
500	Grillhaxe	161	45	9	◾	21
450	Großmutters Kohlrouladen	83	18	4	◾	4
200	Herzhafte Rostbratwurst mit Sauerkraut	155	22	11	◾	6
250	Hirschbraten Gutsherrenart	89	8	3	◾	11
250	Hühnerfrikassee	101	13	5	◾	10
400	Hühnerfrikassee „Klassik"	93	12	3	◾	6
250	Jägerklößchen	121	18	7	◾	7
200	Kohlroulade	111	16	8	◾	6
250	Königsberger Klopse	142	28	11	◾	7
100	Marinierte Lammkeule	206	15	15	◾	17
50	Marinierte Schweinefiletmedaillons	147	4	7	◾	20
20	Mini Frikadellen	230	3	15	◾	17
100	Original Thüringer Rostbratwürste	270	24	24	◾	13
100	Prager Krustenbraten	221	17	17	◾	18
100	Rehgulasch „Schwarzwälder Art"	100	2	2	◾	13
250	Rinderbraten „Burgunder Art"	79	5	2	◾	9
250	Rinderrouladen nach Hausfrauenart	61	5	2	◾	9
250	Röschenpfanne mit Mini-Kartoffelklößchen	80	13	5	◾	2
250	Sauerbraten „Rheinische Art"	94	5	2	◾	12
170	Schweine Cordon Bleu	166	12	7	◾	18
250	Schweinebraten in Zwiebelsoße	96	10	4	◾	11
250	Schweinegeschnetzeltes „Züricher Art"	92	10	4	◾	9
170	Schweineschnitzel	155	5	3	◾	15
150	Südamerikanisches Rinderhüftsteak	110	3	2	◾	23
250	Tafelspitz Meerrettich Sahnesoße	112	15	6	◾	12
100	Weißwurst	223	19	19	◾	12
300	Westfälischer Grünkohleintopf mit Räucherenden	130	33	11	◾	4
50	Wiener Würstchen	290	13	26	◾	13
180	XXL Burger	268	40	22	◾	18
250	Zigeuner Hackbraten	154	28	11	◾	7

PG = Portionsgröße / Packungsinhalt
kcal/100 = Kalorien in 100 g oder 100 ml
FP/PG = Fettpunkte pro Portion
FP/100 = Fettgehalt pro 100 g oder 100 ml
Z = Zuckerwürfel
P/100 = Protein pro 100 g oder 100 ml

Firmen / Hersteller

PG	Eismann - Fisch, natur	kcal /100	FP/ PG	FP/ 100	Z	P/ 100
100	Alaska Seelachsfilets	78	10	10	■	17
100	Kabeljau-Rückenfilets	79	1	1	■	18
150	Lachsfilet	164	15	10	■	18
100	Neptunspitzen	88	<1	<1	■	21
100	Pangasiusfilet	99	3	3	■	18
250	Regenbogenforelle	124	14	6	■	19
100	Rotbarschfilet	109	4	4	■	19
100	Schollenfilet	86	2	2	■	17
100	Thunfischsteaks	103	1	1	■	23
100	Tiefseekrabben	69	1	1	■	15

PG	Eismann - Fischgerichte	kcal /100	FP/ PG	FP/ 100	Z	P/ 100
110	Backfisch	183	10	9	■	12
100	Calamaris al la Romana	195	8	8	■	8
100	Dorsch in Bierteig	195	9	9	■	13
250	Dorsch in Senfsoße	87	10	4	■	10
150	Eismeer Seelachs Grilletten	105	2	1	■	16
100	Fischfilet	174	10	10	■	8
100	Fischfilet Limanda	185	9	9	■	13
150	Fischpfanne Friesenschmaus	117	8	5	■	7
29	Fischstäbchen	172	2	7	■	12
10	Garnelen in Knusperteig	169	<1	<1	■	13
150	Lachs in Blätterteig	252	21	14	■	11
400	Lachslasagne	159	28	7	■	11
200	Schlemmerfilet „Marseille"	182	24	12	■	12
100	Seelachs in Bärlauch Panade	109	<1	<1	■	17
100	Tilapiafilet „feine Kräuter"	154	3	3	■	15

PG = Portionsgröße / Packungsinhalt
kcal/100 = Kalorien in 100 g oder 100 ml
FP/PG = Fettpunkte pro Portion
FP/100 = Fettgehalt pro 100 g oder 100 ml
Z = Zuckerwürfel
P/100 = Protein pro 100 g oder 100 ml

Firmen / Hersteller

PG	Eismann - Gemüse	kcal/100	FP/PG	FP/100	Z	P/100
150	Apfelrotkohl	66	<1	<1	🟨	2
150	Blattspinat	21	1	<1	🟩	3
200	Blumenkohl	24	<1	<1	🟩	2
150	Boullion Gemüse	22	<1	<1	🟩	1
150	Buntes Gartengemüse	47	1	<1	🟩	3
150	Buttergemüse mit Champignons	76	11	7	🟨	2
150	Champignons in Scheiben	14	<1	<1	🟩	3
200	Delikatess Gemüse	44	1	<1	🟩	4
150	Erbsen und Babykarotten	43	<1	<1	🟩	2
40	Gefüllte Champignons	75	2	6	🟨	4
250	Gemüse Kartoffelpfanne	93	10	4	🟨	3
250	Gemüse Reis Pfanne	81	<1	<1	🟨	3
150	Gemüsemischung mit Broccoli	108	<1	<1	🟩	2
167	Gemüsepfanne mit Pfifferlingen	108	8	5	🟨	4
200	Gemüseteller Winterzeit	61	6	3	🟨	2
200	Grünkohl	36	2	1	🟩	4
150	Juliennegemüse „Gärtnerin"	26	<1	<1	🟩	1
150	Junge Markerbsen, sehr fein	68	<1	<1	🟩	6
150	Karotten	26	<1	<1	🟩	1
5	Knoblauch Würfel	115	<1	4	🟩	4
200	Leipziger Allerlei	48	<1	<1	🟩	4
150	Paprikastreifen	20	<1	<1	🟩	1
150	Porree/Lauch	23	<1	<1	🟩	2
200	Prinzessbohnen	23	<1	<1	🟩	2
167	Rahmgemüse „Baronesse"	56	7	4	🟨	2
150	Rahmspinat	55	6	4	🟩	2
150	Rahmwirsing	45	3	2	🟩	2
200	Rosenkohl	37	<1	1	🟩	4
150	Stangenspargel	16	<1	<1	🟩	2
100	Suppengemüse	144	<1	<1	🟩	3

PG = Portionsgröße / Packungsinhalt
kcal/100 = Kalorien in 100 g oder 100 ml
FP/PG = Fettpunkte pro Portion
FP/100 = Fettgehalt pro 100 g oder 100 ml
Z = Zuckerwürfel
P/100 = Protein pro 100 g oder 100 ml

Firmen / Hersteller

PG	Eismann - Kräuter	kcal /100	FP/ PG	FP/ 100	Z	P/ 100
10	Kräutermischung mit Bärlauch	61	<1	<1	🟩	2
10	Petersilie	68	<1	4	🟩	4
10	Schnittlauch	59	<1	5	🟩	3
10	Zwiebelwürfel	38	<1	<1	🟩	1

PG	Eismann - Obst	kcal /100	FP/ PG	FP/ 100	Z	P/ 100
150	Beerenmischung mit Sauerkirschen	34	<1	<1	🟩	1
150	Erdbeeren	29	<1	<1	🟩	1
150	Himbeeren	27	<1	<1	🟩	1
100	Sommerfrucht-Mix	54	<1	<1	🟨	1
150	Waldheidelbeeren	32	1	1	🟩	1

PG	Eismann - Beilagen	kcal /100	FP/ PG	FP/ 100	Z	P/ 100
100	Backofen Fritten	139	4	4	🟨	3
75	Gefüllte Röstitaschen	173	7	9	🟨	3
50	Grießnockerl	172	5	10	🟨	4
100	Herzogin Kartoffeln	154	7	7	🟨	2
100	Kartoffel Gitter	192	10	10	🟨	3
250	Kartoffel Spinat Auflauf	89	13	5	🟨	4
150	Kartoffel Wedges	161	9	6	🟨	5
150	Kartoffelklöße	105	<1	<1	🟨	2
250	Kartoffel-Sahne-Gratin	150	20	8	🟨	4
100	Kartoffelscheiben	128	6	4	🟨	3
50	Markklößchen	332	10	20	🟨	9
250	Opa´s Krautspätzle	97	5	2	🟨	4
56	Originale schwäbische Maultaschen	197	3	6	🟨	8
150	Pommes Frites	116	6	4	🟨	2
60	Reibekuchen	98	1	2	🟨	3

PG = Portionsgröße / Packungsinhalt
kcal/100 = Kalorien in 100 g oder 100 ml
FP/PG = Fettpunkte pro Portion
FP/100 = Fettgehalt pro 100 g oder 100 ml
Z = Zuckerwürfel
P/100 = Protein pro 100 g oder 100 ml

Firmen / Hersteller

PG	Eismann - Beilagen	kcal/100	FP/PG	FP/100	Z	P/100
100	Rosmarin Kartoffeln	138	6	6	🟨	2
100	Rösti Toppers mit Philadelphia	206	13	13	🟨	4
50	Röstinchen	163	4	7	🟨	2
100	Schupfnudeln	162	1	1	🟨	4
200	Serviettenknödel	194	12	6	🟨	8
100	Spätzle	165	2	2	🟨	7
50	Speck Rösti	198	6	11	🟨	6
150	Tannenzapfen Kroketten	190	12	8	🟨	2
100	Twister Fries	177	8	8	🟨	3

PG	Eismann - Kuchen	kcal/100	FP/PG	FP/100	Z	P/100
100	Apfelstrudel	239	13	13	🟥	3
100	Butter Tee Gebäck	459	23	23	🟥	9
60	Butterkuchen	369	10	16	🟥	8
85	Dänisches Pecan-Plundergebäck	404	24	28	🟥	5
63	Donauwelle	321	12	19	🟥	4
75	Donuts	363	15	20	🟥	7
112	Erdbeertorte	287	24	21	🟥	3
75	Großmutters Apfelkuchen	267	11	15	🟥	3
100	Himbeer-Baiser-Kuchen	276	12	12	🟥	6
167	Himbeer-Käse-Sahnetorte	184	12	7	🟥	5
105	Käsekuchen	273	14	13	🟥	7
95	Latte Macchiato-Torte	323	26	27	🟥	4
117	Mandarinen-Quark-Schnitte	195	12	10	🟥	4
84	Mandel-Bienenstich	306	13	15	🟥	6
75	Mango-Créme-Fraîchetorte	289	15	20	🟥	3
20	Mini Eierlikörwindbeutel	393	6	28	🟥	5
15	Mini Sahnewindbeutel	320	4	25	🟥	5
84	Orangen-Buttermilchtorte	276	13	15	🟥	3
84	Pflaumenkuchen	248	7	8	🟥	4

PG = Portionsgröße / Packungsinhalt
kcal/100 = Kalorien in 100 g oder 100 ml
FP/PG = Fettpunkte pro Portion
FP/100 = Fettgehalt pro 100 g oder 100 ml
Z = Zuckerwürfel
P/100 = Protein pro 100 g oder 100 ml

Firmen / Hersteller

PG	Eismann - Kuchen	kcal /100	FP/ PG	FP/ 100	Z	P/ 100
100	Riegel Schwarzwälder Art	333	19	19	■	4
80	Schokokuchen	439	20	25	■	5
100	Zitronen-Krem-Rolle	311	17	17	■	6

PG	Eismann - Brötchen	kcal /100	FP/ PG	FP/ 100	Z	P/ 100
60	Baguette Brötchen	255	<1	1	■	10
41	Croissants	422	10	24	■	8
200	Fladenbrot	238	4	2	■	9
87	Laugengebäck	257	3	4	■	8
72	Laugenknoten	306	9	12	■	8

PG	Eismann - Dessert	kcal /100	FP/ PG	FP/ 100	Z	P/ 100
400	Germknödel	236	8	2	■	6
200	Kaiserschmarrn	191	12	6	■	6
66	Marillenknödel	174	3	4	■	8
200	Mohnnudeln	208	8	4	■	6

PG	Eismann - Eis	kcal /100	FP/ PG	FP/ 100	Z	P/ 100
75	Apfelstrudel Eis	210	8	10	■	3
75	Belgische Schokolade Eiscreme	253	11	14	■	4
120	Big Choc	318	24	20	■	4
120	Blaubeer-Hörnchen	276	14	12	■	4
75	Cappuccino Eiscreme	212	8	10	■	3
105	Carré	245	14	13	■	4
75	Cassis Creme	172	5	6	■	2
80	Choc	333	19	24	■	5
100	Clarino	353	17	17	■	4

PG = Portionsgröße / Packungsinhalt
kcal/100 = Kalorien in 100 g oder 100 ml
FP/PG = Fettpunkte pro Portion
FP/100 = Fettgehalt pro 100 g oder 100 ml
Z = Zuckerwürfel
P/100 = Protein pro 100 g oder 100 ml

Firmen / Hersteller

PG	Eismann - Eis	kcal /100	FP/ PG	FP/ 100	Z	P/ 100
100	Cocktail Becher Erdbeere	189	7	7	■	3
200	Diät Becher	153	10	5	■	5
63	Eddy´s Commander	101	<1	<1	■	-
36	Eddy´s Fruchti Mix	101	-	-	■	-
200	Eis Cups	196	16	8	■	3
10	Eiskonfekt	419	3	31	■	4
84	Gloria Plus	395	27	32	■	4
100	Haselnuss Schnitte	309	22	22	■	3
75	Himbeer/Erdbeer Sorbet	129	<1	<1	■	-
120	Knusper Hörnchen	309	20	17	■	4
75	Kopenhagen Eiscreme	199	7	9	■	3
75	Macadamia Nuss Eis	235	11	14	■	3
60	Moppi	275	11	19	■	4
72	Multifit	158	4	6	■	2
75	Sahne Toffee Eiscreme	227	8	10	■	3
75	Schoko Split Eiscreme	244	10	13	■	4
150	Spaghetti Eis Becher	186	14	9	■	3
75	Stracciatella Eiscreme	256	11	15	■	3
75	Vanille Bourbon Eiscreme	226	9	12	■	3
75	Walnuss Eiscreme	260	12	16	■	3
120	Walnuss Hörnchen	309	18	15	■	4
120	Wiener Marillenknödel	228	10	8	■	4
80	Zebra	284	15	19	■	3
75	Zimtstern	265	13	17	■	4

PG	Eismann - Fertiggerichte	kcal /100	FP/ PG	FP/ 100	Z	P/ 100
125	Blätterteig Käse-Zopf	298	24	19	■	6
280	Flammkuchen 4-Käse	298	48	17	■	10
165	Garnelen in Butterblätterteig	242	21	13	■	8

PG = Portionsgröße / Packungsinhalt
kcal/100 = Kalorien in 100 g oder 100 ml
FP/PG = Fettpunkte pro Portion
FP/100 = Fettgehalt pro 100 g oder 100 ml
Z = Zuckerwürfel
P/100 = Protein pro 100 g oder 100 ml

Firmen / Hersteller

PG	Eismann - Fertiggerichte	kcal/100	FP/PG	FP/100	Z	P/100
75	Gebackener Camembert	326	17	22	■	17
280	Original Elsässer Flammkuchen	258	42	15	■	6
167	Paella	102	3	2	■	6

PG	Eismann - Asia	kcal/100	FP/PG	FP/100	Z	P/100
200	Asia Gemüsemix	48	2	1	■	4
150	Asia Knusperente	173	20	13	■	12
250	Asia Nudelpfanne	105	5	2	■	5
250	Bami Goreng	131	8	3	■	8
250	Bratreispfanne	117	13	5	■	4
100	Chinaröllchen	224	12	12	■	3
150	Luxus Chinarollen	144	9	6	■	7
250	Nasi Goreng	112	8	3	■	7
250	Thaicurry	93	13	5	■	9

PG	Eismann - Pasta	kcal/100	FP/PG	FP/100	Z	P/100
400	Cannelloni Bolognese	115	20	5	■	5
300	Gemüselasagne Siena	147	27	9	■	4
200	Gnocchi pur	182	2	1	■	7
250	Italienische Nudelpfanne	94	5	2	■	6
400	Lachs Lasagne	159	28	7	■	11
400	Lasagne Bolognese	112	16	4	■	5
250	Muttis Mittagspfanne	97	5	2	■	6
250	Nudelpfanne Fiorentina	94	8	3	■	3
200	Oma´s Lieblingspfanne	114	12	6	■	5
250	Penne Formaggi	136	15	6	■	5
250	Penne Tomaten Mozzarella	129	5	2	■	5

PG = Portionsgröße / Packungsinhalt
kcal/100 = Kalorien in 100 g oder 100 ml
FP/PG = Fettpunkte pro Portion
FP/100 = Fettgehalt pro 100 g oder 100 ml
Z = Zuckerwürfel
P/100 = Protein pro 100 g oder 100 ml

Firmen / Hersteller

PG	Eismann - Pasta	kcal/100	FP/PG	FP/100	Z	P/100
250	Tagliatelle Mediterranean	115	10	4	■	3
250	Teddy Ravioli	127	13	5	■	5
250	Tortelli mit Frischkäse-Schnittlauch-Füllung	190	15	6	■	9
250	Tortellini Carne	177	5	2	■	8
250	Tortellini mit Schinken-Käse-Soße	143	10	4	■	6

PG	Eismann - Pizza	kcal/100	FP/PG	FP/100	Z	P/100
125	Baguette Salami	263	15	12	■	10
125	Baguette Thunfisch	241	12	10	■	10
125	Baguette Tomate-Mozzarella	222	10	8	■	8
33	Piccini Salami	262	3	10	■	10
386	Pizza Calzone	249	39	10	■	13
440	Pizza Hawaii	188	22	5	■	10
300	Pizza Margherita	233	18	6	■	10
312	Pizza Salami	255	34	11	■	11
400	Pizza Speciale	218	32	8	■	10
420	Pizza Yellowstone	256	50	12	■	12
305	Tarte Shrimps	260	43	14	■	9

PG	Eismann - Suppen	kcal/100	FP/PG	FP/100	Z	P/100
250	Broccoli Rahmsuppe	101	18	7	■	3
250	China Nudelsuppe	32	3	1	■	3
250	Erbsensuppe	79	8	3	■	4
250	Feine Kartoffelcremesuppe mit Lachs	240	53	21	■	2
250	Gulaschsuppe	52	5	2	■	4
400	Landhaus „Rindersuppe"	43	8	2	■	3
250	Tomatensuppe	71	13	5	■	2

PG = Portionsgröße / Packungsinhalt
kcal/100 = Kalorien in 100 g oder 100 ml
FP/PG = Fettpunkte pro Portion
FP/100 = Fettgehalt pro 100 g oder 100 ml
Z = Zuckerwürfel
P/100 = Protein pro 100 g oder 100 ml

Firmen / Hersteller

Lidl

Das Unternehmen Lidl ist eine deutsche Discount-Kette und Teil der Schwarz-Unternehmensgruppe mit Sitz in Neckarsulm. Die Anfänge der Handelskette Lidl reichen bis in das Jahr 1930 zurück.

Lebensmittel bilden das Kernsortiment des Discounters mit über 2000 Artikeln in deutschen Filialen. Lidl bietet neben Marken- und No-Name-Artikeln (Obst, Frischfleisch) auch - wie bei Discountern üblich - Produkte unter Eigenmarken an. Dazu zählen: Milbona, Dulano, Sondey, Linessa und die Marke Freeway. Neben Lebensmitteln und anderen Produkten des täglichen Bedarfs bietet Lidl wöchentlich wechselnde Aktionsartikel aus verschiedenen Non-Food-Bereichen. Darunter etwa Textilien, Haushalts- und Elektronikwaren oder Freizeitartikel.

PG	Lidl - Joghurt / Quark	kcal /100	FP/ PG	FP/ 100	Z	P/ 100
175	2 Kammer Joghurt 0,1%, Linessa	99	5	3	■	4
150	Bio Joghurt Apfel-Birne, Biotrend	98	4	3	■	4
150	Bio Joghurt Erdbeere, Biotrend	99	4	3	■	4
150	Bio Joghurt Kirsch, Biotrend	105	4	3	■	4
100	Cremoso Erdbeere, Yogosan	123	4	4	■	4
100	Cremoso Kaffee, Yogosan	118	4	4	■	4
150	Edelrahmjoghurt Mocca-Mandel, Yogosan	188	18	12	■	3
150	Erdbeer Quark, Linessa	83	1	<1	■	7
175	Joghurt & Citrusfrüchte, Milbona	112	6	4	■	4
175	Joghurt 0,1% versch. Sorten, Linessa	91	4	3	■	4
175	Joghurt Banane & Schokoflakes, Milbona	135	9	5	■	4
100	Joghurt Drink Erdbeere-Banane 0,8%, Springfresh	146	2	2	■	4
100	Joghurt mild 0,1%, Linessa	48	<1	<1	■	4
125	Joghurt Pfirsich-Maracuja fettarm, Yogalife	88	2	1	■	4
150	Joghurt probiotisch 3,5%, Proviact	79	5	4	■	4
150	Joghurt probiotisch Vanille 3,5%, Proviact	114	4	3	■	4
150	Joghurt Vanille auf Pfirsich, Proviact	96	2	1	■	4
150	Kirsch Quark, Linessa	83	1	<1	■	7

PG = Portionsgröße / Packungsinhalt	**FP/100** = Fettgehalt pro 100 g oder 100 ml
kcal/100 = Kalorien in 100 g oder 100 ml	**Z** = Zuckerwürfel
FP/PG = Fettpunkte pro Portion	**P/100** = Protein pro 100 g oder 100 ml

Firmen / Hersteller

PG	Lidl - Käse	kcal/100	FP/PG	FP/100	Z	P/100
75	Backcamembert, Cremisée	314	15	20	🟨	17
20	Bergkäse, Alpengut	400	7	32	🟩	28
30	Blauschimmelkäse, Sodergarden	341	9	29	🟩	20
25	Brie 60% Fett i.Tr., Etoile d´or	360	8	32	🟩	17
50	Feta in Salzlake, Eridanous	276	12	23	🟩	17
30	Französischer Weichkäse, Linessa	190	3	11	🟩	22
40	Frischkäse light 0,2%, Linessa	61	<1	<1	🟩	11
30	Frischkäse, Milbona	156	4	12	🟩	9
20	Gouda light 16%, Linessa	256	3	16	🟩	28
50	Gratin Käse gerieben, Linessa	268	8	16	🟩	29
50	Griechischer Feta 48% Fett i.Tr., Eridanous	276	12	23	🟩	17
25	Hirtenkäse Kräuter, Linessa	209	3	13	🟩	22
35	Käseaufschnitt light, Linessa	260	6	16	🟩	29
30	Käsescheiben pikant, Linessa	277	5	17	🟩	31
20	Körniger Frischkäse light, Linessa	74	<1	<1	🟩	13
40	Maasdamer, Milbona	347	10	27	🟩	26
125	Mozzarella light, Linessa	157	11	9	🟩	19
20	Rahmkäse Paprika, Milbona	352	6	30	🟩	21
20	Scheiblettenkäse, Linessa	204	2	12	🟩	18
20	Schmelzkäse in Scheiben, Linessa	212	2	12	🟩	20
30	Schmelzkäse, Milbona	329	10	31	🟩	8
40	Tilsiter, Milbona	334	10	26	🟩	25
50	Weichkäse light, Linessa	187	6	11	🟩	11
20	Ziegenkäse natur, Duc De Coeur	160	2	12	🟩	10

PG	Lidl - Fleisch / Wurst	kcal/100	FP/PG	FP/100	Z	P/100
10	Artländer Mettwurst, Gebirgsjäger	269	2	21	🟩	19
25	Bierschinken, Dulano	163	3	10	🟩	17
80	Bratwurst grob, Oldenländer	236	14	18	🟩	18

PG = Portionsgröße / Packungsinhalt
kcal/100 = Kalorien in 100 g oder 100 ml
FP/PG = Fettpunkte pro Portion
FP/100 = Fettgehalt pro 100 g oder 100 ml
Z = Zuckerwürfel
P/100 = Protein pro 100 g oder 100 ml

Firmen / Hersteller

PG	Lidl - Fleisch / Wurst	kcal/100	FP/PG	FP/100	Z	P/100
30	Delikatess Kochhinterschinken, Gebirgsjäger	107	1	3	■	19
20	Delikatess Lachsschinken, Gebirgsjäger	119	<1	1	■	26
30	Delikatess Leberwurst grob, Dulano	303	8	27	■	14
25	Delikatess Lyoner Paprika, Dulano	248	6	22	■	11
25	Geflügel Fleischwurst, Dulano	236	5	20	■	14
50	Gourmet Schinken gewürfelt, Linessa	127	2	3	■	24
20	Hinterschinken, Gebirgsjäger	121	1	4	■	20
100	Kümmelkarree, Dorfgold	115	3	3	■	21
15	Leberpastete grob mit Schinken, Gebirgsjäger	303	4	27	■	14
20	Mortadella, Gebirgsjäger	259	4	23	■	12
20	Putensalami, Linessa	264	4	22	■	21
10	Rauchsalami, Houdek	156	1	8	■	20
20	Rohschinken, Linessa	135	1	3	■	27
90	Rostbratwurst, Gebirgsjäger	299	24	27	■	13
20	Salami 1 a, Linessa	268	4	20	■	21
20	Salami, Dulano	478	8	42	■	24
20	Schinken & Champignon in Aspik, Vesperkrone	78	<1	2	■	13
20	Schinken extra mager, Linessa	127	1	3	■	27
25	Schinkenfleischwurst, Gebirgsjäger	256	6	23	■	12
75	Schinkenknacker, Twinner	388	25	33	■	20
50	Schinkenwiener light, Linessa	218	9	18	■	13
25	Streichzwerg Leberwurst Schnittlauch, Linessa	246	5	20	■	15
25	Streichzwerg Leberwurst, Linessa	246	5	20	■	15
20	Streichzwerg Teewurst, Linessa	293	5	25	■	16
20	Truthahnsalami, Gebirgsjäger	324	6	28	■	17

PG	Lidl - Fisch	kcal/100	FP/PG	FP/100	Z	P/100
160	Alaska Seelachs, OceanTrader	122	1	<1	■	13
100	Bismarkhering, Vitakrone	151	9	9	■	15

PG = Portionsgröße / Packungsinhalt
kcal/100 = Kalorien in 100 g oder 100 ml
FP/PG = Fettpunkte pro Portion
FP/100 = Fettgehalt pro 100 g oder 100 ml
Z = Zuckerwürfel
P/100 = Protein pro 100 g oder 100 ml

Firmen / Hersteller

PG	Lidl - Fisch	kcal/100	FP/PG	FP/100	Z	P/100
60	Fischspieße, Vitasia	102	1	2	🟩	12
125	Flusskrebsfleisch, OceanSea	78	2	2	🟩	16
200	Gourmet Filet à la bordelaise, Atlantik	131	14	7	🟨	13
50	Knuspertasche „Florentine", OceanTrader	220	5	10	🟨	10
170	Lachs in Blätterteig, Duc De Coeur	262	23	14	🟨	10
125	Schollenfilets mit Spinat & Feta, OceanTrader	173	11	9	🟨	10
100	Skandinavischer Räucherlachs, OceanSea	152	8	8	🟩	20
220	Sushi, Vitasia	141	6	3	🟩	6
100	Thunfischfilet in Wasser, Armada	124	1	1	🟩	24
100	Zarte Heringsfilets, Salsa Picante	153	9	9	🟩	12

PG	Lidl - Brotaufstriche / Salate	kcal/100	FP/PG	FP/100	Z	P/100
20	Choco Nussa Creme	552	7	36	🟥	6
100	Eiersalat, Linessa	181	12	12	🟨	7
100	Eiersalat, Vitakrone	430	42	42	🟨	6
100	Fleischsalat, Vitakrone	377	37	37	🟨	5
100	Geflügel, Linessa	188	12	12	🟨	7
100	Geflügelsalat Fleischsalat, Linessa	205	16	16	🟨	6
100	Geflügelsalat fruchtig, Linessa	198	15	15	🟨	7
100	Hähnchenbrust Käse Salat, Anfrisa	136	11	11	🟨	7
100	Käse & Oliven Salat m. Ital. Dressing, Frudam	66	5	5	🟨	3
100	Käse & Oliven Salat, Frudam	66	5	5	🟨	3
100	Kochschinken Käse Salat, Anfrisa	119	10	10	🟨	6
100	Krabbencocktail, Linessa	134	10	10	🟨	6
10	Salatdressing French, Linessa	89	1	6	🟨	1
10	Salatdressing Joghurt, Linessa	106	1	9	🟨	1
100	Schinken Käse Salat m. French Dressing, Frudam	139	12	12	🟨	5
100	Thunfischsalat, Linessa	137	9	9	🟨	9
100	Tomate-Mozzarella Creme, Vitakrone	265	23	23	🟨	9

PG = Portionsgröße / Packungsinhalt
kcal/100 = Kalorien in 100 g oder 100 ml
FP/PG = Fettpunkte pro Portion
FP/100 = Fettgehalt pro 100 g oder 100 ml
Z = Zuckerwürfel
P/100 = Protein pro 100 g oder 100 ml

Firmen / Hersteller

PG	Lidl - Müsli	kcal/100	FP/PG	FP/100	Z	P/100
60	Bananen-Schoko Puffs, Crownfield	394	5	8	■	6
60	Bran Flakes, Crownfield	326	6	10	■	2
60	Cornflakes gezuckert, Linessa	377	4	6	◼	1
60	Fit & Activ White Flakes	375	<1	<1	■	5
60	Früchte Knusper Müsli, Master Crumble	433	9	15	■	9
60	Früchte Müsli, Master Crumble	312	2	4	◼	8
60	Honig-Schoko Puffs, Crownfield	397	5	8	■	6
25	Müsliriegel Apfel, Linessa	401	3	11	◼	6
60	Nuss Müsli, Master Crumble	364	6	10	◼	9
60	Vollkornflakes, Crownfield	326	1	2	◼	9
60	Wellness Flakes Erdbeere, Crownfield	365	<1	1	◼	11
60	Wellness Flakes Red Fruit, Crownfield	366	<1	1	◼	8
60	Zimtinos Zimt, Crownfield	413	7	11	■	6

PG	Lidl - Süßigkeiten	kcal/100	FP/PG	FP/100	Z	P/100
25	ABC Fruchtgummis, Linessa	197	<1	<1	■	-
100	Ananas-Erdbeerschnitte, Linessa	141	1	1	■	-
18	Apple Cookies, American Way	464	4	20	■	5
16	Blätterkrokant, Favorina	498	4	23	■	6
20	Butter Spritzgebäck, Sondey	547	6	31	■	5
17	Candy mini, Mister Choc	447	3	16	■	4
29	Caramel Biscuit, Mister Choc	467	8	25	■	5
50	Choco Caramel, Mister Choc	479	12	23	■	4
25	Cocos mini, Mister Choc	481	6	25	■	4
25	Cremolino	410	5	22	■	6
20	Crispy Bits	486	4	24	■	4
100	Eisvariation Maracuja, Linessa	146	4	4	■	-
100	Eisvariation Sorbet, Linessa	132	<1	<1	■	-
25	Fruchtgummis, Linessa	291	<1	<1	■	-

PG = Portionsgröße / Packungsinhalt
kcal/100 = Kalorien in 100 g oder 100 ml
FP/PG = Fettpunkte pro Portion
FP/100 = Fettgehalt pro 100 g oder 100 ml
Z = Zuckerwürfel
P/100 = Protein pro 100 g oder 100 ml

Firmen / Hersteller

PG	Lidl - Süßigkeiten	kcal /100	FP/ PG	FP/ 100	Z	P/ 100
25	Haferplätzchen mit Kakaofüllung, Sodergarden	510	7	28	■	5
13	Hafertaler, Biotrend	479	3	21	■	7
80	Hefeschnecke mit Puddingfüllung, Duc De Coeur	274	5	6	■	6
40	Kaffeegebäck Walnuss-Karamell, Sondey	500	10	24	■	7
40	Knusperschnitte Haselnuss, Favorini	557	15	37	■	6
30	Milch & Schokokeks, Amanie	528	10	30	■	6
29	Müsli Mix, Mister Choc	502	5	27	■	7
30	Nutchoc Haselnuss	495	9	29	■	6
20	Peanut choco mini, Mister Choc	504	6	29	■	10
8	Schaumküsse Kokos, Choco Softies (1 Stück)	466	2	27	■	4
14	Schaumküsse, Linessa (1 Stück)	254	2	11	■	1
50	Schoko-Haselnuss Dragées, Favorina	241	17	34	■	8
15	Schokolierte Erdnüsse, Mister Choc	492	4	25	■	8
50	Softfruits, Sugarland	408	3	8	■	1
100	Sorbet Banane, Linessa	77	<1	<1	■	-
10	Weißer Nougat, Duc De Coeur	441	1	13	■	5
175	Wellness-Eis, Linessa	168	7	4	■	-
33	Wilde Maus, Sugarland	329	<1	<1	■	6
7	Zartes Waffelgebäck, Favorina	527	2	30	■	6

PG	Lidl - Knabbereien	kcal /100	FP/ PG	FP/ 100	Z	P/ 100
25	Big Stixx Salz, Crusti Croc	387	1	2	■	14
25	Chips Cracker Sour Cream & Onions, Linessa	404	2	9	■	7
25	Chips light 30% weniger Fett, Linessa	479	6	23	■	7
25	Erdnüsse pikant gewürzt, Alesto	567	11	45	■	26
25	Erdnussflips 30% weniger Fett, Linessa	443	4	17	■	14
25	Erdnussflips, Crusti Croc	476	6	24	■	14
25	Kartoffelsnack, Teddy´s Hit	500	7	28	■	3

PG = Portionsgröße / Packungsinhalt
kcal/100 = Kalorien in 100 g oder 100 ml
FP/PG = Fettpunkte pro Portion
FP/100 = Fettgehalt pro 100 g oder 100 ml
Z = Zuckerwürfel
P/100 = Protein pro 100 g oder 100 ml

Firmen / Hersteller

PG	Lidl - Knabbereien	kcal /100	FP/ PG	FP/ 100	Z	P/ 100
25	Käseflips, Crusti Croc	512	7	28	■	7
50	Popcorn mit Buttergeschmack, McEnnedy	451	11	21	■	8
20	Salsa Dip medium, El Tequito	58	<1	<1	■	1
25	Sesam Sticks, Crusti Croc	463	5	18	■	10
40	Snackmix, Crusti Croc	433	7	18	■	10
25	Studentenfutter, Ardilla	456	7	29	■	11
25	Zwiebelringe, Crusti Croc	526	8	30	■	6

PG	Lidl - Fertiggerichte	kcal /100	FP/ PG	FP/ 100	Z	P/ 100
350	Bami Goreng, Vitasia	109	9	3	■	7
400	Bauerntopf, Coquette	97	18	5	■	5
400	Chop Suey, Coquette	100	8	2	■	6
214	Curryreis mit Huhn, Kania	141	3	1	■	3
100	Frühlingsrolle vegetarisch, Vitasia	149	5	5	■	5
130	Gebratene Nudeln süß-sauer, Vitasia	198	14	11	■	5
280	Hackbällchen mit Speck und Zwiebel, Party Bällchen	258	50	18	■	14
150	Hähnchen Cheeseburger, McEnnedy	217	13	9	■	15
450	Hühnerfrikassee, Gutknecht	87	19	4	■	9
400	Linsensuppe mit Würstchen, Coquette	366	12	3	■	6
200	Paella, Cavabel	90	6	3	■	5
290	Pasta Pomodoro Mozzarella, Kania	101	5	2	■	4
290	Pasta Spinaci, Kania	112	7	2	■	4
350	Penne Carbonara, Trattoria Alfredo	132	10	3	■	5
247	Quick Terrine Kartoffelbrei mit Röstzwiebeln, Kania	79	7	3	■	1
230	Quick Terrine Nudeleintopf mit Broccoli, Kania	109	8	4	■	3
240	Quick Terrine Nudeltopf Gulasch, Kania	87	4	2	■	3
240	Quick Terrine Spaghetti Napoli, Kania	85	2	1	■	3
202	Reisgericht mexikanische Art, Kania	143	1	2	■	3
350	Spaghetti Bolognese, Trattoria Alfredo	113	10	3	■	6

PG = Portionsgröße / Packungsinhalt
kcal/100 = Kalorien in 100 g oder 100 ml
FP/PG = Fettpunkte pro Portion
FP/100 = Fettgehalt pro 100 g oder 100 ml
Z = Zuckerwürfel
P/100 = Protein pro 100 g oder 100 ml

Firmen / Hersteller

PG	Lidl - Fertiggerichte	kcal /100	FP/ PG	FP/ 100	Z	P/ 100
350	Spaghetti Napoli, Trattoria Alfredo	101	9	3	■	4
60	Thai Noodles Chicken Flavour, Vitasia	102	4	6	■	2
60	Thai Noodles Lemongras Flavour, Vitasia	75	2	3	■	2
60	Thai Noodles Spicy Pork Flavour, Vitasia	79	2	3	■	2
150	Toppo Cheeseburger	297	26	17	■	13

PG	Lidl - Pizza	kcal /100	FP/ PG	FP/ 100	Z	P/ 100
425	Pizza American Style Barbeque Chicken, McEnnedy	203	24	6	■	9
460	Pizza American Style Hawaii, McEnnedy	196	27	6	■	10
435	Pizza American Style Western, McEnnedy	211	32	7	■	9
450	Pizza American Way Supreme, McEnnedy	220	41	9	■	9
460	Pizza Frutti di mare, Trattoria Alfredo	200	3	9	■	10
300	Pizza Margherita, Trattoria Alfredo	213	17	6	■	8
350	Pizza Quattro Formaggi, Trattoria Alfredo	176	32	9	■	7
290	Pizza Salami, Linessa	201	17	6	■	10
350	Pizza Sicilia, Trattoria Alfredo	218	34	10	■	9
180	Pizza Tonno, Trattoria Alfredo	189	11	6	■	11
370	Pizza Vegetable, Trattoria Alfredo	173	19	5	■	7
110	Pizzaschnitte Hawaii, Trattoria Alfredo	197	6	6	■	9
110	Pizzaschnitte Mozzarella, Trattoria Alfredo	210	8	7	■	9
350	Steinofenpizza mexikanische Art, Trattoria Alfredo	232	31	9	■	10
350	Steinofenpizza Schinken Champignon, Trattoria Alfredo	189	20	6	■	10

PG	Lidl - Getränke	kcal /100	FP/ PG	FP/ 100	Z	P/ 100
200	Ananassaft, VitaFit	46	-	-	■	-
200	Apfel-Cranberry Mehrfruchtnektar, Solevita	43	-	-	■	-
200	Apfel-Pfirsich-Rhabarber Saft, Linessa	20	-	-	■	-
200	Apfelsaft naturtrüb, VitaFit	92	<1	<1	■	-

PG = Portionsgröße / Packungsinhalt
kcal/100 = Kalorien in 100 g oder 100 ml
FP/PG = Fettpunkte pro Portion
FP/100 = Fettgehalt pro 100 g oder 100 ml
Z = Zuckerwürfel
P/100 = Protein pro 100 g oder 100 ml

Firmen / Hersteller

PG	Lidl - Getränke	kcal /100	FP/ PG	FP/ 100	Z	P/ 100
200	Blutorange Drink, Plein Sud	50	-	-	🟥	-
200	Boneau Apfel	12	<1	<1	🟥	-
200	Boneau Orange	13	<1	<1	🟥	-
200	Cola light, Freeway	1	-	-	🟩	-
200	Cola, Freeway	84	-	-	🟥	-
200	Eistee Grüntee+Limette, Pataya	30	-	-	🟥	-
200	Eistee Pfirsich, Pataya	29	-	-	🟥	-
200	Fruchtdrink, Linessa	20	<1	<1	🟥	-
200	Fruchtsaftgetränke, Linessa	19	<1	<1	🟥	-
200	Frühstücksdrink, Linessa	54	<1	<1	🟥	-
150	Gemüsesaft, VitaFit	16	-	-	🟨	1
200	Lemon Limo 0%, Freeway	2	-	-	🟩	-
200	Mixx Max, Freeway	86	-	-	🟥	-
200	Multivitaminsaft, Linessa	51	-	-	🟥	-
200	Orangensaft, VitaFit	41	<1	<1	🟥	-
200	Rote Schorle, Freeway	29	-	-	🟥	-
100	Tomatensaft, Vitalife	16	-	-	🟨	1

PG = Portionsgröße / Packungsinhalt
kcal/100 = Kalorien in 100 g oder 100 ml
FP/PG = Fettpunkte pro Portion
FP/100 = Fettgehalt pro 100 g oder 100 ml
Z = Zuckerwürfel
P/100 = Protein pro 100 g oder 100 ml

Lebensmittel und Getränke von A-Z

A

Aal	53
ABC Fruchtgummis, Linessa	216
ABC Russisch Brot, Bahlsen	118
ACE Drink	190
Acerola, getrocknet	85
Acerola Konzentrat, fest	85
Acerola, roh	85
Acerolasaft	173
ACE Saft, Adelholzener	173
Aceto Balsamico di Modena	71
Active fresh Cherry Lime Mix, Aldelholzener	173
Active-Geflügelpfanne	202
Activia Cerealien 0,1%, Danone	13
Activia Creme-Genuss Erdbeere, Danone	13
Activia Creme-Genuss Vanille, Danone	13
Activia Erdbeere 0,1%, Danone	13
Activia Erdbeere, Danone	13
Activia Erdbeere Diät, Danone	13
Activia Joghurtdrink, Danone	13
Activia Müsli, Danone	13
Activia natur 3,5%, Danone	13
Afrika Edelherb Kekse, Bahlsen	118
Afrika Vollmilch Kekse, Bahlsen	118
After Eight	127
After Eight, Dark	127
After Eight, Lemon	127
After Eight, Munchies	127
After Eight Weihnachtskugel	133
Agar-Agar (Pulver)	111
Agavendicksaft	179
Ahornsirup, Alnatura	179
Aioli Krabbensalat, Homann	55
Airwaves Black Mint	137
Airwaves Cherry Menthol	137
Airwaves Cool Cassis	137
Airwaves Green Menthol	137
Airwaves Menthol & Eukalyptus	138
Akazienhonig natur, Alnatura	65
Akora Edelherb Herzen, Bahlsen	133
Akora Vollmilch Herzen, Bahlsen	133
Alaska Seelachsfilet, natur	193
Alaska Seelachsfilets	204
Alaska Seelachs in Orangen-Meerrettichsoße	193
Alaska Seelachs, OceanTrader	214
Alaska Seelachs Schnitzel, Homann	55
Albaöl	59
Alfalfa Sprossen	81
Alkoholfreies Bier	170
Allgäuer Dickmilch, Müller	9
Allgäuer Käse, Alpenmark	183
Allgäutaler	21
Allgäutaler leicht	21
Almdudler g´spritzt	173
Almdudler traditionell	174
Almdudler zuckerfrei	174
Alpenbutter, Meggle	61
Alpen Milchcrème Schokolade, Milka	127
Alpenmilchschokolade, Milka	127
Alpensahne aus Bio-Milch, Bärenmarke	11
Altbier	170
Altdeutscher Suppentopf	199
Amaranth	99
Amaranth gepufft, Alnatura	102
Amaranth Riegel, Alnatura	102
Amaranth Riegel zartbitter, Alnatura	102
Amarena Kirsch, Mövenpick	138
Amaretto (28%)	170
Amato, Bahlsen	133
Amavel 50% Cacao Kaffee Arabica, Milka	127
Amavel 50% Cacao Mandel Krokant, Milka	127
Amavel 50% Cacao, Milka	127
Amavel 50% Cacao Waldbeere, Milka	127
Amavel Duo Cacao auf Haselnuss, Milka	127
Amavel Duo Himbeer auf Joghurt, Milka	127
Amavel Duo Holunderbeere auf Mandel, Milka	127
Amavel Duo Vanille auf Pistazie, Milka	127
Amavel Mousse à la Birne-Mandel, Milka	127
Amavel Mousse á la Crème Caramel, Milka	127
Amavel Mousse à l`Orange, Milka	127
Amavel Mousse au Cappuccino, Milka	127
Amavel Mousse au Chocolat-Kirsche, Milka	127
Amavel Mousse au Praliné, Milka	127
Amerikaner	118
Amicelli	127
Ananas-Banane Smoothie, Chiquita	90
Ananas-Erdbeerschnitte, Linessa	216
Ananas, gesüßt, getrocknet, Seeberger	85

Lebensmittel und Getränke von A -Z

Ananas im Glas, Natreen	85
Ananas in Dose, gezuckert	85
Ananas-Kokos-Lassi, Alnatura	13
Ananas Premium Saft, rio d´oro	190
Ananas, roh	85
Ananassaft, ungezuckert	174
Ananassaft, VitaFit	219
Aniskörner	74
Anis Zwieback, Brandt	118
Any Time	127
Aperol	170
Apfel-Cranberry Mehrfruchtnektar, Solevita	219
Apfeldicksaft	179
Apfel-Fruchtriegel, Alnatura	102
Apfel, getrocknet	85
Apfel-Holunder-Torte, Cop.& Wiese	113
Apfel-Kirsch Saft, Alnatura	174
Apfelkompott	124
Apfelkompott, Natreen	85
Apfelkorn	170
Apfelkraut, ungesüßt	65
Apfel-Kuchen	113
Apfelkuchen aus Hefeteig	113
Apfel-Mangosaft, Rabenhorst	174
Apfelmus	85
Apfelpfannkuchen, Apetito	124
Apfel-Pfirsich-Rhabarber Saft, Linessa	219
Apfel-Püfferchen, Dr. Oetker	124
Apfel-Quitte Saft, Hohes C	174
Apfelringe getrocknet, Seeberger	85
Apfel, roh	85
Apfel-Rotkohl	76
Apfelsaft, Bio	174
Apfelsaft, Natreen	174
Apfelsaft naturtrüb, VitaFit	219
Apfelschorle, Adelholzener	174
Apfel-Streuselkuchen aus Mürbeteig	113
Apfelstrudel	124
Apfelstrudel, Cop.& Wiese	113
Apfelstrudel Eis	208
Apfeltasche	113
Apfeltasche, McDonald´s	162
Apfelwein, Cidre	170
Apfel-Zwiebel Wurstaufstrich, WeightWatchers	42
Apollinaris Lemon	174
Appenzeller Rahmstufe	22
Apple Cookies, American Way	216
Apricot Brandy (35%)	170
Aprikose, getrocknet	85
Aprikosenfruchtaufstrich, Natreen	65
Aprikosen im Glas, Natreen	86
Aprikosenkernöl	59
Aprikosenknödel	124
Aprikosenknödel mit Fruchtsoße	167
Aprikosenkompott, Natreen	86
Aprikosen-Nektar	174
Aprikosensaft	174
Aprikosenteilchen aus Blätterteig	113
Aprikose, roh	86
Aranca Aprikose-Maracuja, Dr. Oekter	124
Aranca Mandarine, Dr. Oetker	124
Aranca Zitrone, Dr. Oetker	124
Arganöl	59
Armer Ritter	124
Aronia Muttersaft	174
Artischocke, roh, Dose	76
Artländer Mettwurst, Gebirgsjäger	213
Asia Gemüsemix	210
Asia Knusperente	210
Asia Nudelpfanne	210
Asiapfanne Teriyaki	201
Asia-Salat mit Garnelen	162
Asiatische Bratnudeln	201
Asiatische Gemüsepfanne, Frosta TK	146
Asiatische Gemüsesuppe, WeightWatchers	152
Asiatische Kohlsuppe, Erasco	152
Asiatischer Bratreis	201
Atemgold, Storck	135
Atemgold zuckerfrei, Storck	135
Aubergine	76
Aufstrich Gartengemüse, Limafood	65
Aufstrich Seitan Provenzalische Art, Limafood	65
Aufstrich Tofu-Pesto, Limafood	65
Aufstrich Zaziki Tofu, Limafood	65
Austern, frisch	54
Avocado	76, 86
Ayran	9
Azora, Bahlsen	118
Azukibohnen	80

Lebensmittel und Getränke von A -Z

B

B 52	173
Babymöhren	193
Baby Pute	39
Bacardi	170
Backcamembert, Cremisée	213
Backfeste Puddingcreme, Dr. Oetker	111
Backfisch	204
Backfisch Baguette, Nordsee	162
Backfrische Pizza Salami, Wagner	157
Backfrische Pizza Speciale, Wagner	157
Backfrische Pizza Spinat, Wagner	157
Backfrische Pizza Thunfisch, Wagner	157
Backin mit Safran	111
Backofen Fritten	206
Backofen Herzogin-Kartoffeln	195
Backofen Knusper Pommes	195
Backofen Kringel Frites	195
Backofenkroketten	83
Backofen Kroketten	195
Backofen-Rösti	195
Backpulver	111
Bagel Bacon & Egg, BurgerKing	162
Bagel, BurgerKing	162
Baguette	95
Baguette Brötchen, Eismann	208
Baguette Salami,	162
Baguette Salami, Eismann	211
Baguette Salami, Baroni	189
Baguette Schinken und Käse	162
Baguette Thunfisch	211
Baguette Tomate-Mozzarella	211
Bailey´s	170
Bailey´s Eiscreme, Häagen Dazs	138
Bailey´s Sahne Schnitte, Cop.&Wiese	113
Bailey`s Sahnetorte, Cop.&Wiese	113
Bailey´s Sahne Windbeutel, Cop.&Wiese	113
Baiser	118
Baisertorte	113
Balisto Schoko-Joghurt-Beeren Mix	127
Balisto Schoko-Korn Mix	127
Balisto Schoko-Müsli Mix	127
Ballaststoff Früchte Müsli, Schneekoppe	102
Balsamico Bianco	71
Balsamico Chips, Gourmet	188
Bambussprossen	81
Bambussprossen, Konserve	81
Bami Goreng	210
Bami Goreng, Frosta TK	155
Bami Goreng, Vitasia	218
Banane-Fruchtschnitte, Alnatura	102
Banane, getrocknet	86
Bananenchips, getrocknet, Seeberger	86
Bananen Joghurt, Frucht junior	182
Banane, roh	86
Bandnudel, ungekocht	107
Bandnudel Vollkorn, Alnatura	107
Banoffee Eiscreme, Häagen Dazs	138
Barbarakraut	74
Barbecue Frites, McCain	83
Barbecue Putenbrust, Herta	42
Bärlauch	74
Bärlauch-Cappelletti, Cucina	188
Bärlauchkäse, Alpenmark	183
Barley Miso, Limafood	71
Barramundifilet	193
Barsch	53
Base per Bolognese, Buitoni	149
Basilico & Olive in reinem Keimöl, Mazola	59
Basilikum, frisch	74
Basilikum-Pesto	71
Basis Müsli, Alnatura	102
Basmati Gemüse Reis	198
Batate (Süßkartoffel)	76
Batavia Salat	76
Bauch mager, Schwein	37
Bauch mittelfett, Kalb	34
Bauchspeck	38
Bauernbratwurst	42
Bauernbrot	95
Bauernbrot, glutenfrei	95
Bauernfrühstück, Pfanni	83
Bauernhandkäse, Alnatura	21
Bauernleberwurst	42
Bauernpfanne	198
Bauernpüree, Pfanni	83
Bauernschmaus	195
Bauerntopf, Coquette	218
Baumkuchen	113
Baumkuchen Spitzen - zartbitter, Tekrum	118
Baumstachelbeere (Sternfrucht)	86
Baumwollsamenöl	59
Bavaria Blu Doppelrahmstufe	23
Bayerische Creme	124
Bayerischer Mini Leberkäs`	192

Lebensmittel und Getränke von A-Z

Bayrisch` Kraut	193
BBQ Double, BurgerKing	162
BBQ Rib Sandwich, Subway	162
Beach Cola, Schöller	139
Béarnaise Sauce légère, Thomy	149
Béarnaise Sauce, Thomy	149
Becel Camembert Milde Reife	23
Becel Diät für den Kaffee	11
Becel Milde Reife mit grünem Pfeffer	23
Bechamel Sauce légère, Thomy	149
Bechamel Sauce, Thomy	149
Beef Salat, Subway	162
Beef Sandwich fettarm, Subway	162
Beeren Fruchtschnitte, Alnatura	102
Beerenfrucht Smoothie, Alnatura	90
Beerenmischung mit Sauerkirschen	206
Beeren Müsli, Alnatura	102
Beifuß, frisch	74
Belgian Chocolate, Häagen Dazs	139
Belgische Schokolade Eiscreme	208
Bellissima „Margherita"	200
Bellissima „Salami"	200
Bellissima „Speciale"	200
Bel Paese	22
Belugalinsen, getrocknet	80
Berentzen Apfelkorn	170
Bergkäse, Alpengut	213
Bergkäse laktosefrei, MinusL	21
Bergkäse Rahmstufe	21
Bergkäse Vollfettstufe	21
Berglinsen, getrocknet	80
Bienenstich aus Hefeteig	113
Bier, Export oder Helles	170
Bierkäse 15% Fett i.Tr.	23
Bier, Light (2,7%)	171
Bierschinken, Dulano	213
Bierschinken/Schinkenpastete	42
Bierwurst	42
Bifi	42
Bifi Carazza	162
Bifi Energie	162
Bifi Geflügel	162
Bifi Peperoni	163
Bifi Ranger	163
Bifi Roll Korn	163
Bifi Wiener	163
Bifteki-Pfanne	198
Big Choc	208
Big Mac, McDonald´s	163
Big Mandel	197
Big Pizza BBQ Chicken, Wagner	157
Big Pizza Boston, Wagner	157
Big Pizza Supreme, Wagner	157
Big Pizza Texas, Wagner	157
Big Pizza Thunfisch, Wagner	157
Big Pizza Western, Wagner	157
Big Sandwich, Schöller	139
Big Stixx Salz, Crusti Croc	217
Big Tasty Bacon, McDonald´s	163
Bihuhn Suppe, Sonnen Bassermann	152
Bihunsuppe	199
Bindobin	111
Bio Apfelschorle, Adelholzener	174
Bio Beeren Müsli, Leichter leben in Deutschland	103
Bio Buchweizen ganz, Seeberger	99
Bio Dampfgemüse mit Babykarotten, Iglo	81
Bio Dampfgemüse mit Reis, Iglo	81
Bio Dinkel ganz, Seeberger	99
Bio Ernte Country Potatoes, McCain	83
Bio Ernte Pommes Frites, McCain	83
Bio Flammkuchen Käse Lauch, Wagner	157
Bio Gemüse Nudeltopf, Erasco	152
Bio Grießbrei, Dr. Oetker	124
Bio Hafer Drink, Vitaquell	30
Bio Hühner Nudeltopf, Erasco	152
Bio Joghurt Apfel-Birne, Biotrend	212
Bio Joghurt Erdbeere	182
Bio Joghurt Erdbeere, Biotrend	212
Bio Joghurt Kirsch, Biotrend	212
Bio Joghurt Vanille	182
Bio Knusper Müsli	185
Bioland Junge Brechbohnen, Frosta TK	80
Bioland Junge Erbsen, Frosta TK	80
Bioland Karotten, Frosta TK	76
Bioland Sommer-Gemüse, Frosta TK	81
Bio Linsentopf, Erasco	152
Bio Maisgrieß fein - Polenta, Seeberger	99
Bio Maisgrieß grob - Kukuruz, Seeberger	99
Bio Milchreis, Dr. Oetker	124
Bio Mozzarella, Goldsteig	183
Bio Müsli Knuper Schoko mit Knusperkissen, Hipp	103
Bio Müsli Knusper-Mandel & Honig, Hipp	103
Bio Müsli Knusper mit Früchten, Hipp	103
Bio Müsli Knusper Waldbeere, Hipp	103

Lebensmittel und Getränke von A -Z

Bionade Holunder	174
Bionade Ingwer-Orange	174
Bionade Kräuter	174
Bionade Litschi	174
Bio Noodles, ungekocht, Bernbacher	107
Bio Pizza Käse Spinat, Wagner	158
Bio Pizza Margherita, Wagner	158
Bio Pizza Schinken Pesto, Wagner	158
Bio Schoko Amaranth Müsli	185
Bio Schokolade Macadamia, Ritter Sport	127
Bio Schokolade Mandelsplitter, Ritter Sport	127
Bio Schokolade Trauben-Cashew, Ritter Sport	127
Bio Sesamsaat geschält, Seeberger	99
Bio Sojadrink, Provamel	30
Bio Sommergemüse Topf, Erasco	152
Bio Soya-Backen und Streichen, Provamel	61
Bio Speisehirse, Seeberger	99
Bio Zitronenkuchen, Dr. Oetker	113
Bircher Müsli Quark, WeightWatchers	13
Birne	86
Birne, getrocknet	86
Birnendicksaft	179
Birnenkompott, Natreen	86
Birnenkraut, ungesüßt	65
Birnensaft, Alnatura	174
Birnen-Schoko-Sahne-Torte, Cop.&Wiese	113
Biscotti Dinkel, Alnatura	118
Biskuit	127
Biskuitrolle	113
Biskuitrolle mit Erdbeeren und Sahne	113
Biskuitrollen-Duo Zitrone	196
Biskuitschnitte mit Milchcremefüllung	114
Biskuit Tortenboden, Bahlsen	113
Bismarckhering, abgetropft	55
Bismarkhering, Vitakrone	214
Bistro Baguette Bolognaise, Dr. Oetker	158
Bistro Baguette Diavolo, Dr. Oetker	158
Bistro Baguette Jambon-Fromage, Dr. Oetker	158
Bistro Baguette Salami, Dr. Oetker	158
Bistro Baguette Thon, Dr. Oetker	158
Bitter Lemon, Schweppes	174
Bitter-Mandel Aroma	111
Bitterschokolade	127
Blätterbrezeln, Bahlsen	118
Blätterkrokant, Favorina	216
Blätterteig Käse-Zopf	209
Blätterteig Kleinteile	114
Blätterteigsnack Frühlingskräuter	201
Blätterteigsnack Paprika	201
Blätterteig, TK	114
Blattgelatine	111
Blattspinat, frisch	77
Blattspinat, Bofrost	193
Blaubeer-Hörnchen	208
Blaubeer-Pfannkuchen, Apetito TK	124
Blaue Weintrauben, extra getrocknet, Seeberger	86
Blaumohn, Seeberger	69
Blauschimmelkäse, Sodergarden	213
Blauschimmelkäse, St. Ruperti	183
Bleichsellerie (Staudensellerie)	77
Blumenkohl, frisch	77
Blumenkohl, Bofrost	193
Blütenzarte Haferflocken, Koelln	103
Blutorange Drink, Plein Sud	220
Blutorangegetränk, Westcliff	190
Blutpresssack	42
Blutwurst	42
boblack	197
Bockshornklee, getrocknet	74
Bockwurst	42
Bockwurst, Kartoffelsalat, Senf	163
Bockwurst mit Semmel und Senf	163
boErbsen, extra zart	193
boErbsen „petits Pois"	193
boFrühlingsrolle	201
Böhmischer Knödel	109
Bohnen Eintopf, Erasco	152
Bohnen, grün	80
Bohnensalat	160
Bohnensprossen	81
Bohnen, weiß, Dose	80
Bohnen, weiß, getrocknet	80
Bonaqa Apfel-Birne	174
Bonaqa Orange-Ananas	174
Bonaqa Zitrone-Passionsfrucht	174
Bonbon Blutorange, Alnatura	135
Bonbons, Hartkaramellen	135
Bonbons, Weichkaramellen	135
Bonbon Zitrone, Alnatura	135
Boneau Apfel	220
Boneau Orange	220
boNuss	197

Lebensmittel und Getränke von A -Z

Bordeaux	171
Borlottibohnen, getrocknet	80
Borretschöl	59
Bouillabaisse, Costa	152
Boullion Gemüse	193
Bounty	127
Bounty, zartherb	128
Bourbon-Vanille Eis	139
Bourbon Vanilleeis, Landliebe	139
Bourbon Vanille, Mövenpick	139
Boursin Kräuterfrischkäse 70% Fett i.Tr.	25
Bowle mit Früchten aus Wein	171
Boysenbeere	86
Brasse	53
Bratapfeleis	197
Bratapfel Kuchen, Dr. Oetker	114
Bratapfelstollen, Bahlsen	133
Bratenfleisch mager, Kalb	34
Bratenfleisch mager, Rind	35
Bratenfleisch mager, Schaf	36
Bratenfleisch mittelfett, Rind	35
Bratenfleisch mittelfett, Schwein	38
Brathähnchen, roh	39
Brathähnchen	163
Brathering, abgetropft	55
Brathering in Aspik, Homann	55
Bratheringsfilet, Appel	55
Bratkartoffeln	195
Bratkartoffeln mit Öl gebraten	83
Bratkartoffeln, Pfanni, zubereitet	83
Bratreispfanne	210
Bratrollmops, Norda	55
Bratwürste aus Seitan, Alnatura	47
Bratwurst grob, Oldenländer	213
Bratwurst in Semmel	163
Braunalge, frisch	77
Braunschweiger Mettwurst	42
Bread&Dip Ei-Kräuter, Homann	65
Bread&Dip Käse-Bärlauch, Homann	65
Bread&Dip Krabbe-Rucola, Homann	65
Bread&Dip Mozzarella-Tomate, Homann	65
Bread&Dip Paprika-Peperoni, Homann	65
Bread&Dip Seelachs-Schnittlauch, Homann	65
Bread&Dip Thunfisch-Basilikum, Homann	65
Breakfast Burger, BurgerKing	163
Breakfast Wrap, BurgerKing	163
Brechbohnen	194
Bremer, Nordsee	163
Brennessel	74
Brennesselsaft	177
Bresso Balance Kräuter der Provence	25
Bresso grüner Pfeffer	25
Bresso Joghurt feine Kräuter	25
Bresso Knoblauch 60% Fett i. Tr.	25
Bresso Kräuter der Provence	25
Bresso Leicht Genuss feine Kräuter	25
Bresso Leicht Genuss Knoblauch	25
Breze	95
Brie 60% Fett i.Tr., Etoile d´or	213
Brie Doppelrahmstufe	23
Bries	34
Brie Vollfettstufe	23
Broccoli	77
Broccoli-Blumenkohl Gratin, Delikato	188
Broccoli-Creme-Suppe	199
Broccoli Cremesuppe, Sonnen Bassermann	152
Broccoli Cremesuppe, WeightWatchers	152
Broccoli-Nudelauflauf	200
Broccoli Rahmsuppe	211
Broccoli Röschen	194
Broccoli-Sahne-Gratin	194
Broiches ohne Füllung	114
Brombeere	86
Brombeer-Himbeer-Yangmei Smoothie	90
Brombeersaft, ungezuckert	174
Brotaufstrich Bärlauch, Alnatura	65
Brotaufstrich Ei & Kräuter, WeightWatchers	65
Brotaufstrich Frischkäse & Schnittlauch, WeightWatchers	65
Brotaufstrich Hähnchen & Ananas, WeightWatchers	65
Brotaufstrich Hähnchen & Paprika, WeightWatchers	65
Brotaufstrich Olive Paprika, Alnatura	65
Brotaufstrich Schinken & Tomate, WeightWatchers	65
Brotaufstrich Tomate mit Basilikum, Alnatura	65
Brötchen	95
Brotfrucht	86
Brownies, Dr. Oetker	118
Brühe gekörnt	71
Brühwürfel	71
Brunch Frischkäse classic	25

Lebensmittel und Getränke von A-Z

Brunch Frischkäse feine Kräuter	25
Brunch Frischkäse légère	25
Brunch mini getrocknete Tomaten	25
Brunch mini Knoblauch oder Schnittlauch	26
Brunch Paprika & Peperoni	26
Brunnenkresse	74
Brust, Schwein (Brustspitze)	38
Brustkern, Rind	35
Brust mittelfett, Schaf	36
Brust, Kalb (Spannrippe)	34
Bucheckern	69
Buchstabensuppe, Maggi	152
Buchteln aus Hefeteig	114, 124
Buchweizenbrot	95
Buchweizenbrötchen	95
Buchweizenbrot mit Sesam, glutenfrei, Alnativ	95
Buchweizengrieß	99
Buchweizengrütze	99
Buchweizen, Korn, geschält	99
Buchweizenvollkornmehl	99
Budapester Salat, Homann	160
Büffelmilch	9
Bum Bum, Schöller	139
Bunter Beerenkorb, Frosta TK	86
Bunter Obstsalat	195
Burgunder	171
Burgundertopf	192
Butter	61
Butter-Apfelkuchen	196
Butterblätter, Bahlsen	118
Buttercremetorte aus Biskuitmasse	114
Butter Gemüse, Frosta TK	81
Buttergemüse, Iglo	81
Butter-Hefekrönchen - zum selberbacken	196
Butterkäse Doppelrahmstufe	22
Butterkäse Vollfettstufe	22
Butterkäse Vollfettstufe laktosefrei, MinusL	22
Butterkeks	118
Butterkeks, Choco Bistro	186
Butterkeks Dinkel, Alnatura	118
Butterkeks Vollkorn, Alnatura	118
Butterkuchen	196
Butterkuchen aus Hefeteig	114
Butter laktosefrei, MinusL	61
Buttermilch	9
Buttermilch Dressing mit Frühlingskräutern, Knorr	62
Buttermilch mit Butterflocken, Weihenstephan	9
Buttermilch mit Fruchtzubereitung	9
Buttermilchpulver	10
Butterpfannengemüse	194
Butterschmalz	59
Butter Spekulatius, Bahlsen	133
Butter Spritzgebäck, Sondey	216
Butterstollen	133
Butterstollen, Bahlsen	133
Buttertoast	95
Butter-Vanille Aroma	111

C

Cabanossi (Brühwurst)	42
Cafe au lait, ohne Zucker	178
Café au lait Riegel, Alnatura	128
Café Biscuit Schokolade, Alnatura	128
Café Musica, Griesson	118
Caipirinha Cocktail	173
Calamari-Box, Nordsee	163
Calamaris al la Romana	204
California Früchte, Storck	135
Calippo Cola, Langnese	139
Calippo Erdbeere, Langnese	139
Calvados	171
Cambozola 70% Fett i.Tr.	22
Cambozola classic light	22
Camembert Doppelrahmstufe	23
Camembert Dreiviertelfettstufe	24
Camembert, Du darfst	24
Camembert Ecken, BeLight	183
Camembert Fettstufe	24
Camembert, gebacken	29
Camembert, gebacken, Alpenhain	29
Camembert gebacken, Alpenmark	183
Camembert Halbfettstufe	24
Camembert laktosefrei, MinusL	24
Camembert leicht 12% Weihenstephan	24
Camembert, paniert	201
Camembert Rahmstufe	24
Camembert Vollfettstufe	24
Campari	171
Candy mini, Mister Choc	216

Lebensmittel und Getränke von A -Z

Candy Weichbären, Haribo	135
Canelloni mit Füllung, Cucina	189
Cannelloni mit Putenfleisch, WeightWatchers	155
Cannelloni Ricotta-Blattspinat, Frosta TK	155
Cappelletti Procuitto crudo, Buitoni	107
Cappuccino Eiscreme	208
Cappuccino, ohne Zucker	178
Cappuccino Schokolade, Alnatura	128
Capri, Langnese	139
Caramac	128
Caramel Biscuit, Mister Choc	216
Caramel Schokolade, Milka	128
Caramel Schokolade, Moser Roth	186
Carbonara al Gusto	149
Carbonara al Gusto extra sahnig, Knorr	149
Caretta orange, Schöller	139
Caribic Royal, Seeberger	142
Caribic Royal (Tropische Mischung), Seeberger	69
Caro Choco	178
Caro Landkaffee, ohne Zucker	178
Carpaccio mit Parmesan, Cucina	184
Carré	208
Cashewnuss	69
Cashewnuss, geröstet	69
Cashewnuss geröstet - gesalzen, Seeberger	69
Cassis Creme	208
Celebrations	128
Celebrations Eis	139
Cereals & Soy Drink Naturel, Limafood	30
Ceres Diätöl	59
Cervelatwurst	43
Cevapcici	202
Cevapcici, Herta	146
Cevapcici Pfanne	202
Chamallows Schlümpfe, Haribo	135
Chamallows Soft-Kiss, Haribo	135
Chamallows Speckies, Haribo	135
Champagner Kraut	160
Champagner, Sekt	171
Champignon Cremesuppe	167
Champignonsalat, Homann	160
Champignons Cremesuppe, WeightWatchers	152
Champignons in Scheiben	194
Chapati (Roti)	95
Château Linsen	80
Chaumes	24
Chayote	77
Cheddar Rahmstufe	22
Cheeseburger	201
Cheeseburger, McDonald´s	163
Cherimoya	86
Chester Vollfettstufe	21
Chicken Breast Sandwich, Subway	163
Chicken Cheese Nuggets, Iglo	146
Chicken Chips, Bofrost	191
Chicken Chips, Eismann	202
Chicken Fajita, Subway	163
Chicken Hawaii	191
Chicken McNuggets (6 Stück), McDonald´s	163
Chicken Nuggets, Iglo	146
Chicken Nuggets & Kartoffelsalat, Homann	146
Chicken Sticks, Iglo	146
Chicken Teriyaki Sandwich, Subway	163
Chicken Wings	191
Chicken Wings Africa	202
Chicken Wings, Iglo	146
Chicoree	77
Chili Cheese Burger, BurgerKing	163
Chili Cheese Nuggets (6 Stück), BurgerKing	163
Chili con Carne, Erasco	146
Chili Fischstäbchen, Iglo	146
Chili Fleischsalat, Homann	160
Chilipulver	74
Chili Remoulade, Thomy	62
Chinabohnen, frisch	80
Chinakohl	77
China Nudelsuppe	211
Chinaröllchen	210
Chinesisch Chop Suey, Uncle Ben`s Sauce	149
Chinesische Gemüsepfanne	201
Chinesische Knusperente	201
Chinesischer Gemüsetopf, Erasco	152
Chinesisch Kantonesisch, Uncle Ben`s Sauce	149
Chinesisch süß-sauer light, Uncle Ben`s Sauce	149
Chinesisch Szechuan, Uncle Ben`s Sauce	149
Chips	142
Chips Cracker Sour Cream & Onions, Linessa	217
Chips gesalzen, BeLight	188

Lebensmittel und Getränke von A -Z

Chips Hot & Spicy, Pringles	142	Cola, Freeway	220
Chips light 30% weniger Fett, Linessa	217	Cola light	174
Chips originale, Pringles	142	Cola light, Freeway	220
Chips Paprika, BeLight	188	Cola Mix, topstar	190
Chips Paprika, Pringles	142	Cola-Rum	173
Choc	208	Cola, topstar	190
Choc Choc Chip Eiscreme, Häagen Dazs	139	Cola und Colagetränke	174
Choclate Chips Eis, Mövenpick	139	Cola Zero	174
Choco Caramel, Mister Choc	216	Cola zero, River	190
Choco Chips, Knusperone	185	Comtess à la Russischer Zupfkuchen, Bahlsen	114
Chococino mit Wasser zubereitet, ohne Zucker	178	Comtess Choco-Chips, Bahlsen	114
Choco Cookie, Milka	118	Comtess Haselnuss, Bahlsen	114
Choco Crossies	128	Comtess Marmorkuchen, Bahlsen	114
Choco Crossies, feinherb	128	Comtess Schoko, Bahlsen	114
Choco Crossies Pop Choc	128	Comtess Typ Eierlikör, Bahlsen	114
Chocofino, Bahlsen	119	Comtess Typ Marzipan, Bahlsen	114
Choco Krispies, Kellogg´s	103	Comtess Zitrone, Bahlsen	114
Chocolade-Clusters, Nestlé	103	Condimento Balsamico Bianco, Bertolli	62
Chocolait Chips Brown, Nestlé	128	Conidmento Balsamico Bianco	71
Chocolate Chips, Subway	163	Contessa Lebkuchen, Bahlsen	133
Chocolate Mountain Cookies-Classic, Griesson	119	Contessa Schokoladenlebkuchen, Bahlsen	133
Chocolate Rainbow, Subway	163	Cookie Crisp, Nestlé	103
Chocolat Pavot, Storck	128	Cookies & Cream Eiscreme, Häagen Dazs	139
Choco Sticks, Griesson	119	Cookies & Granola, DeBeukelaer	119
Choco Wafer, Milka	119	Cop.& Wiese	115
Chokini, Bahlsen	119	Cordon bleu	167
Choklets, Choceur	186	„Cordon bleu" vom Schwein	192
Chop Suey, Coquette	218	Corned Beef	43
Chop Suey, WeightWatchers	146	Cornetto Bottermelk Zitrone	139
Ciabatta Vollkorn, Leichter leben in Deutschland	95	Cornetto Erdbeere	139
Cini-Minis, Nestlé	103	Cornetto Frutti Disc	139
Citronen Sorbet, Schöller	139	Cornetto Haselnuss	139
Clarino	208	Cornetto King	139
Classic Box	197	Cornetto Love Chocolate	139
Cocktail Becher Erdbeere	209	Corn Flakes, Kellogg´s	103
Cocktail Dressing	62	Cornflakes, Knusperone	185
Cocktailsoße, Knorr	149	Cornflakes ohne Zucker, Limafood	103
Cocktailtomaten	77	Cornichons	77
Cocktailwürstchen, Konserve	43	Country Burger, BurgerKing	163
Coconut Kiss, Choceur	186	Country Chicken Original, Iglo	146
Cocos mini, Mister Choc	216	Country Chips alle Sorten, Lorenz	143
Cocosriegel Vollmilch, Alnatura	128	Country-Kartoffeln	83
Cocosriegel Zartbitter, Alnatura	128	CountryMcGriddles, McDonald´s	163
Cognac	171	Country Potatoes Chili, McCain	83
Cointreau	171	Country Potatoes Hütten Art, McCain	83
		Country Potatoes, McCain	83

Lebensmittel und Getränke von A-Z

Country Potatoes Sour Creme Style, McCain	83
Couscous	99
Cracker Gruyere Sélection, Alnatura	143
Cracker Rosmarin, Alnatura	143
Crack & Taste Salted, Wasa	95
Crack & Taste Tomato-Cheese, Wasa	95
Cranberries, getrocknet, Seeberger	86
Cranberry	86
Cranberry-Dinkel Müsli, Schneekoppe	103
Cranberry Müsli, Koelln	103
Cranberry, Muttersaft	174
Cranberry Schokolade, Alnatura	128
Cravattini Käse Kräuter, Mirácoli	155
Création Erdbeere-Joghurt, Mövenpick	119
Création Florentiner a l`Orange, Mövenpick	119
Création Marzipan, Mövenpick	119
Création Meringue, Mövenpick	119
Création Noisette, Mövenpick	119
Cremabella Schoko, Zott	13
Cremabella Vanille, Zott	13
Creme Berliner	196
Creme double 42%	11
Cremeeis	139
Cremefine Vanilla, Rama	11
Cremefine zum Kochen 7%, Rama	11
Cremefine zum Kochen 15%, Rama	11
Cremefine zum Schlagen, Rama	11
Cremefine zum Verfeinern, Rama	11
Creme fraîche 30%	11
Creme fraîche Broccoli Pfanne	198
Creme fraîche Dressing Mediterrane Art, Knorr	62
Creme légère	11
Creme légère cremig-flüssig	11
Creme légère mit Kräutern	11
Creme Stracciatella, Dr. Oetker	124
Creme Tiramisu, Dr. Oetker	124
Cremetorte aus Biskuitmasse	114
Cremetorte aus Rührmasse	114
Cremetorte aus Sandmasse	114
Cremissimo Amarena, Langnese	139
Cremissimo andalusische Träume, Langnese	139
Cremissimo Chocolate Passion Brownies, Langnese	139
Cremissimo Crema di Caramello, Langnese	139
Cremissimo dunkle Verführung, Langnese	139
Cremissimo Eierlikör-Vanille, Langnese	139
Cremissimo Leichter Genuss Aprikose-Mango, Langnese	139
Cremissimo Leichter Genuss Erdbeere, Langnese	140
Cremissimo Leichter Genuss Vanille, Langnese	140
Cremissimo Milka Kuh, Langnese	140
Cremissimo Safari Afrika, Langnese	140
Cremissimo Stracciatella, Langnese	140
Cremissimo Südseezauber, Langnese	140
Cremissimo Tiramisu, Langnese	140
Cremissimo Walnuss, Langnese	140
Cremissimo Zarte Milchschokolade, Langnese	140
Cremolino	216
Cremore Milchcreme mit Schokosoße, Zott	13
Cremore Milchcreme mit Vanillesoße, Zott	13
Cremoso Erdbeere, Yogosan	212
Cremoso Kaffee, Yogosan	212
Crispini, Bahlsen	119
Crisp Müsli, Ovomaltine	103
Crispn´Light Roggen, Wasa	95
Crisp Original Brot, Wasa	95
Crispy Bits	216
Crispy Bits, Choceur	186
Crispy Cereal, Choceur	186
Crispy Chicken Ceasar Salad, McDonald´s	163
Crispy Chicken Original, Iglo	146
Crispy Chicken Parmesan & italienische Kräuter, Iglo	146
Crispy Chicken Wrap, BurgerKing	163
Croissant aus Blätterteig	95, 114
Croissants	208
Croissini, Bahlsen	119
Croutons	95
Crunchbits, Griesson	119
Crunchips Asia Thai Sweet Chili	143
Crunchips Cheese & Onion	143
Crunchips leicht 30% weniger Fett Creme fraîche	143
Crunchips leicht 30% weniger Fett Paprika	143
Crunchips leicht 30% weniger Fett Salz	143
Crunchips Paprika	143
Crunchips Red Chili	143
Crunchy Biscuit, Ovomaltine	119

Lebensmittel und Getränke von A-Z

Crunchy Brotaufstrich, Ovomaltine	65
Crunchy Nut, Kellogg´s	103
Cuba Libre	173
Cuja Mara Split, Langnese	140
Curry Hähnchensalat, Du darfst	160
Curryhuhn, Du darfst	146
Curry-Ketchup, Knorr	71
Curryking, Meica	146
Currypulver	74
Curryreis mit Huhn, Kania	218
Curry Remoulade, Thomy	62
Currysuppe nach indischer Art, WeightWatchers	152
Currywurst	192
Currywurst Kartoffeltopf, Erasco	146
Currywurst mit Ketchup	163
Curry Würzketchup, Alnatura	71

D

Dambo Vollfettstufe	22
Dampfnudeln mit Vanillesoße	167
Dandesan Schnittkäse 45% Fett i.Tr.	183
Dänischer Frischkäse Kräuter, Alpenmark	183
Dänisches Pecan-Plundergebäck	207
Dany Sahne Schoko, Danone	13
Dattel, frisch	86
Dattel, getrocknet	86
DayVita Apfel-Feige, Kellogg`s	103
DayVita Sticks, Kellogg´s	103
Debreziner	43
Decor on Ice - Knusprige Eistüte, Tekrum	142
Decor on Ice - Premium Waffel, Tekrum	142
Decor on Ice - Waffelbecher, Tekrum	142
Decor on Ice - Waffelherzen, Tekrum	142
Decor on Ice - Waffel-Schoko-Röllchen, Tekrum	142
Deftige Erbsensuppe mit Speck, Knorr	152
Deftige Linsensuppe mit Speck, Knorr	152
Delight by Mars	128
Delight Salad (ohne Dressing), BurgerKing	163
Delikatess Bratwurst, WeightWatchers	43
Delikatess Jagdwurst, WeightWatchers	43
Delikatess Kochhinterschinken, Gebirgsjäger	214
Delikatess Lachsschinken, Gebirgsjäger	214
Delikatess Leberwurst	43
Delikatess Leberwurst grob, Dulano	214
Delikatess Leberwurst, WeightWatchers	43
Delikatess Lyoner Paprika, Dulano	214
Delikatessmayonnaise, Thomy	62
Delikatess Mini Frikadellen, WeightWatchers	43
Delikatess Schinkenwurst, WeightWatchers	43
Delikatess Wiener, WeightWatchers	43
Delikatess Würstchen	43
Der Cremige 0,1% Erdbeere, Weihenstephan	13
Der Cremige 0,1% Natur, Weihenstephan	13
Der Cremige weniger Zucker Erdbeere,	13
Der Cremige weniger Zucker Kirsche,	13
Der Große Bauer Apfel-Banane mit Amarant, Bauer	13
Der Große Bauer Bircher Müsli, Bauer	14
Der Große Bauer Diät Erdbeere, Bauer	14
Der Große Bauer Diät Stracciatella, Bauer	14
Der Große Bauer Erdbeere, Bauer	14
Der Große Bauer extra leicht 0,1% Erdbeere, Bauer	14
Der Große Bauer extra leicht 0,1% Vanille, Bauer	14
Der Große Bauer extra leicht 0,1% Zitrone, Bauer	14
Dessertbecher Café	197
Dessertbecher Dame Blanche	197
Dessertbecher Joghurt Kirsche	197
Diät Alpenmilch Schokolade, Milka	128
Diät Apfel Blechkuchen für Diabetiker, Cop.&Wiese	114
Diät Apfel-Zwetschgen Kuchen	196
Diät Becher	209
Diät Becher Café	197
Diät Bircher Müsli 1,5%, Desira	182
Diät Comtess Marmorkuchen, Bahlsen	114
Diät Comtess Zitronenkuchen, Bahlsen	114
Diät-Dotterfrei, becel	48
Diät Erdbeer-Sahne-Rolle für Diabetiker, Cop.&Wiese	114
Diät Fruchtaufstrich Hagebutte, Schneekoppe	65
Diät Fruchtaufstrich Holunder-Kirsche, Schneekoppe	65
Diät Gemüsesuppe mit Curry verfeinert, Leichter leben in Deutschland	152
Diät Halbbitter Schokolade, Ritter Sport	128
Diät Joghurtdrink, Becel Pro Acitv	14

Lebensmittel und Getränke von A - Z

Diät Joghurt Schokolade, Ritter Sport	128
Diät Kalbsleberwurst, Becel	43
Diät Kartoffelsuppe, Leichter leben in Deutschland	152
Diät Konfitüre	65
Diät Landleberwurst, Becel	43
Diät Margarine Original, Becel	61
Diät Margarine Vital, Becel	61
Diät Nougat Schokolade, Ritter Sport	128
Diät Nussnougatcreme	65
Diät-Nuss-Nougat-Creme, Schneekoppe	66
Diät „Ohne Gleichen", Bahlsen	119
Diätpflanzencreme	61
Diät Pflanzencreme, Becel	61
Diätpflanzenfett	61
Diät Pflaumenmus gewürzt, Schneekoppe	65
Diät Riesensandwich Fürst Pückler	197
Diät Sahnetorte	196
Diät Schmelzkäse, Becel	28
Diät Schokolade Haselnuss, Milka	128
Diät Schokolade Noisette, Milka	128
Diät Schokolade Zartherb, Milka	128
Diät Schoko Müsli, Leichter leben in Deutschland	103
Diät Schoko Sahne Cocktail	197
Diät Sirup, Schneekoppe	65
Diät Sirup, Schneekoppe	179
Diät Teewurst, Becel	43
Diät Vollmilchschokolade, Ritter Sport	128
Diät Wölkchen Schoko/Vanille, Dr. Oetker	14
Dicke Bohnen	194
Dicke Bohnen (Saubohnen), frisch	80
Dickmann`s	128
Dickmilch 0,3%	9
Dickmilch (Sauermilch) 10%	9
Dickmilch (Sauermilch) teilentrahmt	9
Dickmilch vollfett mit Fruchtzubereitung	9
Die Leichte Butter, Du darfst	61
Die Schwarze, Nestlé	128
Die Weisse, Nestlé	128
Dillhappen, Lysell	55
Dill Sahne Sauce, Thomy	149
Dillschnitten	160
Dillspitzen, frisch	74
Dinkelbrezen Sesam, Alnatura	143
Dinkelbrot	95
Dinkelbrötchen	95
Dinkel Burger, Alnatura	146
Dinkel Cracker Käse-Zwiebel, Alnatura	143
Dinkelcracker Natur, Alnatura	143
Dinkel Cracker Sesam, Alnatura	143
Dinkel Crunchy, Alnatura	103
Dinkel-Doppelkeks,zartbitter, Alnatura	119
Dinkeldrink Natur, Limafood	30
Dinkel, entspelztes Korn	99
Dinkel Flakes, Alnatura	103
Dinkel gepufft, Alnatura	103
Dinkel Knuspertaler, Alnatura	119
Dinkel - Mehl Type 630	99
Dinkel Minibrezen, Alnatura	119
Dinkelmuffin - Schoko, Alnatura	119
Dinkelnudeln eifrei, ungekocht	107
Dinkel Vollkornbrot, Leichter leben in Deutschland	95
Dinkel Vollkornmehl	99
Dinkelzwieback	95
Distelöl (Saflöröl)	59
Dominissiono, Bahlsen	133
Domino Keks, DeBeukelaer	119
Domino, Langnese	140
Donauwelle, Bofrost	196
Donauwelle, Eismann	207
Donauwelle, Dr. Oetker	114
Donau-Wellen	114
Döner im Fladenbrot	163
Donut Chocolate, BurgerKing	163
Donuts	207
Donuts mit Mandeln	119
Donut Vanilla, BurgerKing	164
Doppel Cheeseburger, McDonald´s	164
Doppel Decker Erdbeer/Vanille, Müller	14
Doppel Decker Schoko/Vanille, Müller	14
Doppel Decker Vanille/Himbeere, Müller	14
Doppel Hamburger, McDonald´s	164
Doppelkeks, Choco Bistro	186
Dorsch in Bierteig	204
Dorsch in Senfsoße	204
Double Cheeseburger, BurgerKing	164
Double Chili Cheeseburger, BurgerKing	164
Dresdner Stollen	114
Dressing Joghurt Kräuter „so leicht", Kraft	63
Dress´up 1000 Island Dressing, Homann	63
Dress´up Knoblauch, Homann	63
Dress´up Pesto, Homann	63
Dulce de Leche Eiscreme, Häagen Dazs	140
Dulse bretonische rote Alge, getrocknet	77

Lebensmittel und Getränke von A -Z

Dunkle Vollmilchschokolade, Ritter Sport	128
Duo Keks, Griesson	119
Duplo	128
Durchbeißer Karamell, Storck	135

E

Ebereschenfrucht	86
Ebly	99
Echt Kernige Haferflocken, Koelln	103
Eclairs mit Sahne gefüllt	114
Edamer 40% Fett i.Tr. laktosefrei, MinusL	22
Edamer Dreiviertelfettstufe	22
Edamer, Du darfst	22
Edamer Fettstufe	22
Edamer Rahmstufe	22
Edamer Vollfettstufe	22
Eddy´s Commander	209
Eddy´s Fruchti Mix	209
Edelbitter Schokolade, Moser Roth	186
Edelbitter Schokolade, Ritter Sport	128
Edelkastanie	86
Edel Marzipan Stollen, Bahlsen	133
Edelpilzkäse Doppelrahmstufe	24
Edelpilzkäse Vollfettstufe	24
Edelrahmjoghurt Mocca-Mandel, Yogosan	212
Edel-Salami, Herta	43
Edler Garten Mix, Frosta TK	81
Eier Brotaufstrich, Wonnemeyer	185
Eierkuchen - Mehl	99
Eierlikör (20%)	171
Eierlikör Torte, Cop.&Wiese	114
Eier-Nudeln, gegart	107
Eier-Nudeln, ungekocht	107
Eiersalat	160
Eiersalat, BeLight	185
Eiersalat, Du darfst	160
Eiersalat, leicht	160
Eiersalat mit Bacon, Homann	160
Eiersalat mit Schnittlauch, Homann	160
Eier-Schnittlauch Aufstrich, Wonnemeyer	185
Eierspätzle	107
Eierstich	109
Eierstich, Bofrost	195
Ei & Gartenkräuter Aufstrich, Du darfst	66
Einmachhilfe	111
Eisbein (Haxe) mittelfett	38
Eisbergsalat	77
Eiscafé	178
Eis Creation Pina Colada	197
Eiscreme Caramel Brulee, Mövenpick	140
Eis Cups	209
Eisgenuss Erdbeere Diabetiker, Langnese	140
Eisgenuss Schoko Diabetiker, Langnese	140
Eiskaffee, ungezuckert	140
Eiskonfekt	140
Eiskonfekt, Eismann	209
Eiskonfekt Vanille - Bourbon	198
Eis Kunterbunt	197
Eismeer Seelachs Grilletten	204
Eis Pixs	197
Eis Röllchen	197
Eistee alle Sorten, BeLight	190
Eistee Grüntee+Limette, Pataya	220
Eistee Pfirsich oder Zitrone	174
Eistee Pfirsich, Pataya	220
Eisvariation Maracuja, Linessa	216
Eisvariation Sorbet, Linessa	216
Eis Vitamin 10	198
Eiweiß von 1 Ei	48
Elisenlebkuchen	133
Emmentaler, gebacken, Alpenhain	29
Emmentaler Vollfettstufe	21
Emmentaler Vollfettstufe laktosefrei, MinusL	21
Endivien	77
Englischer Kuchen aus Sandmasse	114
Ente	39
Ente klassisch, Du darfst	147
Entenei	48
Entenfett	59
Entenleber	39
Entenschenkel	39
Erbsen, gelb, getrocknet	80
Erbsen, grün, frisch	80
Erbsen & Karotten	194
Erbsen-Kartoffel Püree, Pfanni	84
Erbsensuppe	211
Erbsensuppen-Eintopf	199
Erdbeer-Banane Smoothie, Chiquita	90
Erdbeere Amaranth Müsli, Alnatura	103
Erdbeeren, frisch	86
Erdbeeren, Bofsot	195
Erdbeeren, Eismann	206
Erdbeeren, Frosta TK	86
Erdbeeren im Glas, Natreen	86

Erdbeerjoghurt-Sahnetorte	196
Erdbeer-Joghurt Schokolade, Milka	128
Erdbeer Quark Kuchen, Dr. Oetker	115
Erdbeer Quark, Linessa	212
Erdbeer Quark, WeightWatchers	14
Erdbeersaft, ungezuckert	175
Erdbeertorte	207
Erdmandel (Chufanuss)	69
Erdnuss	69
Erdnussbutter	66
Erdnussbutter Crunchy	66
Erdnusscreme mit Erdnussstückchen, Alnatura	66
Erdnuss, dragiert	143
Erdnüsse, geröstet und gesalzen	143
Erdnüsse pikant gewürzt, Alesto	217
Erdnussflakes Schokolade, Choceur	186
Erdnussflips	143
Erdnussflips 30% weniger Fett, Linessa	217
Erdnussflips, BeLight	188
Erdnussflips, Crusti Croc	217
Erdnussflips, SunSnacks	188
Erdnuss, geröstet	69
Erdnusslocken Classic Leicht, Lorenz	143
Erdnusslocken Classic, Lorenz	143
Erdnussmus	66
Erdnussmus, Alnatura	66
Erdnussöl	59
Erdnussöl, Mazola	59
Eselsmilch	9
Espressobohnen Zartbitter, Alnatura	129
Essig	71
Estragon, getrocknet	74
Euka Menthol, Storck	135
Euro Lakritz, Katjes	135
Exklusiv Kugeln Edel-Marzipan Zartherb, Milka	133
Exklusiv Kugeln Krokant Praliné, Milka	133
Exklusiv Kugeln Mousse au Chocolat, Milka	133
Exklusiv Kugeln Nougat Praliné, Milka	133
Exklusiv Kugeln Weihnachts Praliné, Milka	133
Exotische Früchte Müsli, Schneekoppe	103
Exotische Reispfanne	147
Exquisa Balance 5%	26
Exquisa Der Sahnige Meerrettich	26
Exquisa Der Sahnige natur	26
Exquisa Elsässer Flammkuchen	26
Exquisa fitline 0,2% Kräuter	26
Exquisa fitline 0,2% Natur	26
Exquisa Frischkäse körnig 0,8%	26
Exquisa Frischkäsescheiben Kräuter	26
Exquisa Frischkäsescheiben, leicht natur	26
Exquisa Frischkäsescheiben Natur	26
Exquisa Joghurt Kräuter	26
Exquisa Joghurt natur	26
Exquisit Crema Cioccolato, Bahlsen	119
Exquisit Crema Nocciola, Bahlsen	119
Exquisit Crema Vaniglia, Bahlsen	119

F

Fagottini Ricotta e Basilico frisch, Buitoni	107
Falafel, Alnatura	47
Fanta Lemon	175
Fanta Mandarine	175
Fanta Zero	175
Färberdistelöl	59
Farfalle mit Lachs, Feine Küche	189
Farfalle Vollkorn, Alnatura	108
Farmerschinken Virginia	43
Fasan mager	40
Federweißer	171
Feige, frisch	86
Feige, getrocknet	86
Feige, kandiert	86
Feine Bitter-Orange-Schokolade, Alnatura	129
Feine Ecken, Du darfst	28
Feine Gemüsebeilage	194
Feine Kartoffelcremesuppe mit Lachs	211
Feine Obstmischung	195
Feiner Kartoffelsalat, Homann	160
Feine Rollmöpse im Kräuteraufguss, Lysell	55
Feine Rollmöpse im Zwiebelaufguss, Lysell	55
Feiner Rahmkäsekuchen	196
Feine Schinkenwurst, Herta	43
Feine Weiße Schokolade, Choceur	186
Feingebäck - Bienenstich Petits, Tekrum	119
Feingebäck - Feine Auslese, Tekrum	119
Feingebäck - Florentiener Vollmilch, Tekrum	119
Feingebäck - Kokostörtchen, Tekrum	119
Feingebäck - Mandelhörnchen, Tekrum	120
Feingebäck - Meisterstücke, Tekrum	120
Feingebäck - Sacher Törtchen, Tekrum	120
Feingebäck - Schwarzwälder Kirsch, Tekrum	120
Feinherbe Schokolade, Choceur	186

Lebensmittel und Getränke von A -Z

Feinschmecker Blumenkohlsuppe fettarm, Knorr	152
Feinschmecker Kartoffelsuppe fettarm, Knorr	152
Feinschmecker Pilzmischung	194
Feinschmecker Spargelcremesuppe fettarm, Knorr	152
Feinschmecker Waldpilzsuppe fettarm, Knorr	152
Feinster Fleischsalat laktosefrei, MinusL	160
Feldsalat	77
Fenchel	77
Fenchelsamen	74
Ferrero Garden Mandel	129
Ferrero Garden Pistazie	129
Ferrero Küsschen	129
Fertigmischung für Kuchen	115
Festliche Weihnachts Mandeln, Milka	133
Festliche Weihnachts Nüsse, Milka	133
Feta	24
Feta, BeLight	183
Feta (Hirtenkäse) pur	183
Feta in Salzlake, Eridanous	213
Feta leicht	24
Fette Brühe, Knorr	152
Fette Brühe, Maggi	71
Fettgebackenes aus Hefeteig	115
Fettgebackenes aus Mürbeteig	115
Fettgebackenes aus Rührmasse	115
Fettuccine Hähnchenfilet, Frosta TK	155
Fettuccine in Käsesauce, Casa Morando	189
Fettuccine Shrimps, Frosta TK	155
Feuertopf, Erasco	153
Filetini „Formaggio"	191
Filet (Lende) mager, Kalb	34
Filet (Lende) mager, Rind	35
Filet (Lende) mittelfett, Kalb	34
Filet mager, Schaf	36
Filet mager, Schwein	38
Filet mittelfett, Schaf	36
Filet-o-Fisch, McDonald's	164
Finesse Gebäck, Bahlsen	120
Finesse hauchzarter Schinken, Herta	43
Finesse mit Antipasti, Du darfst	26
Finesse mit Buttermilch, Du darfst	26
Finesse mit Kräutern, Du darfst	26
Finesse Prosciutto Cotto, Herta	43
Finesse Putenbrust, Herta	43
Finesse Putenbrust mild geräuchert, Herta	43
Finesse Salami mild & hauchzart, Herta	43
Finesse Salami mit Belém-Pfeffer, Herta	43
Finn Crisp Mehrkorn, Brandt	95
Finn Crisp Original, Brandt	95
Fisch & Chips, Nordsee	164
Fischfilet	204
Fischfilet in Kräuter-Rahmsoße	193
Fischfilet Limanda	204
Fischfilet Müllerin	193
Fischfrikadelle	164
Fischhackbraten	167
Fischlettis	193
Fischpfanne Friesenschmaus	204
Fischspieße, Vitasia	215
Fischstäbchen	204
Fischstäbchen, Iglo TK	147
Fischtopf „Rügener Art"	193
Fitmilch 0,1% pur, Optiwell	9
Fitness Chocolat, Nestlé	103
Fitness & Fruits, Nestlé	103
Fitnessmix Nüsse, Alnatura	69
Fitnessmolke Apfel 0,1%, Müller	9
Fitnessmolke Orange 0,1%, Müller	9
Fitnessmolke Tropic 0,1%, Müller	9
Fitness, Nestlé	103
Fizzy Party Mix, Sweet Land	186
Fladenbrot	95
Fladenbrot, Eismann	208
Flammkuchen 4-Käse	209
Flammkuchen griechische Art, Wagner	158
Flammkuchen Käse & Lauch, Wagner	158
Flammkuchen „nach Bauernart", Wagner	158
Fleischbällchen	109
Fleischbrühe, klar, Pulver	71
Fleischkäse	43
Fleischklößchen	195
Fleischsalat	160
Fleischsalat, Du darfst	160
Fleischsalat leicht, Homann	160
Fleischsalat ohne Gurke, Homann	160
Fleischsalat, Wonnemeyer	185
Fleischsuppe, Knorr	153
Fleischtomate	77
Fleischwurst, Herta	43
Fleischwurst mit Knoblauch, Herta	43
Flohsamen	69
Flomen (Bauchfett)	38

Lebensmittel und Getränke von A -Z

Flora soft Reform-Margarine	61
Florentiner, Choco Bistro	186
Flunder, frisch	52
Flunder, geräuchert	53
Flusskrebs	54
Flusskrebsfleisch, OceanSea	215
Flutschfinger, Langnese	140
Fol Epi	22
Forelle, frisch	53
Forelle, geräuchert	53
Frankfurter aus Seitan und Tofu, Alnatura	47
Frankfurter Kranz	115
Frankfurter Würstchen	43
Französicher Weichkäse, Géramont	24
Französicher Weichkäse leicht, Géramont	24
Französischer Weichkäse, Linessa	213
Französischer Weichkäse mit Joghurt, Géramont	24
Französischer Weichkäse, Roi de Trefle	183
Französischer Weichkäse würzig, Géramont	24
Französische Schokoladentorte	115
Frenchdressing (Fertigprodukt)	63
Friesenröllchen, Lysell	55
Frikadelle mit Bratkartoffeln	164
Frikadelle mit Senf	164
Frikadellen	192
Frischer Fleischsalat, Homann	160
Frischer Fruchtquark Erdbeere, Weihenstephan	14
Frischer Fruchtquark Vanille, Weihenstephan	14
Frisches Balsamico Dressing, WeightWatchers	63
Frisches Cocktail Dressing, WeightWatchers	63
Frisches French Dressing, WeightWatchers	63
Frisches Joghurt Dressing, WeightWatchers	63
Frisches Joghurt-Pfeffer Dressing, WeightWatchers	63
Frisches Mango-Chili Dressing, WeightWatchers	63
Frischkäse Balance Kräuter, Philadelphia	26
Frischkäse Balance natur, Philadelphia	26
Frischkäse Balance Schnittlauch, Philadelphia	26
Frischkäse Doppelrahmstufe natur, Philadelphia	26
Frischkäse, Géramont	26
Frischkäse Joghurt Balance, Philadelphia	26
Frischkäse körnig, BeLight	183
Frischkäse light 0,2%, Linessa	213
Frischkäse, Milbona	213
Frischkäsescheiben Doppelrahmstufe, Philadelphia	26
Frischkäsescheiben getrocknete Tomaten, Philadelphia	26
Frischkäsescheiben Kräuter, Philadelphia	26
Frischkäse so leicht Kräuter, Philadelphia	26
Frischkäse so leicht natur, Philadelphia	26
Frischkäsesticks, Alpenmark	183
Frischkäsetorte, Dr. Oetker	115
Frischkäsetorte mit Philadelphia, Cop.& Wiese	115
Frischkäsetorte mit Philadelphia Mandarine	115
Frischkäsezubereitung Dreiviertelfettstufe	26
Frischkäsezubereitung Magerstufe	26
Frischkäsezubereitung Rahmstufe	27
Frischkäsezubereitung Viertelfettstufe	27
Frischteig Nudeln, gegart	108
Frischteig Nudeln, ungekocht	108
Froop Erdbeere, Müller	14
Froop Kirsche, Müller	14
Froot Loops, Kellogg´s	103
Froschschenkel TK	55
Frosties, Kellogg´s	103
Frosties mit weniger Zucker, Kellogg´s	103
Fruchtaufstriche, Du darfst	66
Fruchtaufstrich Erdbeere, Natreen	66
Fruchtaufstrich Erdbeer-Rhabarber, Natreen	66
Fruchtaufstrich Extra Samt Brombeere, Schwartau	66
Fruchtaufstrich Extra Samt Erdbeere, Schwartau	66
Fruchtaufstrich Extra Samt Erdbeere-Vanille, Schwartau	66
Fruchtaufstrich Extra Samt Mango, Schwartau	66
Fruchtaufstrich Marille, Alnatura	66
Fruchtaufstrich Pfirsich-Vanille, Natreen	66
Fruchtaufstrich Sanddorn-Orange, Alnatura	66
Fruchtbuttermilch Diät Multivitamin, Müller	9
Fruchtbuttermilch Erdbeere Diät, Müller	9
Fruchtbuttermilch Multivitamin, Müller	9
Fruchtbuttermilch versch. Sorten, Weihenstephan	9
Fruchtdrink, Linessa	220
Fruchtdrink Natreen	175
Früchtebrot	133

Lebensmittel und Getränke von A -Z

Fruchteis	140
Früchte Müsli, Alnatura	104
Früchte Müsli, Knusperone	185
Früchte Punsch, Albi	175
Früchte Strudel, Cop.& Wiese	115
Früchtetee, ohne Zucker	175
Früchte-Vollkorn Müsli, Koelln	104
Frucht Flip, Haribo	135
Fruchtgummis, Linessa	216
Fruchtiger Geflügelsalat leicht, Homann	160
Fruchtiger Genuss Aprikose-Mango, Desira	182
Fruchtiger Käsesalat, Homann	161
Fruchtjoghurt Ananas 0,1%, BeLight	182
Fruchtjoghurt Ananas, Landliebe	14
Fruchtjoghurt Brombeere, Landliebe	14
Fruchtjoghurt Erdbeere 1,5%, Landliebe	14
Fruchtjoghurt Heidelbeere 0,1%, Zoma	182
Fruchtjoghurt Himbeere, BeLight	182
Fruchtjoghurt Kirsch 1,5%, Landliebe	14
Fruchtjoghurt Kirsche, BeLight	182
Fruchtjoghurt Optiwell Erdbeere 0,1%, Danone	14
Fruchtjoghurt Pfirsich-Maracuja 1,5%, Landliebe	14
Frucht Katzen, Katjes	135
Frucht & Quark fitline 0,2% alle Sorten, Exquisa	14
Fruchtriegel Banane-Dattel, Seeberger	104
Fruchtriegel Pfirsich-Aprikose, Seeberger	104
Fruchtsaft, Direktsaft	175
Fruchtsaftgetränk	175
Fruchtsaftgetränke, Linessa	220
Fruchtschnitte Cranberry-Kirsch, Schneekoppe	104
Fruchtschnitte Orange, Schneekoppe	104
Fruchtschnitte Sanddorn, Schneekoppe	104
Fruchtzucker	179
Fruchtzwerge mit Fruchtzucker	14
Fructiv ACE+F, Müller	14
Fructiv Blutorange, Müller	14
Fructiv Multivitamin, Müller	14
Frühlings Gemüsesuppe, WeightWatchers	153
Frühlingsrolle	147
Frühlingsrolle vegetarisch, Daloon	189
Frühlingsrolle vegetarisch, Vitasia	218
Frühlingstopf, Sonnen Bassermann	147
Frühlingszwiebel	77
Frühstücksdrink, Albi	175
Frühstücksdrink, Linessa	220
Frühstücks Wrap, McDonald´s	164
Fruit2Day Ananas-Banane, Schwartau	90
Fruit2Day Erdbeer-Orange, Schwartau	90
Fruit2Day Kirsche-rote Traube, Schwartau	90
Fruit2Day Mango-Pfirsich, Schwartau	90
Fruit.Nut & Oat Müsli, Limafood	104
Fruitopia Apfel mit Acerola	175
Fruitopia Multifrucht	175
Fruitopia Orange	175
Fruity-Bussi, Haribo	135
Fruit & Yogurt, McDonald´s	164
Frutti di mare Tagliatelle, Frosta TK	155
Fruttissima Aprikose, Schwartau	66
Fruttissima Erdbeere, Schwartau	66
Fruttissima Himbeere, Schwartau	66
Fürstenschnitte, Bahlsen	133
Fussili all`Arrabbiata, Cucina Pasta Express	189

G

Gabelröllchen in Mayonnaise	55
Gans	39
Gänseei	48
Gänsefett	59
Gänseklein	39
Gänseleber	39
Gänseleberpastete	43
Gänseschenkel	39
Gansfleisch, mager	39
Ganze Hähnchenschenkel	191
Ganze Nuss Schokolade, Milka	129
Garnelenbox, Nordsee	164
Garnelen, frisch	54
Garnelen in Butterblätterteig	209
Garnelen in Knusperteig	204
Garnelen in Kräutersoße	193
Gartenkresse	74
Gebackene Bohnen, Erasco	147
Gebackener Camembert	210
Gebäckstangen Käse, DeBeukelaer	143
Gebäckstangen Salz, DeBeukelaer	143
Gebratene Nudeln süß-sauer, Vitasia	218
Geele Früchtchen, Sweet Land	186
Geflügelbratwurst, Herta	43
Geflügel Fleischwurst, Dulano	214
Geflügel Hacksteaks, WeightWatchers	43
Geflügelmortadella, Alnatura	44

237

Lebensmittel und Getränke von A-Z

Geflügel Sahne Sauce, Thomy	149
Geflügel-Sahne-Soße	149
Geflügelsalami, BeLight	184
Geflügelsalami, Herta	44
Geflügelsalat Asia leicht, Homann	161
Geflügelsalat Hawaii, Homann	161
Geflügelsalat, leicht	161
Geflügelsalat mit Ananas, Du darfst	161
Geflügelwurst, mager	44
Gefügelwiener, Alnatura	44
Gefüllte Hackröllchen „Hirten Art"	202
Gefüllte Röstitaschen	206
Geheimratskäse Vollfettstufe	22
Gelatine Fix	111
Gelatine, gemahlen, rot	111
Gelatine, gemahlen, weiß	111
Gelbwurst	44
Gelee-Früchte, Katjes	135
Gemüse Bouillon, Knorr	153
Gemüse Couscous Brigitte Diät, Frosta TK	147
Gemüse Cremesuppe, WeightWatchers	153
Gemüsefrikadelle	198
Gemüse-Gouda-Scheiben, Du darfst	22
Gemüse-Kartoffelpfanne	198
Gemüseknödel, Pfanni	109
Gemüse Knödel, Pfanni	84
Gemüsemischung in Rahm-Rieslingsoße	198
Gemüse-Nudel Suppe, Alnatura	153
Gemüsepasta mit Hähnchenbrust und Broccoli, BeLight	189
Gemüse Putentopf, Erasco	153
Gemüsesaft	177
Gemüsesaft, Alnatura	177
Gemüsesaft, VitaFit	220
Gemüse Spieß, Iglo	81
Gemüse Stäbchen	198
Gemüsestäbchen, Iglo	81, 147
Gemüsesuppe vegetarisch, Maggi	153
Gemüsesuppe, WeightWatchers	153
Gemüse Tortelloni Vollkorn, Alnatura	108
Gemüse-Trank	177
Georgia Blood Orange Kaktusfeige, CocaCola	175
Georgia Green Mango Kiwi, CocaCola	175
Georgia Peach Limette, CocaCola	175
Germknödel	124
Germknödel, Eismann	208
Germknödel mit Soße, Iglo	124
Gerste, Korn, entspelzt	99
Gerstenbrot	95
Gerstenflocken	104
Gerstengraupen	99
Gerstenmalz	179
Gerstenmehl	99
Getreidesprossen	81
Gewürzgurke	77
Gewürzkuchen	115
Gewürznelken	74
Gewürz Spekulatius, Bahlsen	133
Gewürztes Öl Knoblauch, Mazola	59
Ghee	59
Gin (45%)	171
Ginger Ale, Schweppes	175
Giotto	129
Glasnudeln	108
Gloria Plus	209
Glucosesirup	179
Glühwein	171
Glutenfreie Nudeln, ungekocht	108
Gnocchi	84
Gnocchi alla Sorrentina	200
Gnocchi Frischware, Buitoni	84
Gnocchi Pfanne mit Putenbrust, BeLight	189
Gnocchi Tomate-Mozzarella, Apetito	155
Goji Beere, getrocknet	86
Goji Müsli, Limafood	104
Goldsirup, Alnatura	180
Gorgonzola	24
Götterspeise Himbeere, Dr. Oetker	124
Götterspeise Waldmeister, Dr. Oetker	124
Götterspeise Zitrone, Dr. Oetker	124
Gouda 30% Fett i.Tr.	22
Gouda 45% Fett i.Tr.	22
Gouda 48% Fett i.Tr. laktosefrei	22
Gouda, Du darfst	22
Gouda in Scheiben, Alpenmark	183
Gouda light 16%, Linessa	213
Gourmet Baguette Bourgogne, Dr. Oetker	158
Gourmet Baguette Bretagne, Dr. Oetker	158
Gourmet Baguette Provence, Dr. Oetker	158
Gourmet Diät Joghurt Erdbeere, Zott	14
Gourmet Diät Joghurt Himbeere, Zott	14
Gourmet Diät Joghurt Kirsch, Zott	15
Gourmet Diät Joghurt Waldfrucht, Zott	15
Gourmet Feigen Senf, Thomy	71
Gourmet Filet à la bordelaise, Atlantik	215

Lebensmittel und Getränke von A -Z

Gourmet Honig Senf, Thomy	71
Gourmet Mohn-Marzipan Kuchen, Bahlsen	115
Gourmet Orangen-Senf Sauce, Thomy	149
Gourmet Piccolinis Feine Garnelen, Wagner	158
Gourmet Piccolinis Lachs Spinat, Wagner	158
Gourmet Remoulade, Thomy	63
Gourmet Rohschinken, BeLight	184
Gourmet-Sahne-Meerrettich „sahnig-scharf", Thomy	71
Gourmet-Sahne-Meerrettich, Thomy	71
Gourmet Schinken, BeLight	184
Gourmet Schinken gewürfelt, Linessa	214
Gourmet Schinken, WeightWatchers	44
Gourmet Schoko-Kokos Kuchen, Bahlsen	115
Grahambrot	95
Granatapfel	86
Granatapfelsaft, ungezuckert	175
Grandessa, Bahlsen	133
Grapefruit	87
Grapefruitsaft, ungezuckert	175
Grappa	171
Gratin Käse gerieben, Linessa	213
Graupen	99
Graupentopf, Sonnen Bassermann	153
Great Bacon	200
Great Hawaii	200
Great Hot Chicken	200
Greyerzer Rahmstufe	21
Griechischer Feta 48% Fett i.Tr., Eridanous	213
Grießbrei	124
Grießbrei klassische Art, Mondamin	125
Grießbrei Schokolade, Mondamin	125
Grießbrei Vanille, Mondamin	125
Grießklöße	110
Grießnockerl, Bofrost	195
Grießnockerl, Eismann	206
Grießnockerl, bayerisch	110
Grießpudding 0,1% Pur Optiwell, Danone	15
Grießpudding mit Erdbeere, Landliebe	15
Grießpudding mit Kirsch, Landliebe	15
Grießpudding mit Kirsch Sauce, Müller	15
Grießpudding mit Zimt, Optiwell	15
Grießpudding, Optiwell	15
Grießpudding Schoko, Landliebe	15
Grießpudding Traditionell, Landliebe	15
Grießpudding Vanille, Landliebe	15
Grilled Chicken Caesar Salad ohne Dressing, McDonald´s	164
Grillhaxe	203
Grissini Olivenöl, Alnatura	143
Grobe Leberwurst, Herta	44
Grog	171
Grönland Luxuskrabben	193
Große Bengels, Herta	44
Großmutters Apfelkuchen	207
Großmutters Fischpfanne	198
Großmutters Kohlrouladen	203
Grüne Bohnen	77
Grüne Nudeln, gegart	108
Grüne Nudeln mit Gorgonzolasoße	167
Grüne Nudeln, ungekocht	108
Grüne Pfeffer Soße mit Joghurt, Knorr	149
Grüner Stangenspargel	194
Grüne Thai Currypaste	71
Grünkern (Dinkel), Vollkorn	99
Grünkern, ganz	99
Grünkerngrieß	99
Grünkernmehl	99
Grünkernschrot	99
Grünkohl	77
Grünkohl Eintopf, WeightWatchers	153
Grünkohl, gehackt	194
Guarkernmehl	111
Guave	87
Guave-Grapefruit Erfrischungsgetränk, Well & Activ	190
Gugelhupf, Dr. Oetker	115
Gulaschfleisch mager, Rind	35
Gulaschfleisch mager, Schaf	36
Gulaschfleisch mager, Schwein	38
Gulaschfleisch mittelfett, Kalb	34
Gulaschfleisch mittelfett, Schaf	36
Gulaschfleisch mittelfett, Schwein	38
Gulaschpfanne	192
Gulasch Pfanne, Frosta TK	147
Gulaschsuppe	211
Gulaschsuppe mit Rindfleisch, Knorr	153
Gulaschsuppe ungarisch	167
Gulaschsuppe „Wiener Art", Sonnen Bassermann	153
Gummibärchen	135
Gummibärchen Johannisbeere, Gourmet	186
Gummibärchen Panna Cotta, Gourmet	186
Gurke	77
Guten Morgen Rama 65%	61

Lebensmittel und Getränke von A -Z

Gutsleberwurst	44
Gyros Pita	164

H

Hackbällchen, Herta	147
Hackbällchen mit Speck und Zwiebel, Party Bällchen	218
Hackbraten mit Soße	167
Hackfleisch, Kalb	34
Hackfleisch, Rind	35
Hackfleisch, Schwein	38
Hackfleisch-Nudel-Pfanne	198
Hackfleischpizza	192
Hacksteaks aus Schweinefleisch,	147
Haferbrot	95
Hafer Crunchy, Alnatura	104
Hafer Crunchy Apfel, Alnatura	104
Hafer Crunchy Dinkel, Alnatura	104
Haferdrink, Limafood	30
Haferflocken	104
Haferflocken Instant	104
Haferflocken, Knusperone	185
Haferflockenplätzchen	120
Hafergenuss mit Bourbon-Vanille, Dr. Oetker	125
Haferkieflocken	104
Haferkleie Flocken, Koelln	104
Hafer, Korn, entspelzt	99
Hafermehl	99
Haferplätzchen mit Kakaofüllung, Sodergarden	217
Hafertaler, Biotrend	217
Hagebutte, getrocknet	87
Hagebuttenmus	66
Hagebutte, roh	87
Hähnchenbrustfilet, roh	39
Hähnchenbrustfilet, Eismann	202
Hähnchenbrustfilet „Cordon bleu"	202
Hähnchenbrustfilet in Aspik	44
Hähnchen-Brustfilet, naturbelassen	191
Hähnchenbrust gebraten	167
Hähnchenbrust in Currysoße	191
Hähnchen Cheeseburger, McEnnedy	218
Hähnchen-Chili-Röllchen	191
Hähnchen Curry Pfanne, Frosta TK	147
Hähnchenflügel	39
Hähnchenfrites	191
Hähnchen Geschnetzeltes, Frosta TK	147
Hähnchen Gyros	202
Hähnchenherz	39
Hähnchen in Currysauce mit Wildreis, Primana	189
Hähnchen-Käse-Röllchen	191
Hähnchenkeule	202
Hähnchenleber	39
Hähnchen Pfanne	198
Hähnchenpfanne Karibic, BeLight	189
Hähnchenschenkel	39
Hähnchen Schnitzel „Cordon bleu"	191
Hähnchenschnitzel „Müllerin Art"	202
Hähnchensnack Bretzli	202
Hähnchensticks	147
Hähnchen süß-sauer, Steam Cuisine	189
Halbfettbutter	61
Halbfettmargarine	61
Halbfettmargarine mit Joghurt, Du darfst	61
Halloumi, Fontana	22
Hamburger, BurgerKing	164
Hamburger Kartoffelsalat, Homann	161
Hamburger, McDonald's	164
Hamburger Royal mit Käse, McDonald's	164
Hamburger Royal TS, McDonald's	164
Ham & Cheese Bagel, BurgerKing	164
Hammeltalg	59
Ham Salat, Subway	164
Ham Sandwich, Subway	164
Handkäse, Harzer	24
Hanföl	59
Hanfsamen, geschält	69
Hannover Waffeln, Bahlsen	120
Hanuta	129
Harissa Paste	71
Hartweizengrieß Nudeln, ungekocht	108
Hase	40
Haselnuss	69
Haselnuss-Krokant	69
Haselnussmus	66
Haselnussöl	59
Haselnuss Schnitte	209
Haselnuss Schnitten, Choco Bistro	186
Hatcho Miso, Limafood	71
Haushaltsschokolade	129
Hauskaninchen	40
Hecht, frisch	53
Hecht, geräuchert	53

Lebensmittel und Getränke von A -Z

Hefeaufstrich mit Kräutern	66
Hefebrühe-Extrakt	71
Hefe, Dr. Oetker	112
Hefeflocken	104
Hefegebäckmehl	99
Hefeklöße	110
Hefeschnecke mit Puddingfüllung, Duc De Coeur	217
Hefeteig, Dr. Oetker	115
Hefezopf	115
Heidelbeer-Bananen Smoothie, Alnatura	90
Heidelbeerdicksaft, ungezuckert	180
Heidelbeeren, frisch	87
Heidelbeeren, Bofrost	195
Heidelbeeren, getrocknet	87
Heidelbeer-Joghurt Müsli, Alnatura	104
Heidelbeer Pfannkuchen	196
Heidelbeersaft, ungezuckert	175
Heidesand	115
Heilbutt	52
Helmbohnen, getrocknet	80
Herbstrübe	77
Hering in Gelee, Homann	55
Hering mager	52
Heringsbecher mit Gurke und Zwiebeln, Homann	55
Heringsfilet in Creme, Appel	55
Heringsfilet in Joghurt Soße, WeightWatchers	55
Heringsfilet in Paprika Creme	55
Heringsfilet in Remoulade	55
Heringsfilet in Senfsoße	55
Heringsfilet in Tomatensoße	55
Herta Pausenbrot Hähnchenbrust	164
Herta Pausenbrot Kochschinken	164
Herz, Kalb	34
Herz, Rind	35
Herz, Schaf	37
Herz, Schwein	38
Herzhafte Reibekuchen	195
Herzhafter Hähnchenbrustsalat, Homann	161
Herzhafter Harzerkäse, Alpenmark	183
Herzhafte Rostbratwurst mit Sauerkraut	203
Herzogin Kartoffeln	206
Herzwurst	44
Hickorynüsse	69
Himbeer-Baiser-Kuchen	207
Himbeere - Cranberry Quark, WeightWatchers	15
Himbeeren, frisch	87
Himbeeren, Bofrost	195
Himbeeren, Eismann	206
Himbeeren, Frosta TK	87
Himbeeren in Dose, gesüßt	87
Himbeer/Erdbeer Sorbet	209
Himbeergeist (40%)	171
Himbeer-Granatapfel Smoothie, Chiquita	90
Himbeer-Joghurt-Törtchen	196
Himbeer-Käse-Sahnetorte, Bofrost	196
Himbeer-Käse-Sahnetorte, Eismann	207
Himbeer-Lassi, Alnatura	15
Himbeer-Mascarpone-Torte, Cop.&Wiese	115
Himbeersirup	180
Hinterhaxe mager, Kalb	34
Hinterhaxe mager, Schaf	37
Hinterschinken, Gebirgsjäger	214
Hippness Crisp Erdbeer & Himbeer, Hipp	104
Hippness Crisp Flakes & Kokos, Hipp	104
Hippness Crisp Schoko & Nuss, Hipp	104
Hippness „Lust auf Leichtes" Crisp Früchte, Hipp	104
Hippness „Lust auf Leichtes" Crisp rote Beeren, Hipp	104
Hippness „Lust auf Leichtes" Crisp Waldbeere, Hipp	104
Hirn, Rind	35
Hirn, Schwein	38
Hirnwurst	44
Hirsch	40
Hirschbraten Gutsherrenart	203
Hirschgulasch in Wildsoße	192
Hirschrücken	40
Hirsebrot	95
Hirsebrot, glutenfrei	95
Hirseflocken	104
Hirse, Korn, entspelzt	99
Hirsemehl	100
Hirsevollkornbrot	95
Hirtenkäse Kräuter, Linessa	213
Hirtenkäse laktosefrei, MinusL	27
Hochrippe	35
Hochzeitssuppe, Maggi	153
Hochzeitssuppe, WeightWatchers	153
Hollandaise légère, Thomy	149
Hollandaise Sauce, Thomy	149

Lebensmittel und Getränke von A-Z

Holländer Käse, BeLight	183
Holunderbeeren	87
Holunderbeerensaft, ungezuckert	175
Holzfällerschinken	44
Holzofenbrot	96
Homa Gold Pflanzen-Margarine	61
Homa Gold Unsere Beste leicht	61
Honey Loops, Kellogg´s	104
Honey Wheat, Knusperone	185
Honig	66, 180
Honigkuchenplätzchen	120
Honigmelone	87
Honigwaffeln, Alnatura	120
Hörnchen aus Blätterteig	120
Hörnchen aus Hefeteig	120
Hörnchennudeln, ungekocht	108
Hornhecht	52
Hot BBQ Double Whopper, BurgerKing	164
Hot Brownie, BurgerKing	164
Hot Brownie mit Eis, BurgerKing	164
Hot Chili Cracker, Seeberger	143
Hubba Bubba Bubble Tape Triple Mix	138
Hubba Bubba Cool Cola	138
Hubba Bubba Crazy Cherry	138
Hühnchencreme Brotaufstrich	66
Hühnerbouillon, Sonnen Bassermann	153
Hühnerbrühe, Pulver	72
Hühnerei	48
Hühnereieigelb	48
Hühnerfrikassee, Bofrost	191
Hühnerfrikassee, Eismann	203
Hühnerfrikassee, Gutknecht	218
Hühnerfrikassee „Klassik"	203
Hühnerfrikassee, WeightWatchers	147
Hühner Kraftbouillon, Knorr	153
Hühner Nudelsuppe, WeightWatchers	153
Hühner Reistopf, Erasco	153
Hühnersuppen-Eintopf	199
Huhn Toskana, Du darfst	147
Hummer, gegart	54
Hüttenkäse Halbfettstufe	27
Hüttenkäse Magerstufe	27

I

Indisch Bombay Curry, Uncle Ben`s Sauce	149
Indisch Rotes Curry, Uncle Ben`s Sauce	149
Ingwer	74
Ingwersirup	180
Ingwerstücke, kandiert	143
Instant Cafe au Lait	178
Instant Cappuccino	178
Instant Cappuccino Amaretto	178
Instant Flocken, Koelln	104
Instant - Mehl	100
Instant Teegetränke	178
Integrali Vollkornnudeln, Barilla	108
Intermezzo Peperoni Salami, Dr. Oetker	158
Intermezzo Schinken auf Sauerrahm, Dr. Oetker	158
Irish Coffee	178
Isomalt	180
Italian-Dressing	63
Italienische Gemüsepfanne, Frosta TK	147
Italienische Kräuter, Frosta TK	74
Italienisches Gemüserisotto	198

J

Jackfrucht	87
Jacobsmuscheln	54
Jaffa Cake Apfel, Choco Bistro	186
Jaffa Cake Orange, Choco Bistro	186
Jagdwurst	44
Jägerklößchen	203
Jägermeister	171
Japan Mix, Katana	143
Japan Mix, Kenkoo	143
Japan Mix, Matsumi	143
Jasmin Reis, Uncle Ben`s	100
Javaapfel	87
JoBu Buttermilk Edelkirsch, Meggle	15
JoBu Buttermilk Erdbeere, Meggle	15
JoBu Buttermilk Zitrone-Limette, Meggle	15
Jogger Gums, Katjes	135
Joghurt 0,1% versch. Sorten, Linessa	212
Joghurt 10% natur	15
Joghurt Banane & Schokoflakes, Milbona	212
Joghurt Butter, Meggle	61
Joghurt & Citrusfrüchte, Milbona	212
Joghurt-Crisp Müsli, Desira	182
Joghurt Dressing 1%, Develey	63
Joghurt Dressing 3 Kräuter light, Knorr	63
Joghurt Dressing Dill-Petersilie, Knorr	63
Joghurtdressing (Fertigprodukt)	63
Joghurt Dressing griechische Art, Knorr	63

Lebensmittel und Getränke von A -Z

Joghurt Dressing Knoblauch Kräuter, Knorr	63
Joghurt Dressing Küchenkräuter light, Knorr	63
Joghurtdrink 1,5% mit Frucht	15
Joghurt Drink Erdbeere-Banane 0,8%, Springfresh	212
Joghurtdrink Light Pfirsich	182
Joghurtdrink Zitrone-Limette 0,1%	182
Joghurt entrahmt natur	15
Joghurt fettarm mit Fruchtzubereitung	15
Joghurt Früchtchen, Sweet Land	186
Joghurt Kirsch oder Himbeere 0,1%,	15
Joghurt mild 0,1%, Linessa	212
Joghurt mild Himbeere 0,1%	182
Joghurt mit Buttermilch Erdbeere, Müller	15
Joghurt mit Buttermilch Kirsche, Müller	15
Joghurt Müsli, Koelln	104
Joghurt Pfirsich-Maracuja fettarm, Yogalife	212
Joghurt probiotisch 3,5%, Proviact	212
Joghurt probiotisch Vanille 3,5%, Proviact	212
Joghurt pur 0,1%, BeLight	182
Joghurt pur 0,1%, Milfina	182
Joghurt pur 1,5%, Milfina	182
Joghurt pur 3,5%, Milfina	182
Joghurt-Reiswaffel, Alnatura	120
Joghurt-Reiswaffel Erdbeere, Alnatura	120
Joghurtschnitte Erdbeere, Natreen	104
Joghurtschnitte Kirsche, Natreen	104
Joghurtschnitte Mandarine, Natreen	105
Joghurtschnitte Pfirsich, Natreen	105
Joghurtschnitte Waldfrucht, Natreen	105
Joghurt Schokolade, Milka	129
Joghurt teilentrahmt natur	15
Joghurt Vanilla-Stracciatella, WeightWatchers	15
Joghurt Vanille auf Pfirsich, Proviact	212
Joghurt vollfett Erdbeere laktosefrei, MinusL	15
Joghurt vollfett mit Fruchtzubereitung	15
Joghurt vollfett natur	15
Joghurt vollfett natur laktosefrei, MinusL	15
Jogi Bussi, Haribo	135
Jogolé 0,1% Fruchtjoghurt verschiedene Sorten, Zott	16
Jogolé Molke Drink 0,1%, Zott	16
Johannisbrotkernmehl	112
Johannisbeeren	87
Johannisbeersaft, schwarz, ungezuckert	175
Johannisbeerwein	171
Jostabeere (Limone)	87
Julienne Gemüse Mix	194
Jupiter Vollmilch, Bahlsen	133

K

Kaba Erdbeergeschmack mit Milch 1,5%	178
Kaba mit Milch 1,5%	178
Kaba Vanillegeschmack mit Milch 1,5%	178
Kabeljau	52
Kabeljaufilet, naturbelassen	193
Kabeljau-Rückenfilets	204
Kaffeegebäck Walnuss-Karamell, Sondey	217
Kaffee, ohne Zucker	178
Kaffeesahne laktosefrei, MinusL	11
Kaffeesahne (Portion)	11
Kaffee Weißer Pulver, Meggle	11
Kaiserfleisch	38
Kaiserschmarrn	125, 167
Kaiserschmarrn, Eismann	208
Kaiserschmarrn, Dr. Oetker	125
Kaiserschmarrn österreichische Art, Mondamin	125
Kaiserschoten	194
Kakao mit Milch 1,5%	178
Kakao mit Milch 3,5%	178
Kaki	87
Kaktusfeige (Kaktusbirne)	87
Kaktus, Schöller	140
Kalbfleischkäse	44
Kalbfleischsülze	44
Kalbfleischwurst	44
Kalbsbratwurst	44
Kalbsbrust gefüllt mit Soße	167
Kalbsgeschnetzeltes „Züricher Art"	167
Kalbskäse	44
Kalbskotelett „Mailand"	167
Kalbsleberwurst	44
Kalbsleberwurst, Alnatura	44
Kalbsrollbraten, glaciert	167
Kalbswurstaufstrich, WeightWatchers	44
Kaltschale Ananas Maracuja, Dr. Oekter	125
Kaltschale Erdbeere, Dr. Oetker	125
Kaltschale Himbeer-Johannisbeer, Dr. Oekter	125
Kamutboulgour, Limafood	100
Kamut Couscous, Limafood	100
Kamut, Limafood	100

Lebensmittel und Getränke von A -Z

Kamut Poppies, Limafood	105
Kandierte Erdnüsse	129
Kandierte Mandeln	129
Kandiszucker, braun	180
Kandiszucker, weiß	180
Kantalupe	87
Kapern	77
Kapernäpfel	77
Kapstachelbeeren (Physalis)	87
Karamellcreme	125
Kardamon	74
Karoffelsalat mit Schnittlauch, Du darfst	161
Karottensaft, Alnatura	177
Karottensalat	161
Karpfen	53
Kartoffel-Box, Nordsee	164
Kartoffelbrei	84
Kartoffelbrot	96
Kartoffelcreme-Bärlauch Dip, Homann	66
Kartoffel Cremesuppe, WeightWatchers	153
Kartoffel Gitter	206
Kartoffelgratin	84
Kartoffel-Gratin, Delikato	189
Kartoffelklöße, Bofrost	195
Kartoffelklöße, Eismann	206
Kartoffelklöße, halb und halb	84
Kartoffelknödel, roh	84
Kartoffel-Lauch Suppe, Alnatura	153
Kartoffeln, frisch	77
Kartoffeln, gebacken mit Schale	84
Kartoffeln mit Frühlingsquark	167
Kartoffelpfanne mit Hähnchen, BeLight	189
Kartoffelpuffer, McCain	84
Kartoffelpuffer mit Öl gebraten	84
Kartoffel Püree mit feiner Butter, Maggi	84
Kartoffel Püree Speck & Zwiebeln, Maggi	84
Kartoffel-Sahne-Gratin, Bofrost	195
Kartoffel-Sahne-Gratin, Eismann	206
Kartoffelsalat, BeLight	185
Kartoffelsalat Klassisch, Homann	161
Kartoffelsalat mit Creme fraîche, Wonnemeyer	185
Kartoffelsalat mit Essigmarinade	84
Kartoffelsalat mit Mayonnaise	84
Kartoffelscheiben	206
Kartoffelsnack, Teddy´s Hit	217
Kartoffel Spinat Auflauf	206
Kartoffelstärkemehl	100
Kartoffelsticks	143
Kartoffel Sticks Paprika, SunSnacks	188
Kartoffelsuppe mit Würstchen, Erasco	153
Kartoffeltopf, Sonnen Bassermann	153
Kartoffel Wedges	206
Käseaufschnitt, Du darfst	23
Käseaufschnitt light, Linessa	213
Käseaufschnitt, WeightWatchers	23
Käse-Bärlauch Aufstrich, Du darfst	66
Käsebrötchen, überbacken	96
Käseflips, Crusti Croc	218
Käsegebäck Gouda, Alnatura	143
Käse herzhaft, WeightWatchers	22
Käse-Kirsch-Kuchen, Cop.& Wiese	115
Käsekrüstchen	191
Käsekuchen	207
Käsekuchenhilfe	112
Käsekuchen, Mürbteig	115
Käse-Lauchsuppe	199
Käse mild, WeightWatchers	22
Käsepastete mit Walnüssen 50% Fett i.Tr.	24
Käse Pizzettis	201
Käse Sahne Sauce, Thomy	149
Käse-Sahne Torte	115
Käse-Sahne Torte, Bofrost	196
Käse-Sahne Torte, Dr. Oetker	115
Käsesalat	29
Käsesalat mit Äpfeln	161
Käsescheiben pikant, Linessa	213
Käsesnack Gouda/Edamer, BeLight	183
Käsespätzle	110
Käse Tortelloni, Alnatura	108
Kasha, Limafood	100
Kasseler Rippenspeer, roh, geräuchert	44
Kasseler Ripperl mit Soße und Kraut	167
Kasseler Schulterbraten, Du darfst	147
Kasseler Schulter mit Kartoffelpüree, Sonnen Bassermann	147
Kastanie	69
Katfisch	52
Katfisch (Steinbeißer)	53
Katzen Pfoten, Katjes	135
Kaugummi	138
Kaugummi, zuckerfrei	138
Kaviar, echt	55
Kaviar, Ersatz (Deutsch)	55
Kebab Pfanne TK, Tillman`s	184
Kefir 3,5%	9

Lebensmittel und Getränke von A -Z

Kefir entrahmt	9
Kefir Kalinka fettarm, Müller	9
Keimöl, Mazola	59
Kekse Dinkel, Alnatura	120
Keks Selection, Choco Bistro	187
Kelpamare	72
Kerbel, frisch	74
Keule mager, Kalb	34
Keule mager, Rind	35
Keule mager, Schaf	37
Keule mittelfett, Kalb	34
Keule mittelfett, Rind	35
Keule mittelfett, Schaf	37
Keule (Schinken) fett, Schwein	38
Keule (Schinken) mager, Schwein	38
Kichererbsen	80
Kichererbsen, getrocknet	80
Kichererbsensprossen, frisch	81
Kidney-Bohnen, Dose	80
Kinder Bueno	129
Kinder Country	129
Kinder Happy Hippo	129
Kinder Maxi King	129
Kinder Pingui	129
Kinder Riegel	129
Kinder Schoko Bons	129
Kinder-Schokolade	129
King Nuggets (6 Stück), BurgerKing	164
King Shake Chocolate (groß), BurgerKing	165
King Shake Mango (groß), BurgerKing	165
King Shake Strawberry (groß), BurgerKing	165
King Sundae, BurgerKing	165
King Sundae Caramel, BurgerKing	165
King Sundae Schoko, BurgerKing	165
King Wings (6 Stück), BurgerKing	165
Kinley Bitter Lemon, CocaCola	175
Kipferl, Bahlsen	120
Kirschen getrocknet, Seeberger	87
Kirschen, sauer	87
Kirschen, süß	87
Kirsch-Ginseng Erfrischungsgetränk, Well & Activ	190
Kirschli Kuchen, Dr. Oetker	115
Kirsch Pfannkuchen, Apetito TK	125
Kirsch Quark, Linessa	212
Kirschsaft, Muttersaft	175
Kirschstrudel	125
Kirsch Versuchung	196
Kirschwasser	171
Kiss Cola, Harbio	136
KitKat	129
KitKat Cappuccino	129
KitKat Chunky	129
KitKat Chunky Caramel	129
KitKat Chunky Duo Milk	129
KitKat Chunky Peanut Butter	129
KitKat Chunky White	129
KitKat Fine Dark	129
KitKat Senses	129
Kiwano	87
Kiwi	87
Klare Gemüsesuppe mit Vollkornnudeln, Maggi	153
Klare Suppe, Knorr	153
Klassische Kohlsuppe, Erasco	153
Kleiner Feigling	171
Kleine Scheiben Klassik, Brandt	96
Kleine Scheiben Rustical, Brandt	96
Kleine Scheiben Sesam, Brandt	96
Kleingebäck-Nussecken, Griesson	120
Knabbereulen, Alnatura	143
Knäckebrot	96
Knäckebrot mit Sesam	96
Knäckebrot Vollkorn, Wasa	96
Knacker, einfach	44
Knäcke Vital, Leicht & Cross	96
Knacki Geflügel, Herta	44
Knäckis Meersalz Kristalle, Wasa	96
Knäckis Sesam, Wasa	96
Knackwurst/Servelat	44
Knixx Crisp & Joghurt Müsli	182
Knoblauch Butter, Meggle	61
Knoblauch Creme fraîche	11
Knoblauch Dip, Homann	66
Knoblauch Käse, St. Ruperti	183
Knoblauch, roh	74
Knoblauchwurst	44
Knoblauchwurst, einfach	44
Knollensellerie	77
Knoppers	129
Knorr Vie Apfel Karotte Erdbeere	90
Knorr Vie Orange Banane Karotte	90
Knusperbrot Bio, Leicht & Cross	96
Knusperbrot Reis, Leicht & Cross	96
Knusperbrot Roggen, Leicht & Cross	96
Knusperbrot Vital, Leicht & Cross	96

Lebensmittel und Getränke von A -Z

Knusperbrot Weizen, Leicht & Cross	96
Knusper Ecke Balls, Müller	16
Knusper Ecke Flakes, Müller	16
Knusper Ecke Müsli, Müller	16
Knusper Ecke Original, Müller	16
Knusperflakes Schokolade, Ritter Sport	129
Knusperhähnchenbrustfilet „Knoblauch-Kräuter"	202
Knusper Hörnchen	209
Knusper Hörnchen, Brandt	120
Knusperkugel Blätterkrokant, Milka	133
Knusperkugel Cappuccino, Milka	133
Knusperkugel Espresso, Milka	133
Knusperkugel Knister, Milka	133
Knusperkugel Marzipan, Milka	133
Knusper Kugeln 70% Kakao, Brandt	120
Knusper Kugeln Vollmilch, Brandt	120
Knuspermüsli Himbeere, BeLight	185
Knuspermüsli Schoko-Krokant, Koelln	105
Knusper Pockets	196
Knusper Schnitte	198
Knusperschnitte Haselnuss, Favorini	217
Knuspertasche „Florentine", OceanTrader	215
Knusper Wedges	196
Knusper-Zimt Schokolade, Alnatura	130
Knuspighurt, DeBeukelaer	105
Knuspy Cranberry, Knusperone	188
Knuspy free Apfel, Knusperone	188
Knuspy free Haselnuss, Knusperone	188
Knuspy free Weiße Schokolade, Knusperone	188
Knuspy Schoko, Knusperone	188
Kochbanane	87
Kochfleisch fett, Rind	35
Kochfleisch fett, Schaf	37
Kochfleisch mager, Rind	35
Kochfleisch mager, Schaf	37
Kochfleisch mittelfett, Kalb	34
Kochfleisch mittelfett, Schwein	38
Kochkäse 10% Fett i.Tr.	28
Kochkäse 30% Fett i.Tr.	28
Kochkäse 50% Fett i.Tr.	28
Kochkäse mit Kümmel 20% Fett i.Tr., Alpenmark	183
Kochkäse mit Kümmel 40%, „der kleine Strolch"	28
Kochsalami	44
Köhler (Seelachs)	52
Kohlkönig Grünkohl mit Kasslerwurst, Meica	147
Kohlkönig Grünkohl mit Kochmettwurst, Meica	147
Kohlkönig Grünkohl mit Pinkel, Meica	147
Kohlrabi	77
Kohlroulade, Bofrost	192
Kohlroulade, Eismann	203
Kohlroulade in Bratensauce, WeightWatchers	147
Kohlrübe (Steckrübe)	77
Kokosfett, gehärtet	59
Kokos Keks Spritz, Choco Bistro	187
Kokoskuchen, Dr. Oetker	115
Kokosmakronen	133
Kokos-Mango Smoothie, Chiquita	90
Kokosnuss	69
Kokosnussmilch (Fruchtwasser)	175
Kokosraspel	69
Kondensmilch 4%	9
Kondensmilch 10%	9
Konfitüre extra	66
Königsberger Klopse	203
Königsberger Klopse in Kapernsoße	192
Königsberger Klopse, Sonnen Bassermann	147
Königskuchen	115
Königsrolle, Langnese	140
Konjakmehl	112
Kopenhagen Eiscreme	209
Kopfsalat	77
Koriander, grün	74
Korianderkörner, getrocknet	74
Korinthen	87
Körniger Frischkäse light, Linessa	213
Kornspitz	96
Kotelett mager, Rind	35
Kotelett mager, Schaf	37
Kotelett mager, Schwein	38
Kotelett mittelfett, Kalb	34
Kotelett mittelfett, Rind	35
Kotelett mittelfett, Schaf	37
Kotelett mittelfett, Schwein	38
Krabbencocktail	55
Krabbencocktail, WeightWatchers	55
Krabben, frisch	54
Krabbensalat, Du darfst	55
Kräcker	143

Lebensmittel und Getränke von A -Z

Kraftbrühe	167
Krakauer	44
Krakauer, roh (Colbassa)	44
Krapfen (Berliner)	120
Kräuterbaguette leicht, Meggle	158
Kräuter Basilikum, Frosta TK	74
Kräuterbutter	61
Kräuterbutter original, Meggle	61
Kräuter Creme fraîche	11
Kräuter Dressing 1%, Develey	63
Kräuter Fleischsalat, Homann	161
Kräuterlinge zum Streuen	75
Kräutermischung mit Bärlauch	206
Kräuter-Pilz-Omelett	167
Kräuterquark 10% Fett i.Tr.	27
Kräuterquark 20% Fett i.Tr.	27
Kräuterquark 40% Fett i.Tr.	27
Kräuterröllchen, Lysell	55
Kräutersalz	75
Kräutertee ohne Zucker	175
Krebsfleisch in Dosen	55
Krebstiere, gegart	54
Kreuzkümmel (Cumin)	75
Kroketten, McCain	84
Krönchen Kartoffeln, McCain	84
Krustenbrot	96
Kuhflecken Schokolade, Milka	130
Kümmel	75
Kümmelkarree, Dorfgold	214
Kümmelstange	96
Kümmerling	172
Kumquat	87
Kürbis	77
Kürbiskernbrot	96
Kürbiskerne	70
Kürbiskerne, schalenlos	70
Kürbiskernöl	59
Kurkuma Pulver	75
Küstenschinken, Herta	45
Kuvertüre, Vollmilch	112
Kuvertüre, Zartbitter	112

L

Lachs	53
Lachsersatz in Pflanzenöl	55
Lachsfilet	204
Lachs in Blätterteig	204
Lachs in Blätterteig, Duc De Coeur	215
Lachs in Öl, abgetropft	55
Lachslasagne, Eismann	204
Lachslasagne, Costa	155
Lachssalat, Du darfst	56
Lachs-Spinat-Pizza, Costa	158
Lactit	180
Lakritz Batzen, Katjes	136
Lakritzschnecken	130
Lammrücken-Medaillons, mariniert	192
Lamm Steak TK, Eyckeler & Malt	184
Landhaus „Rindersuppe"	211
Landhaus Zwetschgen Kuchen	197
Landjäger	45
Landschinken, Alnatura	45
Lange Kerls, Herta	45
Languste, frisch	54
Lasagne al Forno	167
Lasagneblätter, ungekocht	108
Lasagne Bolognese, Bofrost	200
Lasagne Bolognese, Cucina	189
Lasagne Bolognese, Frosta TK	155
Lasagne Bolognese, WeightWatchers	155
Lasagne Grill-Gemüse, Frosta TK	155
Lätta extra fit	62
Lätta Halbfettmargarine	62
Lätta mit Joghurt	62
Lätta Probiotik	62
Latte Macchiato-Torte	207
Lauch Cremesuppe, WeightWatchers	153
Lauchcreme Topf, Erasco	153
Laugenbrötchen	96
Laugengebäck	96
Laugengebäck, Eismann	208
Laugenknoten	208
LC 1 Cerealien, Nestlé	16
LC 1 Drink Multifrucht, Nestlé	16
LC 1 Drink Original, Nestlé	16
LC 1 Drink Vanilla, Nestlé	16
LC 1 mit Frucht, Nestlé	16
LC 1 Pur, Nestlé	16
LC 1 Vanilla, Nestlé	16
Leber, Kalb	34
Leber, Rind	35
Leber, Schwein	38
Leberkässemmel mit Senf	165
Leberknödel	110
Leberpastete	45

Lebensmittel und Getränke von A -Z

Leberpastete grob mit Schinken, Gebirgsjäger	214
Leberpastete, WeightWatchers	45
Leberspätzle	110
Leberspätzlesuppe	167
Lebertran	59
Leberwurst, BeLight	184
Leberwurst, einfach	45
Leberwurst, grob	45
Lebkuchen-Brezeln, Bahlsen	134
Lebkuchengewürz, gemahlen	75
Lebkuchen Männer, Bahlsen	134
Le Filou rouge	172
Leichte Butter, Du darfst	62
Leichte Halbfettmargarine, Du darfst	62
Leichter leben in Deutschland Würzer (Basisprodukt)	72
Leichter leben in Deutschland Würzermischung	75
Leichte Rolle, Meggle	62
Leinöl	59
Leinsamen	70
Leinsamenbrot	96
Leipziger Allerlei, Bofrost	194
Leipziger Allerlei, Eismann	205
Leitungswasser	175
Lemon Fischstäbchen, Iglo TK	147
Lemongras/Zitronengras	75
Lemon Limo 0%, Freeway	220
Lende mager, Schaf	37
Lende mager, Schwein	38
Lende mittelfett, Schaf	37
Leng	52
Liebesherzen, Haribo	136
Liebstöckel (Maggikraut), frisch	75
Liköre (30%)	172
Limabohnen, frisch	80
Limanda aspera, paniert	193
Limburger Doppelrahmstufe	24
Limburger Fettstufe	24
Limette	87
Limettensaft, Alnatura	175
Limonaden und Erfrischungsgetränke	175
Linguine Alaska-Seelachs, Frosta TK	155
Linguine Tomate Mozzarella, Mirácoli	156
Lino Klassik Pflanzenöl	59
Linsen	80
Linseneintopf, Erasco	153
Linseneintopf, WeightWatchers	153
Linsen, gelb, getrocknet	80
Linsen, getrocknet	80
Linsen, rot, getrocknet	80
Linsensalat mit Gemüse	161
Linsensprossen	81
Linsensuppe	199
Linsensuppe mit Würstchen, Coquette	218
Linsentopf, Sonnen Bassermann	154
Linzer Schnitten, Griesson	120
Linzertorte	115
Lion	130
Lion Cereals, Nestlé	105
Lion Pop Choc	130
Lion White	130
Litchi	87
Löffelbiskuit aus Biskuitmasse	120
Loganbeere	87
Lollo Rosso	78
Long Island Ice Tea	173
Lorbeerblatt	75
Löwenzahn	75
Luflée Schokolade, Milka	130
Lunge, Kalb	34
Lunge, Rind	35
Lunge, Schwein	38
Lüngerl sauer	167
Luxus Chinarollen	210

M

Maasdamer laktosefrei, MinusL	23
Maasdamer, Milbona	213
Maasdamer, WeightWatchers	23
Maasdammer mild, BeLight	183
Macadamiacreme, Alnatura	66
Macadamia Nuss	70
Macadamia Nuss Eis	209
Macadamia Nuss geröstet - gesalzen, Seeberger	70
Macadamianussöl	59
Macadamia Nut Brittle Eiscreme, Häagen Dazs	140
Maccaroni	200
Maccaroni mit Tomatensoße, Mirácoli	156
Macis	75
Madeira Likörwein	172
Magen/Kutteln	35

Lebensmittel und Getränke von A -Z

Magermilchpulver	10
Maggi Würze, Maggi	72
Magnum classic	140
Magnum Gold	140
Magnum Ecuador Dark	140
Magnum Mandel	140
Magnum Temptation Fruit	140
Magnum Weiss	140
Magnum Yoghurt fresh	140
Mah Mee mit Hähnchenfleisch, WeightWatchers	147
Maifisch	53
Mais	194
Maisbrot	96
Maisbrötchen	96
Maischips Natur, Alnatura	144
Maischips Paprika, Alnatura	144
Maisgrieß	100
Maiskeimöl	59
Maiskölbchen	161
Mais, Korn	100
Maismalz	180
Maismehl	100
Maisstärke	100
Maisvollmehl	100
Mais Waffeln, Alnatura	144
Mai Tai	173
Makkaroni, ungekocht	108
Makrele, frisch	52
Makrele, geräuchert	53
Maltit	180
Malzbier	172
Malzbrot	96
Malzkaffee, ohne Zucker	178
Malzzucker	180
Mamba Cola, Storck	136
Mandarine	87
Mandarinen-Quark-Schnitte	207
Mandarinen-Sahne-Torte, Cop.& Wiese	115
Mandel-Bienenstich, Bofrost	197
Mandel-Bienenstich, Eismann	207
Mandel-Bienenstich-Torte, Cop.& Wiese	115
Mandel blanchiert, Seeberger	70
Mandel Keks Spritz, Choco Bistro	187
Mandelmus	67
Mandelmus weiß, Alnatura	67
Mandel-Nuss-Clusters, Nestlé	105
Mandelöl	59
Mandelspekulatius, Bahlsen	134
Mandel süss	70
Mango-Banane Smoothie, Alnatura	90
Mango-Créme-Fraîchetorte	207
Mango, getrocknet	88
Mangold	78
Mango-Maracuja Smoothie, Alnatura	90
Mango-Passionsfrucht Smoothie, Chiquita	90
Mango, roh	88
Mango Sorbet, Häagen Dazs	140
Mangostane	88
Mannit	180
Maple Walnuts Eis	140
Maple Walnuts, Mövenpick	141
Marbesa	198
Margarine	62
Marillen	88
Marillenknödel	125
Marillenknödel, Eismann	208
Marillenknödel, Iglo	125
Marinierte Lammkeule	203
Marinierte Schweinefiletmedaillons	203
Mark	35
Markklößchen	110
Markklößchen, Bofrost	195
Markklößchen, Eismann	206
Markklößchen Topf, Erasco	154
Marmorbohnen	80
Marmorkekse Dinkel, Alnatura	120
Marmorkuchen aus Rührmasse	116
Marmor Kuchen, Dr. Oetker	116
Marmorwolke Rührkuchen, Dr. Oetker	116
Mars	130
Marsala Dessertwein	172
Mars Eis, Riegel	141
Marshmallow	130
Mars Mandel	130
Marzipan	130
Marzipan-Crème Schokolade, Milka	130
Marzipanmischung	112
Marzipan-Plundergebäck	120
Marzipanrohmasse	130
Marzipanstollen aus Hefeteig, fettreich	116
Marzipantorte, Cop.& Wiese	116
Mascarpone 80% Fett i Tr.	27
Mascarpone, BeLight	184
Mascarpone light, Santa Lucia	27

Lebensmittel und Getränke von A-Z

Matjeshappen mit Dill-Joghurt Sauce, Homann	56
Matjeshappen mit Räucherspeck, Lysell	56
Matjeshering	52
Matjeshering, abgetropft	56
Matjesmahlzeit nach Hausfrauenart, Lysell	56
Matjessalat, Homann	56
Matzen	96
Maulbeere	88
Maultaschen	110
Maultaschen, Sonnen Bassermann	147
Maulwurf Kuchen, Dr. Oetker	116
Maxibon, Schöller	141
Mayonnaise 80%	63
Mayonnaise légère, Thomy	63
Mayonnaise leicht 35%	63
McChicken, McDonald´s	165
McCroissant, McDonald´s	165
McFlurry Kitkat, McDonald´s	165
McMuffin Bacon & Egg, McDonald´s	165
McMuffin Sausage & Egg, McDonald´s	165
McRib, McDonald´s	165
McToast Bacon Käse, McDonald´s	165
McToast Käse, McDonald´s	165
McToast Schinken Käse, McDonald´s	165
MCT Öle	59
McWrap Classic Beef, McDonald´s	165
McWrap Crispy Chicken, McDonald´s	165
McWrap Grilled Chicken, McDonald´s	165
Mediterranes Kräuterbrot	201
Mediterrane Tomatensuppe, WeightWatchers	154
Meeresfrüchte-Pizza, Costa	158
Meerforelle	52
Meerrettich-Apfel-Aufstrich	67
Meerrettich, frisch	78
Mehrfruchtsaft, Pure Fruit	190
Mehrkornbrot	96
Mehrkornbrötchen	96
Mehrkornflocken	105
Meisterklasse Flädlesuppe, Maggi	154
Meisterklasse Hühnersuppe, Maggi	154
Meisterklasse Kartoffel-Lauchsuppe, Maggi	154
Meisterklasse Lauchcremesuppe, Maggi	154
Meisterklasse Pfifferlingsuppe, Maggi	154
Melassesirup	180
Melisse, frisch	75
Melone, grün	88
Merci Extra Dunkel, Storck	130
Merci Krokant, Storck	130
Merci Petits Cacao Intense, Storck	130
Merci Petits Edel Marzipan, Storck	130
Merci Petits Kaffee Sahne, Storck	130
Merci Petits Mandel Sahne, Storck	130
Messino Edelherb, Bahlsen	120
Messino Vollmilch, Bahlsen	120
Mettwurst, einfach	45
Mettwurst, gekocht	45
Mettwurst, grob	45
Mettwurst, luftgetrocknet	45
Mexikanischer Chilitopf, Sonnen Bassermann	154
Mie Nudeln, ungekocht, Bamboo Garden	108
Miesmuscheln, gegart	54
Mikado Milchschoko, DeBeukelaer	120
Mikado Zartherb, DeBeukelaer	120
Mikrowellen Chips	196
Mikrowellen Pommes	196
Mikrowellen Popcorn, gesalzen	144
Mikrowellen Popcorn, gezuckert	144
Milch 1,5%	178
Milch 3,5%	178
Milchbrötchen, Brandt	97
Milch Cereal, Choceur	187
Milch entrahmt	9
Milch fettarm	9
Milch fettarm, Becel pro Activ	9
Milch fettarm laktosefrei, MinusL	9
Milchkaffee ohne Zucker	178
Milchmäuse, Choceur	187
Milchmischerzeugnisse, fettarm	10
Milchmischerzeugnisse, vollfett	10
Milch mit Kakao/Schokolade	9
Milch mit Schoko laktosefrei, MinusL	9
Milchnudeln	125
Milchnudeln Vanille, Dr. Oetker	125
Milchpudding Schoko laktosefrei, MinusL	16
Milchpudding Vanille	16
Milchpulver teilentrahmt	10
Milchreis Apfel Zimt, Dr. Oetker	125
Milchreis der leichte Erdbeere, Müller	16
Milchreis der leichte Schoko, Müller	16
Milchreis Diät Original, Müller	16
Milchreis Diät Zimt, Müller	16
Milchreis Karamell, Mondamin	125
Milchreis klassische Art, Mondamin	125

Lebensmittel und Getränke von A-Z

Milchreis mit Zucker und Zimt	125, 167
Milchreis original Vanilla, Müller	16
Milchreis original Zimt, Müller	16
Milchreis pur, Müller	16
Milchreis Vanille, Dr. Oetker	125
Milchreis Zimt, Mondamin	125
Milchreis Zimt & Zucker, Müller	16
Milchsandwich, Corny	130
Milchschaum zum Sprühen, Meggle	12
Milchschnitte	130
Milch & Schokokeks, Amanie	217
Milchschokolade Riegel, Alnatura	130
Milchshake Erdbeere klein, McDonald's	165
Milchshake (Erdbeer, Vanille, Schoko)	165
Milchshake Schokolade klein, McDonald's	165
Milchshake Vanille klein, McDonald's	165
Milchspeiseeis	141
Milch vollfett	10
Milch vollfett laktosefrei, MinusL	10
Milch vollfett laktosefrei, Weihenstephan	10
Milchzucker	180
Milka & Daim Schokolade, Milka	130
Milkana Balance	28
Milkana Cremig leicht	28
Milkana Cremig leicht Kräuter	28
Milkana Gouda leicht	28
Milkana Kräuter 50% Fett i.Tr.	28
Milkana Milchcreme natur	28
Milkana Milchcreme natur leicht	28
Milkana Sahne 50% Fett i.Tr.	28
Milkana Salami 40% Fett i.Tr.	28
Milkana Würzig 45% Fett i.Tr.	28
Milk Flip, Schöller	141
MilkyWay	130
MilkyWay Crispy Rolls	130
Milzwurst	45
Mineraldrink, isotonisch, gezuckert	176
Mineraldrink, isotonisch, ungezuckert	176
Mineralwasser	176
Mini Amerikaner, Coppenrath & Wiese	120
Mini Berliner, Coppenrath & Wiese	120
Mini Eclairs	197
Mini Eierlikörwindbeutel	207
Mini Frikadellen	203
Mini Frikadellen, BeLight	184
Mini Frikadellen & Pellkartoffelsalat, Homann	147
Mini Frühlingsrolle „Sweet Chili"	201
Mini Hähnchen Schnitzel	191
Mini Krakauer	192
Mini Milk Erdbeere, Langnese	141
Mini Milk Schoko, Langnese	141
Mini Mozzarella Snacks, paniert	201
Minipizza, Picco Belli	189
Mini Sahnewindbeutel, Bofrost	197
Mini Sahnewindbeutel, Eismann	207
Mini-Sandwich Fürst Pückler	198
Mini Schnittkäse Snacks, paniert	201
Mini Semmelknödel, Pfanni	110
Mini-Tartufo	198
Mini Vollkornzwieback Schoko zartbitter, Brandt	121
Mini-Waffelröllchen	198
Mini Zigeunertaschen	192
Mini Zwieback Buttermilch Kirsche, Brandt	121
Mini Zwieback Buttermilch Zitrone, Brandt	121
Mini Zwieback Kokos, Brandt	121
Mini Zwieback Schoko Vollmilch, Brandt	121
Minneola	88
Mint Chocs, Storck	136
Mints, Choceur	187
minus KH Brot, Leichter leben in Deutschland	97
Mirabelle	88
Miracel Whip Balance	63
Miracel Whip Dip Aioli	67
Miracel Whip Dip Chili	67
Miracel Whip Dip Cocktail	67
Miracel Whip Dip Curry	67
Miracel Whip Dip Dijon Senf	67
Miracel Whip Klassik	63
Miracel Whip Remoulade	63
Miracel Whip so leicht	63
Mirácoli Pasta Sauce Arrabbiata	149
Mirácoli Pasta Sauce Bolognese	150
Mirácoli Pasta Sauce Carbonara	150
Mirácoli Pasta Sauce Käse Kräuter	150
Mirácoli Pasta Sauce Tomate Basilikum	150
Mirácoli Pasta Sauce Tomate Knoblauch	150
Mirácoli Pasta Sauce Tomate Kräuter	150
Mirácoli Pasta Sauce Tomate Ricotta	150
Mispel	88
Mix-Box, Nordsee	165
Mixed Pickles, Dose	78
Mixed Pickles, Konserve	161
Mixx Max, Freeway	220

M-Joy Alpine Milk, Milka	130	Muffins Chocolat aus Fertigteig	121
M-Joy Crispy Cereal, Milka	130	Muffins (englischer Teekuchen)	121
M-Joy Peanuts & Flakes, Milka	130	Müllermilch Himbeere, Müller	10
M-Joy Whole Hazelnuts, Milka	130	Müllermilch leicht Erdbeere, Müller	10
Moccajoghurt, Zott	16	Müllermilch leicht Schoko, Müller	10
Mohn	70	Müllermilch Schoko, Müller	10
Mohnhörnchen aus Hefeteig fettarm	121	Müllermilch Typ Kaffee versch. Sorten, Müller	10
Mohnmischung	112		
Mohnnudeln	208	Müllermilch Vanilla, Müller	10
Mohnöl	59	Multifit	209
Mohn Stollen, Bahlsen	134	Multifruchtschnitte, Alnatura	105
Mohnwickel, Dr. Oetker	121	Multivitaminsaft, Linessa	220
Möhren	78	Mungobohnen, getrocknet	80
Möhrensalat, Konserve	161	Mungobohnensprossen	81
Möhrentopf, Sonnen Bassermann	154	Münster Dreiviertelfettstufe	24
Mojito	173	Münster Rahmstufe	24
Molke	10	Mürbeteigplätzchen gefüllt	121
Molkenpulver	10	Musaka	168
Molke Riegel Beere, Alnatura	130	Muskatnuss	75
Molke Riegel Vanille, Alnatura	130	Muskelfleisch, Rind	35
Mon Cheri	131	Müslikeks aus Vollkornteig	121
Monte Drink, Zott	16	Müsli Mix, Mister Choc	217
Monte, Zott	16	MüsliPause Cranberry, Schneekoppe	105
Moosbeeren	88	MüsliPause Mandel-Nuss, Schneekoppe	105
Moppi	209	MüsliPause Schokolade, Schneekoppe	105
Mortadella, Gebirgsjäger	214	Müsli Reis und Hirsepoppies, Limafood	105
Mortadella, süddeutsch	45	Müsliriegel Cornyfree Haselnuss	105
Mousse à la Vanille, Dr. Oetker	125	Müsliriegel Cornyfree Joghurt	105
Mousse au Chocolat Classic, Moser Roth	187	Müsliriegel Cornyfree Kirsch Joghurt	105
Mousse au Chocolat, Dr. Oetker	125	Müsliriegel Cornyfree Schoko	105
Mousse au Chocolat feinherb, Dr. Oetker	125	Müsliriegel Cornyfree Weisse Schokolade	105
Mousse au Chocolat Kirsche Chili, Moser Roth	187	Müsli Riegel Traube Nuss, Alnatura	105
		Müslix Activ Knusper Plus, Kellogg´s	105
Mousse au Chocolat, Müller	125	Müslix Activ Knusper Schoko, Kellogg´s	105
Mousse au Chocolat Orange, Moser Roth	187	Muttermilch, Frauenmilch	10
Mousse au Chocolat Torte, Cop.&Wiese	116		
Mousse au Lait Café, Moser Roth	187		

N

Mousse au Lait Noisette, Moser Roth	187
Mousse au Lait Pur, Moser Roth	187

Mousse Zitrone, Dr. Oetker	125	Nachtkerzenöl	59
Mozzarella 8,5%	27	Nacken (Hals) mager, Schaf	37
Mozzarella 45% Fett i.Tr.	27	Nacken (Hals) mittelfett, Schaf	37
Mozzarella, Cucina	184	Nacken (Kamm) mager, Kalb	34
Mozzarella laktosefrei, MinusL	27	Nacken (Kamm) mager, Rind	35
Mozzarella light, Casa Morando	184	Nacken (Kamm) mager, Schwein	38
Mozzarella light, Linessa	213	Nacken (Kamm) mittelfett, Kalb	34
Mozzarella Sticks, gebacken, Alpenhain	29	Nacken (Kamm) mittelfett, Rind	36
Muffins Blueberry aus Fertigteig	121	Nacken (Kamm) mittelfett, Schwein	38
		Napfkuchen, Sandmasse	116

Lebensmittel und Getränke von A - Z

Napolitains, Ovomaltine	131
Nashi Birne	88
Nasi Goreng, Bofrost	201
Nasi Goreng, Eismann	210
Nasi Goreng, Apetito TK	147
Nasi Goreng, Brigitte Diät, Frosta TK	148
Nasi Goreng, Eskimo	189
Nasi Goreng, WeightWatchers	148
Natron	112
Naturel Apfel-Johannisbeer, Alnatura	176
Naturel Apfel-Minze, Alnatura	176
Naturel Apfel-Orangenblüten, Alnatura	176
Naturelle Apfel Grapefruit, Hohes C	176
Naturelle Apfel Kirsche, Hohes C	176
Naturelle Apfel Zitrone, Hohes C	176
Naturlas verschiedene Sorten, Lorenz	144
Natur Lust Pizza Mozzarella, Wagner	158
Natur Lust Pizza Salami, Wagner	158
Naturreis Rundkornreis, Davert	100
Neapolitaner, Choco Bistro	187
Neapolitaner Waffel, Ritter Sport	131
Nektarine	88
Neptunspitzen	204
Nervennahrung, Lorenz	70
Nescafé Café au Chocolat	178
Nescafé classic, entkoffeiniert	178
Nescafé classic Gold	178
Nescafé Dolce Gusto Cappuccino Ice	178
Nescafé Dolce Gusto Cappuccino Light	179
Nescafé Dolce Gusto Latte Macchiato	179
Nescafé Dolce Gusto Latte Macchiato Light	179
Nescafé Dolce Gusto Latte Macchiato,	179
Nescafé frappé, mit Milch	179
Nescafé Typ Cappuccino weniger süß	179
Nescafé Xpress Cappuccino White	179
Nescafé Xpress Caramel	179
Nescafé Xpress Choco	179
Nescafé Xpress Vanilla	179
Nesquik Calci-N, mit Milch 1,5%	179
Nesquik Knusper Frühstück, Nestlé	105
Nesquik, mit Milch 1,5%	179
Nesquik Snack	131
Nesquik zuckerreduziert, mit Milch 1,5%	179
Nestea Pfirsich	176
Nestea Waldfrucht	176
Nestea Weißer Pfirsich ohne Zucker	176
Nestea Zitrone	176
Nestea Grüntee Citrus	176
Nestragel	112
Newlineflakes Classic, Knusperone	185
Newlineflakes Red Fruit, Knusperone	185
NicNac`s, Lorenz	144
Niere, Kalb	34
Niere, Rind	36
Niere, Schwein	38
Nimm2 Lachgummi Frucht & Joghurt, Storck	136
Nimm2 Lachgummi Joghurt, Storck	136
Nimm2 Lachgummi sauer, Storck	136
Nimm2 Lachgummi, Storck	136
Nimm2 soft, Storck	136
Nogger Choc, Langnese	141
Nogger, Langnese	141
Noisette Schokolade, Milka	131
Nordseekrabbensalat, Homann	56
Noriblätter jap. Meeresalge, Limafood	78
Nougat	131
Nougat Bits, Knusperone	185
Nougatstängli, Alnatura	131
Nucki Nuss, Schöller	141
Nudel Hühnerpfanne	202
Nudeln, Hartweizen ohne Ei, gegart	108
Nudeln, Hartweizen ohne Ei, ungekocht	108
Nudeln mit Ei, gegart	108
Nudeln mit Ei, ungekocht	108
Nudeln mit Sahne- oder Käsesoße	168
Nudeln mit Spinat, ungekocht	108
Nudeln mit Tomatensoße	168
Nudeln ohne Ei, ungekocht	108
Nudelsalat	161
Nudelsalat mit Tomaten-Kräuter, Du darfst	161
Nudelsalat, Wonnemeyer	185
Nürnberger Lebkuchen	134
Nuss Cocktail, Lorenz	70
Nussecken	121
Nusshörnchen aus Hefeteig	121
Nussini	131
Nussini Cocos, Milka	131
Nussini Haselnuss, Milka	131
Nusskernmischung, Alnatura	70
Nussknacker Schokolade	187
Nusskranz aus Hefeteig	116
Nusskuchen	116
Nusskuchen aus Fertigteig	116
Nuss Kuchen, Dr. Oetker	116
Nussmus	67

Lebensmittel und Getränke von A -Z

Nuss Müsli, Alnatura	105
Nuss-Nougat-Creme	67
Nutchoc Haselnuss	217
Nut Crisp, Knusperone	185
Nutella	67
Nut Flakes, Knusperone	185
Nutoka Nuss Nougat Creme	187
Nuts	131
Nuts`n berries, Fit For Fun	70

O

Obazda, Alpenhain	29
Obazda, BeLight	184
Obazda leicht, Alpenhain	29
Oberschale, Rind	36
Oberschale, Schwein	38
Obstgarten Diät 0,4% Erdbeere, Danone	16
Obstgarten Erdbeere, Danone	16
Obstgarten Vanilla Himbeere, Danone	16
Obstgenuss Torte, Cop.& Wiese	116
Obstkuchen aus Hefeteig	116
Obstkuchen aus Mürbeteig	116
Obstkuchen aus Quarkölteig	116
Obstkuchen aus Rührmasse	116
Obstkuchenteig, Dr. Oetker	116
Obstler (45%)	172
Obstriegel Apfel, Knusperone	185
Obstriegel Erdbeer-Banane, Knusperone	185
Obstriegel Waldfrucht, Knusperone	185
Obstsalat, ungezuckert	125
Obsttortenvielfalt	197
Ochsenschwanz	36
Ochsenschwanzsuppe, Maggi	154
Ofenkartoffel mit Frischkäse, WeightWatchers	148
Ohne Gleichen Edelherb, Bahlsen	121
Ohne Gleichen Vollmilch, Bahlsen	121
Okra	78
Olivenciabatta	97
Oliven, grün	78
Olivenöl	60
Oliven, schwarz	78
Ölsaatenmischung, Davert	70
Ölsardinen, abgetropft	56
Olympia Schokolade, Ritter Sport	131
Oma´s Mohn Schnitten	197
Omega-3-Brot	97
Omega-3-Pflanzenöl, Becel	60
Onion Rings, BurgerKing	165
Opa´s Krautspätzle	206
Orange	88
Orangeat	88
Orange-Ingwer Biodrink	190
Orangen-Buttermilchtorte	207
Orangen-Chardonnay-Torte, Cop.& Wiese	116
Orangendicksaft	180
Orangen Erfrischungsgetränk, Flirt	190
Orangenkekse, zartbitter, Alnatura	121
Orangenplätzchen aus Biskuitmasse	121
Orangensaft, 100% Fruchtgehalt	176
Orangensaft, VitaFit	220
Orangenschale, gerieben	88, 112
Orbit Cherry Mint	138
Orbit Peppermint	138
Orbit Spearmint	138
Oregano, frisch (Majoran)	75
Original Balance Pizza Grillgemüse, Wagner	158
Original Balance Pizza Hähnchen Wok, Wagner	158
Original Elsässer Flammkuchen, Bofrost	201
Original Elsässer Flammkuchen, Eismann	210
Originale schwäbische Maultaschen	206
Original Lima Müsli, Limafood	105
Original Münchener Schweinshaxe, gegrillt	192
Original Münchener Weißwurst	192
Original Nürnberger Rostbratwürstl	192
Original Schwäbische Eierspätzle	195
Original Schwäbische Maultaschen	195
Original Schwäbische Schupfnudeln	196
Original schwedische Mandeltorte	197
Original Südtiroler Apfelstrudelstücke	197
Original Thüringer Rostbratwürste	203
Ouzo (38%)	172
Ovo choc crunchy Riegel, Ovomaltine	131
Ovo choc Riegel, Ovomaltine	131
Ovomaltine Crunchy Ice	141
Ovo Sport Riegel, Ovomaltine	131

P

Paella	148
Paella, Eismann	210
Paella, Apetito TK	148
Paella, Cavabel	218
Paella Reis, ungekocht, Oryza	100

Lebensmittel und Getränke von A-Z

Paksoi (chin. Senfkohl)	78
Palmherz	78
Palmkernfett	60
Palmöl	60
Pampelmuse	88
Pangasius	53
Pangasiusfilet	204
Pangasiusfilet in Currysahne, WeightWatchers	148
Pangasius „Petit"	193
Pangasius red Curry	201
Paniermehl	100
Panna Cotta	125
Pan Noodles, ungekocht, Bernbacher	108
Papaya	88
Papaya, getrocknet	88
Pappardelle Spinat-Tomate, Apetito	156
Paprika	78
Paprikastreifen, Bofrost	194
Paprikastreifen, Eismann	205
Paradiescreme Nougat mit Nougatsplits, Dr.Oetker	125
Paradiescreme Pfirsich, Dr. Oetker	126
Paradiescreme Zitrone, Dr. Oetker	126
Paranuss	70
Paranusskerne, Seeberger	70
Parmesan Dreiviertelfettstufe	21
Parmesan Fettstufe	21
Parmesan Vollfettstufe	21
Partysalat, Wonnemeyer	185
Paryfrikadellen	192
Passionsfrucht	88
Pasta mit Räucherlachs, Steam Cuisine	189
Pasta Pesto Rosso, Frosta TK	156
Pasta Pomodoro Mozzarella, Kania	218
Pasta Sauce Arrabbiata, WeightWatchers	150
Pastasauce Basilico, Bernbacher	150
Pasta Sauce Basilico, Buitoni	150
Pasta Sauce Bolognese, WeightWatchers	150
Pasta Sauce Classica, Buitoni	150
Pastasauce Napoletana, Bernbacher	150
Pasta Sauce Napoli mit Ricotta, WeightWatchers	150
Pastasauce Pomodori Premio, Bernbacher	150
Pastasauce Ricotta, Bernbacher	150
Pasta Schuta, Bernbacher	156
Pasta Spinaci, Kania	218
Pasta Venezia	200
Pastete Basilikum Knoblauch, Alnatura	67
Pastete Champignon, Alnatura	67
Pastete Oliven, Alnatura	67
Pastete Paprika Chili, Alnatura	67
Pastete Tomate, Alnatura	67
Pastinake	78
Paula Schokoladenpudding mit Vanille, Dr. Oetker	16
Paula Vanillepudding mit Schoko, Dr. Oetker	17
Pazifische Scholle, paniert	193
Peanut choco mini, Mister Choc	217
Pecorino	21
Pektin-K, Granulat	112
Pellkartoffeln	84
Pellkartoffelsalat, Du darfst	161
Penne Arrabbiata, Bernbacher	156
Penne Carbonara, Trattoria Alfredo	218
Penne Mediterrane, WeightWatchers	156
Penne mit Putenstreifen, WeightWatchers	156
Pennepfanne Mediterran, BeLight	189
Penne „Rialto"	200
Penne Vier-Käse	200
Perlhuhn	40
Perlzwiebel	78
Persipan	131
Persipan Rohmasse	131
Pesto alla calabrese, Bernbacher	72
Pesto alla genovese, Bernbacher	72
Pesto all`Arrabbiata, Bernbacher	72
Pesto Basilico, Buitoni	72
Pesto Rosso	72
Pesto Rosso, Bernbacher	72
Pesto Verde, Bertolli	72
Petersilie, frisch	75
Petersilie, Eismann	206
Petersilienwurzel	78
Pfälzer/Augsburger/Regensburger	45
Pfälzer Kräuterleberwurst, Herta	45
Pfälzer Saumagen	45
Pfanne mit Mini-Hacklets, Apetito TK	148
Pfanne mit Putenstreifen, Apetito TK	148
Pfannen Sahne Sauce, Thomy	150
Pfannkuchen, Dr. Oetker	126
Pfefferkörner, grün, eingelegt	75
Pfefferminzblätter, frisch	75

Lebensmittel und Getränke von A-Z

Pfefferminzlikör (30%)	172
Pfefferminz Schokolade, Alnatura	131
Pfeffernüsse	134
Pfefferschote (Chili)	78
Pferdefleisch	40
Pfifferling Rahmsuppe	199
Pfirsich	88
Pfirsich-Bananen Nektar, rio d´oro	190
Pfirsiche, Haribo	136
Pfirsichkompott, Natreen	88
Pfirsich-Mango Smoothie, Alnatura	90
Pfister Öko-Bauernbrot dunkel, Hopfpfisterei	97
Pfister Öko Karotten-Sesambrot, Hopfpfisterei	97
Pfister Öko-Kümmellaib, Hopfpfisterei	97
Pfister Öko Roggen pur, Hopfpfisterei	97
Pfister Öko-Sonne Brot, Hopfpfisterei	97
Pfister Öko Vierkorn Brot, Hopfpfisterei	97
Pflaumen	88
Pflaumen, getrocknet	88
Pflaumenkuchen	207
Pflaumenmus	67
Pflaumenmus, Alnatura	67
Pflaumenmus ohne Zucker	67
Pflücksalat	78
Philadelphia	26
Philadelphia Basilikum Balance	67
Philadelphia Feta & Gurke Balance	67
Philadelphia pikante Kräuter Balance	67
Philadelphia Pilzmischung mit Steinpilz Balance	67
Philadelphia rote Chili Balance	67
Piccini Salami	211
Piccolinis Drei Käse, Wagner	158
Piccolinis Tomate Mozzarella, Wagner	158
Pichelsteiner	168
Pichelsteiner Eintopf	199
Pichelsteiner, Sonnen Bassermann	154
Pikante Zwiebel Kräutersuppe, Erasco	154
Pilzcremesauce, Alnatura	150
Pilzcremesuppe, Alnatura	154
Pilzknödel	110
Pilzknödel, Pfanni	84
Pilz Risotto Brigitte Diät, Frosta TK	148
Piment, gemahlen	75
Pina Colada	173
Pinienkerne	70
Pink Grapefruit Saft, Alnatura	176
Pistazie	70
Pistazie geröstet - gesalzen, Seeberger	70
Pita	97
Pitahaya (Drachenfrucht)	88
Pizza 4 Käse, Riggano	189
Pizza American Style Barbeque Chicken, McEnnedy	219
Pizza American Style Hawaii, McEnnedy	219
Pizza American Style Western, McEnnedy	219
Pizza American Way Supreme, McEnnedy	219
Pizza Big American Supreme, Dr. Oetker	158
Pizza Big American Texas, Dr. Oetker	158
Pizza Calzone, Eismann	211
Pizza Calzone Speciale, Dr. Oetker	158
Pizza Capricciosa, Casa Morando	189
Pizza Culinaria Greek Style, Dr. Oetker	159
Pizza Diavolo, Riggano	189
Pizza Edelsalami, Baroni Pizza	190
Pizza Frutti di Mare	168
Pizza Frutti di mare, Trattoria Alfredo	219
Pizza Hawaii	211
Pizza Margherita, Eismann	211
Pizza Margherita, Cucina	190
Pizza Margherita, Trattoria Alfredo	219
Pizza - Mehl	100
Pizza Mozzarella leggera - 50% Fett, Dr. Oetker	159
Pizza Mozzarella, Riggano	190
Pizza Pollo, Riggano	190
Pizza Procuitto, Dr. Oetker	159
Pizza Quattro Formaggi, Trattoria Alfredo	219
Pizza Quattro Stagione	168
Pizza Salame, Dr. Oetker	159
Pizza Salami	168
Pizza Salami, Eismann	211
Pizza Salami, Linessa	219
Pizza Salami, Riggano	190
Pizza Schinken, Riggano	190
Pizzaschnitte Hawaii, Trattoria Alfredo	219
Pizzaschnitte Mozzarella, Trattoria Alfredo	219
Pizza Sicilia, Trattoria Alfredo	219
Pizza Speciale, Eismann	211
Pizza Speciale leggera - 50% Fett, Dr. Oetker	159
Pizza Speciale, Riggano	190
Pizza Tonno (Thunfisch)	168
Pizza Tonno, Trattoria Alfredo	219

Lebensmittel und Getränke von A -Z

Pizza Vegetable, Trattoria Alfredo	219
Pizza Yellowstone	211
Plätzchen aus Baisermasse	134
Plätzchen aus Biskuitmasse	134
Plätzchen aus Brandmasse	134
Plätzchen aus Hefeteig, fettarm	134
Plätzchen aus Mürbteig	134
Plätzchen aus Plunderteig	134
Plätzchen aus Rührmasse	134
Plockwurst	45
Polenta	110
Pomelofrucht	88
Pommes Frites	84
Pommes Frites, Eismann	206
Pommes Frites extra, Bofrost	196
Pommes Frites mit Ketchup	84
Pommes Frites mit Mayo	84
Pommes Frites mittel, McDonald's	165
Pommes Mediterran	196
Pommes Sauce 35% Pflanzenölgehalt, Knorr	63
Pommes Sauce, Homann	150
Pommes Sauce, Knorr	72
Pom Poms, McCain	84
Popcorn Mais	70
Popcorn Mais	100
Popcorn mit Buttergeschmack, McEnnedy	218
Popcorn, süß	131
Pops, Kellogg's	105
Porree	78
Porree, Bofrost	194
Porree/Lauch, Eismann	205
Porridge	105
Portulak	78
Poularde	40
Powerade Sports Grapefruit-Lemon	176
Powerade Sports Orange	176
Powerade Sportswater Grapefruit	176
Powerade Sportswater Lime	176
Prager Krustenbraten	203
Pralinen gefüllt mit Sonstigem	131
Preiselbeeren, in Dosen, gesüßt	88
Preiselbeeren, roh	88
Preiselbeersaft, ungezuckert	176
Premium Käsescheiben, Roi de Trefle	184
Premium Leberkäse, WeightWatchers	45
Premium Putenbrustfilet, WeightWatchers	45
Premium Salami, WeightWatchers	45
Premium Schinken, WeightWatchers	45
Presssack	45
Printen	121
Prinzen Rolle 30% weniger Zucker, DeBeukelaer	121
Prinzen Rolle Choco Duo, DeBeukelaer	121
Prinzen Rolle Kakao, DeBeukelaer	121
Prinzen Rolle Mehrkorn, DeBeukelaer	121
Prinzen Taler	121
Prinzessbohnen, Bofrost	194
Prinzessbohnen, Eismann	205
Prinzregententorte	116
Pro Acitv -Halbfettmargarine, Becel	62
Probiotischer Joghurt Maracuja, BIAC	182
Probiotischer Joghurt Vanille, BIAC	182
Probiotisches Dessert Aprikose, BIAC	182
Provolone Vollfettstufe	21
Pudding mit Soße Optiwell, Danone	17
Pudding Schoko Optiwell, Danone	17
Pudding Vanille mit Schokosauce, Müller	17
Pudding Vanille Optiwell, Danone	17
Puddis Cappuccino & Schokoladenmousse	17
Puddis Milchstrudel Karamell-Sahne	17
Puddis Milchstrudel Nuss	17
Puddis Milchstrudel Vanille & Schokoladenpudding	17
Puddis Schokoladenpudding mit Keksballs	17
Puddis Vanillepudding mit Keksballs	17
Puddis weiß & dunkles Nussmousse	17
Puddis weiß & dunkles Schokoladenmousse	17
Puffreis, natur	131
Pumpernickel	97
Punsch	172
Punsch, alkoholfrei	176
PurPur Erdbeer-Banane, Schwartau	90
PurPur Mango-Maracuja, Schwartau	90
PurPur Waldfrucht, Schwartau	90
Puszta Salat	161
Pute	40
Putenbrust, roh	40
Putenbrustaufschnitt	45
Putenbrust chinesisch süß-sauer, WeightWatchers	148
Putenbrust gebraten mit Soße	168
Putenbrust natur oder gegrillt, Herta	45
Putencurry	202
Putenei	48
Putenfiletbraten Mango	191

Lebensmittel und Getränke von A -Z

Putenfleisch in Salbeisoße, Du darfst	148
Putenfleischwurst	45
Putenflügel	40
Putengeschnetzeltes, Sonnen Bassermann	148
Puten Kebap	191
Putenklein	40
Puten Kräutersteaks	191
Putensalami	45
Putensalami, Linessa	214
Putensalami, WeightWatchers	45
Putensalat, Du darfst	161
Putenschenkel	40
Putenschnitzel, Grilltomate, Reis	168
Putenschnitzel, natur	202
Putenschnitzel, paniert	202

Q

QimiQ classic	12
QimiQ classic Vanille	12
Quark Dessert fein-sahning Vanilla, Exquisa	17
Quark Doppelrahmstufe	17, 27
Quark Dreiviertelfettstufe	17, 27
Quarkfein Erdbeere, Dr. Oekter	126
Quark Fettstufe	17, 27
Quark Genuss Vanilla auf Frucht 0,2%, Exquisa	17
Quark Halbfettstufe	17, 27
Quark-Joghurtcreme Erdbeere	183
Quark Magerstufe	17,27
Quarkölteigkuchen mit Quark	116
Quarkstollen	134
Quarkstrudel, Cop.& Wiese	116
Quiche Lorraine	159
Quiche Lorraine, Bofrost	201
Quick Terrine Kartoffelbrei mit Röstzwiebeln, Kania	218
Quick Terrine Nudeleintopf mit Broccoli, Kania	218
Quick Terrine Nudeltopf Gulasch, Kania	218
Quick Terrine Spaghetti Napoli, Kania	218
Quinoa	100
Quinoa, Limafood	100
Quitte	88

R

Rachengold, Storck	136
Raclettekäse 50% Fett i.Tr.	23
Radicchio	78
Radieschen	78
Radi Kas, Alpenhain	29
Radler	172
Raffaello, Ferrero	131
Ragout Fin Geflügel mit Reis, Meica	148
Ragout Fin, Herta	148
Rahm-Blattspinat, Iglo TK	81
Rahm-Blumenkohl, Iglo TK	81
Rahmcamembert, Weihenstephan	24
Rahm-Gartengemüse, Iglo TK	81
Rahmgemüse „Baronesse"	205
Rahmjoghurt Erdbeere, Weihenstephan	17
Rahmjoghurt Heidelbeere, Weihenstephan	17
Rahmjoghurt natur, Weihenstephan	17
Rahm-Karotten, Iglo TK	81
Rahmkäse Paprika, Milbona	213
Rahm-Kohlrabi, Iglo TK	81
Rahm-Königsgemüse, Iglo TK	81
Rahm-Porree, Iglo TK	81
Rahm-Rosenkohl, TK	81
Rahmschnitzel mit Spätzle	168
Rahmsoße zum Braten, Knorr	150
Rahmspinat, Bofrost	194
Rahmspinat, Eismann	205
Rahmwirsing, Bofrost	194
Rahmwirsing, Eismann	205
Rahm-Wirsing, Iglo TK	81
Rama Balance Brotaufstrich	62
Rama bio Aufstrich	62
Rama Cremefine „3 Pfeffer mit Zitrone" Sauce	150
Rama Cremefine „Knoblauch mit Zitronenthymian" Sauce	150
Rama Cremefine „Pilze mit weißem Balsamico" Sauce	150
Rama Culinesse	60
Rama Culinesse Balance	60
Rama fein gesalzen Aufstrich	62
Ramazzotti	172
Rapsöl	60
Raspberries & Meringue Eiscreme, Häagen Dazs	141
Raspelkäse, BeLight	184
Räucherlachsecke, Nordsee	165
Räuchertofu, Alnatura	47
Räuchertofu, Taifun	47

Lebensmittel und Getränke von A -Z

Rauchfleisch	45
Rauchmandeln, Lorenz	70
Rauchsalami, Houdek	214
Ravioli	108
Ravioli in Tomatensoße, Sonnen Bassermann	156
Ravioli mit Bolognese Sauce, Cucina	189
Ravioli mit Fleisch, Sonnen Bassermann	156
Ravioli mit Käse, WeightWatchers	156
Ravioli Quatro Formaggi, Buitoni	108
Ravioli, WeightWatchers	156
Rebhuhn	40
Reblochon	24
Regenbogenforelle, frisch	53
Regenbogenforelle, Eismann	204
Reh	40
Rehgeschnetzeltes in Preiselbeersoße	192
Rehgulasch „Schwarzwälder Art"	203
Rehrücken, Biskuit	121
Reibekuchen, Bofrost	196
Reibekuchen, Eismann	206
Reineclaude	88
Reisbrot	97
Reiscrispies	105, 144
Reisflocken	105
Reisgericht mexikanische Art, Kania	218
Reis, geschält	100
Reis, geschält, gegart	100
Reiskugeln Risi-Bisi, Maggi	148
Reismalz	180
Reismehl	100
Reisöl	60
Reis, parboiled	100
Reis, parboiled, gegart	100
Reispudding	126
Reissalat	161
Reissirup	180
Reisstärke	100
Reistopf mit Fleischklößchen, Erasco	154
Reis, ungeschält	100
Reis, ungeschält, gegart	100
Reisvollkornbrot	97
Reiswaffeln Joghurt, Knusperone	187
Reiswaffeln Meersalz, Knusperone	187
Reiswaffeln mit Salz, Alnatura	144
Reiswaffeln ohne Salz, Alnatura	144
Reiswein	172
Remoulade 65%	63
Remoulade légère, Thomy	63
Remoulade, Thomy	64
Ren	40
Renke	53
Rettich	78
Rhabarber	88
Rhabarberkompott, Natreen	88
Rhabarberkuchen mit Baiser	116
Rice Chips Hot & Spicy, Pringles	144
Rice Chips Red Paprika, Pringles	144
Rice Chips Sour Cream & Onion, Pringles	144
Rice Drink Naturel, Limafood	30
Rice Drink Original Calcium, Limafood	30
Rice Drink Original, Limafood	30
Rice Drink Vanille, Limafood	30
Rice Krispies, Kellogg´s	105
Ricola Blackcurrant	136
Ricola Cherry Mint	136
Ricola Holunderblüte	136
Ricola Holunderblüte ohne Zucker	136
Ricola Kirsche-Honig	136
Ricola Kräuter Original	136
Ricola Salbei	136
Ricola Salbei ohne Zucker	136
Ricola Zitronenmelisse ohne Zucker	136
Ricotta Doppelrahmstufe	27
Ricotta Dreiviertelfettstufe	27
Ricotta Vollfettstufe	27
Riegel Schwarzwälder Art	208
Riesenkapern	78
Riesenschlangen, Haribo	136
Riesen, Storck	136
Rinderbraten	192
Rinderbraten „Burgunder Art"	203
Rindergulasch, Du darfst	148
Rindergulasch, Erasco	148
Rinder Kraftbrühe, Sonnen Bassermann	154
Rinderroulade, Du darfst	148
Rinderrouladen in Bratensoße	192
Rinderrouladen nach Hausfrauenart	203
Rindersaftschinken	45
Rinderschinken, Alnatura	45
Rinderschmorbraten, Semmelknödel	168
Rindertalg	60
Rindfleisch-Chop-Suey	201
Rindfleischsuppe, Maggi	154
Rinds Bouillon, Knorr	154
Risotto	110

Lebensmittel und Getränke von A -Z

Risotto mit Steinpilzen, Cucina	189
Risotto Reis, ungekocht, Oryza	100
Ristorante Piccante Salami Peperoni, Dr. Oekter	159
Ristorante Pizza Calabrese Salami, Dr. Oetker	159
Ristorante Pizza Funghi, Dr. Oetker	159
Ristorante Pizza Hawaii, Dr. Oetker	159
Ristorante Pizza Mozzarella, Dr. Oetker	159
Ristorante Pizza Pasta, Dr. Oetker	159
Ristorante Pizza Pollo, Dr. Oetker	159
Ristorante Pizza Quattro Formaggi, Dr. Oetker	159
Ristorante Pizza Quattro Stagioni, Dr. Oetker	159
Ristorante Pizza Spinaci, Dr. Oetker	159
Ristorante Vegetale, Dr. Oetker	159
Rocher	131
Roggenbrötchen	97
Roggenflocken	105
Roggenkeime	101
Roggen, Korn	100
Roggenmehl Type 815	101
Roggenmehl Type 1150	101
Roggen Sauerteigbrot	97
Roggenspeisekleie	101
Roggen-Vollkornmehl	101
Roggen-Vollkornschrot	101
Roggen-Weizen Mischbrot	97
Rohrnudeln	126
Rohschinken, Linessa	214
Rolo	131
Romadur Halbfettstufe	24
Romadur leicht, Weihenstephan	24
Romadur Rahmstufe	24
Romanesco	78
Romanesco Gemüse-Mix	194
Romeo, Choceur	187
Römischer Salat	78
Rondini	78
Roquefort	24
Röschenpfanne mit Mini-Kartoffelklößchen	203
Röschen Trio	194
Rosé	172
Rosenkohl, frisch	78
Rosenkohl, Bofrost	194
Rosenkohl, Eismann	205
Rosen-Lassi, Alnatura	17
Rosinen	89
Rosinenbrötchen	97
Rosinenkuchen	116
Rosmarin Butter Rolle, Meggle	62
Rosmarin, frisch	75
Rosmarin Kartoffeln, Eismann	207
Rosmarin-Kartoffeln, Bofrost	196
Rostbratwürstel	46
Rostbratwurst, Gebirgsjäger	214
Rösti	84
Rösti Baguette	196
Rösti, McCain	84
Röstinchen	207
Röstipfanne	196
Rösti, Pfanni	84
Rösti Toppers mit Philadelphia	207
Röstzwiebelknödel, Pfanni	84, 110
Rotalge, frisch	78
Rotbäckchen Classic	176
Rotbarsch, geräuchert	53
Rotbarschfilet	204
Rotbarsch (Goldbarsch), frisch	52
Rote Bete	78
Rote Bete Saft, Alnatura	177
Rote Curry Paste, Exotic-Food	72
Rote Grüze Himbeer mit Sago, Dr. Oetker	126
Roter Heringssalat, Lysell	56
Roter Heringssalat, WeightWatchers	56
Roter Tee Classic, Alnatura	176
Roter Traubensaft	176
Rote Schorle, Freeway	220
Rotkohl	78
Rotwein (12%)	172
Rotweincreme, Dr. Oetker	126
Rot Weiß Ketchup	64
Roulade mager, Schaf	37
Roulade mager, Schwein	38
Roulade mittelfett, Schaf	37
Roulade mittelfett, Schwein	38
Rouladenfleisch mager, Kalb	34
Rouladenfleisch mager, Rind	36
Rouladenfleisch mittelfett, Rind	36
Royal Müsli Kamut, Limafood	106
Rüblikuchen, Dr. Oetker	116
Rüböl	60
Rücken (Kotelett) mager, Schaf	37
Rücken (Kotelett) mager, Schwein	38

Lebensmittel und Getränke von A -Z

Rücken (Kotelett) mittelfett, Schaf	37
Rücken (Kotelett) mittelfett, Schwein	38
Rücken mager, Kalb	34
Rücken mittelfett, Kalb	34
Rücken (Roastbeef) mager, Rind	36
Rücken (Roastbeef) mittelfett, Rind	36
Rucola (Rauke)	79
Rührkuchen aus Fertigteig	116
Rum (60%)	172
Rum Aroma	112
Rumkugeln	131
Rumpsteak, Tillman`s	184
Rum Raisin Eiscreme, Häagen Dazs	141
Rum Stollen, Bahlsen	134
Russisch Ei, Homann	161
Russischer Zupfkuchen, Dr. Oetker	116

S

Sachertorte	116
Sacher Torte, Cop.& Wiese	116
Safran	75
Säfte alle Sorten, BeLight	190
Saftschinken, Herta	46
Saftschorle	176
Sago	101
Sahne-Creme Schokolade, Milka	131
Sahnedessert Schokolade, Desira	183
Sahneeis Erdbeere, Landliebe	141
Sahneeis Joghurt-Himbeere, Landliebe	141
Sahneeis Joghurt, Landliebe	141
Sahneeis Joghurt-Rhabarber, Landliebe	141
Sahneeis, Landliebe	141
Sahneeis Schokolade, Landliebe	141
Sahneeis Vanille-Heidelbeere, Landliebe	141
Sahne gezuckert	12
Sahne Happen mit Joghurt, Homann	56
Sahne Hering laktosefrei, MinusL	56
Sahnejoghurt Diät, Zott	17
Sahnejoghurt mit Früchten 10%	17
Sahnejoghurt Stracciatella, Desira	183
Sahnekaramellen	136
Sahnekefir 10%	10
Sahnekefir mild, Zott	10
Sahnekefir mit Fruchtzubereitung	10
Sahnepudding Bratapfel, Landliebe	17
Sahnepudding Milchkaffee, Landliebe	17
Sahnepudding Milchkaramell, Landliebe	17
Sahnepudding Spekulatius, Landliebe	17
Sahnepudding Vanille, Landliebe	18
Sahnepulver	10
Sahne Sauce für Lachs, Thomy	150
Sahnesteif	112
SahneStrudel Schokolade, Puddis	18
SahneStrudel Vanille, Puddis	18
Sahne Toffee Eiscreme	209
Sahnewaffel	116
Sahne zum Kochen, Weihenstephan	12
Sahne zum Verfeinern, Weihenstephan	12
Sahniger Apfeltraum	197
Saint maure Ziegenrolle, Roi de Trefle	184
Salade du pecheur Algenmix, Limafood	79
Salami 1 a, Linessa	214
Salami Baguette	201
Salami, Dulano	214
Salami, mager	46
Salami Parmesan, Herta	46
Salami Pizzettis	201
Salami Tramezzini, Herta	46
Salami, ungarische Art	46
Salatcreme 25%	64
Salatcreme, Thomy	64
Salatgenuß extra leicht, Du darfst	64
Salatmayonnaise 50% Pflanzenölgehalt, Knorr	64
Salbei, frisch	75
Salsa Dip medium, El Tequito	218
Saltletts Brezel, Lorenz	144
Saltletts Maxi Sticks, Lorenz	144
Saltletts Sesam Sticks, Lorenz	144
Saltletts Taler, Lorenz	144
Salzbrezeln Vollkorn, Alnatura	144
Salzige Kräcker	144
Salzkartoffeln	84
Salzstangen, SunSnacks	188
Salzstangerl	144
Sambal-Olek	72
Sanddornbeere, Konzentrat	89
Sanddornbeeren, Muttersaft	176
Sanddornbeeren, roh	89
Sanddorndicksaft, ungezuckert	180
Sanddornkonzentrat	67
Sandkuchen	117
Sandwich Creme, Thomy	64
Sangria	172
Sardellenfilets (1 Stück)	56

Lebensmittel und Getränke von A-Z

Sardellenpaste	56
Sardine	52
Saubohnen, getrocknet	80
Sauce al Funghi Porcini, Buitoni	150
Sauce al Gorgonzola, Buitoni	150
Sauce al Quattro Formaggi, Buitoni	150
Sauce Carbonara, Buitoni	150
Sauce Panna Arrabbiata, Buitoni	150
Sauce Rotwein „Winter", Thomy	151
Sauce Tomaten Mozzarella, Buitoni	151
Sauce Wildrahm „Winter", Thomy	151
Sauerampfer	75, 79
Sauerbraten	192
Sauerbraten mit Soße	168
Sauerbraten „Rheinische Art"	203
Sauerbraten, Sonnen Bassermann	148
Sauerkirschen, Haribo	136
Sauerkirschkonfitüre, Grandessa	187
Sauerkraut	79
Sauerkrautsaft, Alnatura	177
Sauerteigextrakt	112
Saure Apfelringe, Haribo	136
Saure Gurken, Haribo	136
Saure Heringe, Katjes	136
Saure Johannisbeeren, Katjes	136
Saure Pommes, Haribo	136
Saure Sahne 10%	12
Scampi-Pizza, Costa	159
Schafsgouda, Alnatura	23
Schafskäse	27
Schafsmilch	10
Schalotten	79
Schaschlik, Pommes, Ketchup	165
Schaumküsse Kokos, Choco Softies	217
Schaumküsse, Linessa	217
Schaumware weiße Mäuse	131
Schaumzucker Banane, Haribo	137
Schaumzucker Katz und Maus, Haribo	137
Schaumzucker Primavera Erdbeeren, Haribo	137
Scheiblettenkäse, Linessa	213
Scheibletten Toast 45% Fett i.Tr.	28
Scheibletten Toast leicht 20% Fett i.Tr.	28
Schellfisch, frisch	52
Schellfisch, geräuchert	53
Schellfischfilet	193
Schichtkäse	27
Schichtkäse Dreiviertelfettstufe	27
Schichtkäse Halbfettstufe	27
Schichtkäse, Landliebe	27
Schichtkäse Rahmstufe	27
Schichtkäse Vollfettstufe	27
Schinken & Champignon in Aspik, Vesperkrone	214
Schinken extra mager, Linessa	214
Schinkenfleischwurst, Gebirgsjäger	214
Schinken, gekocht	46
Schinken Käse Salat m. French Dressing, Frudam	215
Schinken-Käse-Stange	97
Schinkenknacker, Twinner	214
Schinkenknödel	110
Schinken Lyoner, BeLight	184
Schinkenmettwurst	46
Schinken, roh	46
Schinkenspeck	46
Schinkenwiener light, Linessa	214
Schinkenwurst	46
Schlackwurst	46
Schlagsahne 30%	12
Schlagsahne 30% laktosefrei, MinusL	12
Schleckies Cola, Storck	137
Schleckies Frucht, Storck	137
Schlehe	89
Schleie	53
Schlemmerecke Banana Split, Müller	18
Schlemmerecke Erdbeere, Müller	18
Schlemmerecke Himbeere, Müller	18
Schlemmerecke Kirsche, Müller	18
Schlemmerecke Rote Grütze, Müller	18
Schlemmerfilet „Gourmet"	193
Schlemmerfilet Italiano, Iglo	148
Schlemmerfilet „Marseille"	204
Schlemmerputenbrust mit Waldpilzfüllung	202
Schmand	12
Schmand laktosefrei, MinusL	12
Schmelzkäseecken, BeLight	184
Schmelzkäse in Scheiben, Linessa	213
Schmelzkäse Kräuter, Du darfst	28
Schmelzkäse, Milbona	213
Schmelzkäse mit Walnüssen 50% Fett i.Tr.	28
Schmelzkäse Salami, Du darfst	28
Schmelzkäse schnittfest Doppelrahmstufe	29
Schmelzkäse schnittfest Dreiviertelfettstufe	29
Schmelzkäse schnittfest Fettstufe	29

Lebensmittel und Getränke von A -Z

Schmelzkäse schnittfest Rahmstufe	29
Schmelzkäse schnittfest Viertelfettstufe	29
Schmelzli, Du darfst	29
Schnaps (40%)	172
Schnecken aus Hefeteig	121
Schnecken, gegart	54
Schnittkäse geräuchert	184
Schnittlauch, frisch	75
Schnittlauch, Eismann	206
Schnitzel fleischfrei, Valess	47
Schnitzel Gouda fleischfrei, Valess	47
Schnitzel mager, Kalb	34
Schnitzel mager, Rind	36
Schnitzel mager, Schaf	37
Schnitzel mager, Schwein	38
Schnitzel mittelfett, Kalb	34
Schnitzel mittelfett, Rind	36
Schnitzel mittelfett, Schaf	37
Schnitzel mittelfett, Schwein	38
Schnitzel Sahne Sauce, Thomy	151
Schnitzel Toskana fleischfrei, Valess	47
Schokino Kuchen, Dr. Oetker	117
Schokino-Püfferchen, Dr. Oetker	126
Schoko Balls, Knusperone	185
Schoko Butterkeks, Choco Bistro	187
Schoko-Dinkel Kugeln, Alnatura	131
Schoko-Dinkel Kugeln zartbitter, Alnatura	131
Schoko double chocolate, Dr. Oetker	112
Schoko feinherb, Dr. Oetker	112
Schoko Gewürzkranz, Dr. Oetker	117
Schoko-Haselnuss Dragées, Favorina	217
Schoko-Kakao Müsli, Schneekoppe	106
Schokokeks Cappuccino, Choceur	187
Schokokekse, Alnatura	121
Schokokeks Vollmilch, Choceur	187
Schoko-Kokos-Schnitten	197
Schokokuchen	208
Schoko Kuchen, Dr. Oetker	117
Schokoküsse Mini, Choceur	187
Schokolade 70% Kakao o. Füllung	131
Schokolade 85% Kakao o. Füllung	131
Schokolade 99% Kakao o. Füllung	132
Schokolade gefüllt mit Nüssen	132
Schokoladen Donuts	197
Schokoladeneis, Langnese	141
Schokoladenkuchen	117
Schokoladenkuchen aus Fertigteig	117
Schokoladen-Trüffel Torte, Cop.& Wiese	117
Schokolade, Ovomaltine	132
Schokolierte Erdnüsse, Mister Choc	217
Schokolinchen, Storck	137
Schoko-Maiswaffel, zartbitter, Alnatura	121
Schokomilch, Landliebe	10
Schokomuffin, Dr. Oetker	122
Schoko Müsli, Alnatura	106
Schoko Müsli, Knusperone	185
Schoko-Orangenkekse, Alnatura	122
Schoko Pudding, BeLight	183
Schokopudding mit Vanillesauce, Müller	18
Schoko-Reiswaffel Cocos, Alnatura	122
Schokoriegel Erdbeere, Choceur	187
Schokoriegel Latte Macchiato, Choceur	187
Schokoriegel Milch, Choceur	187
Schoko-Sahne-Tortencreme, Dr. Oetker	112
Schoko Split Eiscreme	209
Schoko/Vanilla Pudding, Desira	183
Schokowaffeln Vollmilch, Choco Bistro	187
Schokowaffeln Zartbitter, Choco Bistro	187
Schoko Waffelröllchen, Alnatura	121
Schoko Waffel - Vollmilch, Griessen	121
Schoko Wolke Rührkuchen, Dr. Oetker	117
Scholle	52
Scholle Naturfilet, Iglo	52
Schollenfilet	204
Schollenfilet, natur	193
Schollenfilets mit Spinat & Feta, OceanTrader	215
Schulmilch Karamell, Landliebe	10
Schulter (Bug) fett, Kalb	34
Schulter (Bug) fett, Rind	36
Schulter (Bug) fett, Schaf	37
Schulter (Bug) fett, Schwein	38
Schulter (Bug) mager, Kalb	34
Schulter (Bug) mager, Rind	36
Schulter (Bug) mager, Schaf	37
Schulter (Bug) mager, Schwein	39
Schupfnudeln	207
Schüttel Shake verschiedene Sorten, Bärenmarke	18
Schwäbische Festtagssuppe	199
Schwäbischer Schlemmertopf, Steam Cuisine	189
Schwammerl mit Semmelknödel	168
Schwarzkümmelöl	60
Schwarzwald Cocktail	198
Schwarzwälder Kirschjoghurt, Cremadiso	183

Lebensmittel und Getränke von A-Z

Schwarzwälder Kirschtorte	117
Schwarz-Weiß-Gebäck	117
Schwarzwurzel	79
Schweinebraten in Zwiebelsoße	203
Schweinebraten mit Soße	168
Schweine Cordon Bleu	203
Schweinefilet-Medaillons, mariniert	192
Schweinegeschnetzeltes „Züricher Art"	203
Schweineleber mit Äpfeln und Zwiebeln	168
Schweinerollbraten mit Soße	168
Schweineschmalz	60
Schweineschnitzel	203
Schweinespeck, roh, geräuchert	46
Schweinsbratwürstel, grob	46
Schweinsohren	117
Schwertfisch	52
Sechskornbrot	97
Seeaal (Dornhai)	53
Seeforelle (Goldlachs)	52
Seehecht Filet, Sonnen Bassermann	148
Seehecht (Hechtdorsch)	52
Seelachs	53
Seelachsfilet	193
Seelachs in Bärlauch Panade	204
Seelachs, mehliert	193
Seelachs Naturfilet, Iglo	52
Seelachs-Schnittlauch Aufstrich, Du darfst	56
Seeteufel	52
Seewolf	52
Seezunge	52
Seidentofu	47
Seitan	47
Seitan Gourmet Dinkel, Limafood	47
Seitan Gourmet Grill, Limafood	47
Seitan Gourmet Original, Limafood	47
Seitan, Limafood	47
Seitan Medaillons, Alnatura	47
Selectione Olive, Lorenz	144
Selectione Paprika, Lorenz	144
Sellerie	79
Selleriesaft	177
Selleriesalat	161
Semmelknödel	110
Semmelknödel, Bofrost	195
Semmelknödel im Kochbeutel, Maggi	110
Senf Delikatess, Thomy	72
Senfkörner, gelb	75
Senf mittelscharf	72
Senföl	60
Senf scharf	72
Senfsprossen	81
Senf süß	72
Serbische Bohnensuppe, Erasco	154
Serviettenknödel	207
Sesam	70
Sesammus, Rapunzel	67
Sesamöl	60
Sesam schwarz	70
Sesamstangen, SunSnacks	188
Sesam Sticks, Crusti Croc	218
Shanghai Pfanne, Apetito TK	148
Sharonfrucht	89
Sherry, süß	172
Sherry, trocken	172
Shiro Miso, Limafood	72
Shrimpssalat, Almare	185
Skandinavische Krabbensuppe, Maggi	154
Skandinavischer Räucherlachs, OceanSea	215
Skopa Vollkorn, Wasa	97
Smacks, Kellogg´s	106
Smarties	132
Smarties Fruity	132
Smarties Rasselbande	132
Smile Gum, Langnese	141
Smoothie Mango-Orange, rio d´oro	190
Smoothie orange, True fruits	90
Smoothie pink, True fruits	90
Smoothie purple, True fruits	90
Smoothie withe, True fruits	90
Smoothie yellow, True fruits	90
Snack Box, Asia	189
Snack Cocos, Nestlé	132
Snack Dark, Nestlé	132
Snack-Käsegenuss Schmelzkäse 49% Fett i.Tr.	184
Snackmix, Crusti Croc	218
Snack Peanut, Nestlé	132
Snickers	132
Snickers Cruncher	132
Snickers Eis, Riegel	141
Soft Aprikosen	89
Soft Cake verschied. Sorten, Griesson	122
Softeis	141
Soft Feigen	89
Softfruits, Sugarland	217
Soft Pflaumen	89

Lebensmittel und Getränke von A -Z

Soja Aufstrich Champignon, Alnatura	67
Soja Aufstrich wie feine Leberwurst, Alnatura	47
Soja Aufstrich wie grobe Leberwurst, Alnatura	48
Sojabohnen, geröstet	144
Sojabohnen, getrocknet	80
Sojabohnen, reif, gegart	80
Sojabohnensprossen	81
Sojabrot	97
Soja-Drink	30
Sojaflocken	101
Sojakerne geröstet, Seeberger	70
Sojalecithin	112
Sojamehl	101
Sojamilchpulver	30
Sojanudeln, ungekocht	108
Sojaöl	60
Soja-Soße	72
Sojasteak, Trockenprodukt	48
Sojawürstchen, Konserve	48
Soja Yofu natur, Alpro	30
Solero Exotic	141
Sommerfrucht-Mix	206
Sonnen Bassermann	147
Sonnenblumenbrot	97
Sonnenblumenkerne	70
Sonnenblumenöl	60
Sonntags Maultaschen	195
Sonntagssuppe, Maggi	154
Sorbet Banane, Linessa	217
Sorbit	180
S.O.S.-Riegel Joghurt-Aprikose-Apfel, Leichter leben in Deutschland	106
Soya Banane Drink, Alpro	30
Soya Cuisine, Alpro	30
Soya Culinair, Alpro	30
Soya Dessert dunkle Schokolade, Alpro	30
Soya Dessert Schoko, Alpro	30
Soya Drink Calcium, Limafood	30
Soya Drink Naturel, Limafood	30
Soya Macchiato Drink, Alpro	30
Soya Schoko Drink, Alpro	30
Soya Yofu Exotic, Alpro	30
Soya Yofu Vanille, Alpro	30
Spaghetti Bolognese	168
Spaghetti Bolognese, Bofrost	200
Spaghetti Bolognese, Mirácoli	156
Spaghetti Bolognese, Trattoria Alfredo	218
Spaghetti Bolognese, WeightWatchers	156
Spaghetti Carbonara, Bernbacher	156
Spaghetti Carbonara, Mirácoli	156
Spaghetti Carbonara, WeightWatchers	156
Spaghetti Eis Becher	209
Spaghetti Eis tradizionale	198
Spaghetti, Erasco	156
Spaghetti gekocht mit Butterflöckchen	168
Spaghetti mit Tomatensauce, Mirácoli	156
Spaghetti Napoli, Trattoria Alfredo	219
Spaghettini Arrabbiata, Mirácoli	156
Spaghetti Pesto alla Genovese	156
Spaghetti Quattro Formaggi, Cucina	189
Spaghetti Tomate/Basilikum, Mirácoli	156
Spaghetti, ungekocht	108
Spargel	79
Spargelcreme Suppe, Alnatura	154
Spargelcreme Suppe fettarm, Maggi	154
Spargelcreme Suppe, Maggi	154
Spargel Cremesuppe, Sonnen Bassermann	154
Spargel frisch gegart	168
Spargel mit Soße Hollandaise	168
Spätzle	110
Spätzle, Eismann	207
Spätzlemehl	101
Spätzletopf mit Linsen, Erasco	154
Spätzle, ungekocht, Alnatura	108
Special K, Kellogg´s	106
Special K Vanilla Cranberry, Kellogg´s	106
Speckknödel im Kochbeutel, Pfanni	110
Speckknödel, Pfanni	84
Speck Rösti	207
Speed Riegel, Choceur	187
Spekulatius	134
Spicy Italian Sandwich, Subway	165
Spiegeleikuchen, Dr. Oetker	117
Spinat	79
Spinatsaft	177
Spitzbuben	134
Spitzkohl	79
Sportdrink Apfel-Zitrone, topstar	190
Springerle	134
Sprite	176
Sprite Zero	176
Spritzgebäck	134
Sprotte, frisch	52

265

Lebensmittel und Getränke von A - Z

Sprühsahne laktosefrei, MinusL	12
Sprühsahne, Natreen	12
Sprühsahne Sahnezauber, Meggle	12
Stachelbeere	89
Stachelbeeren im Glas, Natreen	89
Stadtwurst, einfach	46
Stampfkartoffeln, Pfanni	84
Stangenspargel	205
Stapelchips verschiedene Sorten, SunSnacks	188
Starfrucht leicht, Zott	18
Starfrucht, Zott	18
Starkbier	172
Steak & Cheese Sandwich, Subway	166
Steakhouse Frites, McCain	84
Steakhouse Pfanne, Frosta TK	148
Steak mager, Kalb	34
Steak mager, Rind	36
Steak mager, Schaf	37
Steak mager, Schwein	39
Steak mittelfett, Kalb	34
Steak mittelfett, Rind	36
Steak mittelfett, Schaf	37
Steak mittelfett , Schwein	39
Steife Briese, Katjes	137
Steinbutt	52
Steinofenbrot	97
Steinofenpizza Bolognese Salami, Wagner	159
Steinofenpizza Calabrese Salami, Wagner	159
Steinofenpizza Capricciosa, Wagner	159
Steinofenpizza Champignon, Wagner	159
Steinofenpizza Hawaii, Wagner	159
Steinofenpizza Käse Quartett, Wagner	159
Steinofenpizza mexikanische Art, Trattoria Alfredo	219
Steinofenpizza Mozzarella, Wagner	159
Steinofenpizza Schinken Champignon, Trattoria Alfredo	219
Steinofenpizza Schinken, Wagner	159
Steinofenpizza Speciale, Wagner	159
Steinofenpizza Spinat, Riggano	190
Steinofenpizza Thunfisch Diavolo, Wagner	159
Steinofenpizza Thunfisch, Wagner	159
Steinofenpizza Vegetaria, Wagner	159
Stilton	25
Stockwurst	46
Stracciatella Eiscreme	209
Stracciatella Kuchen, Mondamin	117
Stracciatello	198
Stramme Jungs, Herta	46
Straußenfleisch	40
Straußensteak, Tillman`s	184
Strawberry Cheesecake Eiscreme, Häagen Dazs	141
Strawberry Cream Eiscreme, Häagen Dazs	141
Streichfett 75%, Sanella	62
Streichfett für die warme Küche, Becel	62
Streichkäse Kräuter vegetarisch, Tofutti	67
Streichkäse original vegetarisch, Tofutti	67
Streichkäse Schnittlauch vegetarisch, Tofutti	67
Streichmettwurst	46
Streichzwerg Leberwurst, Linessa	214
Streichzwerg Leberwurst Schnittlauch, Linessa	214
Streichzwerg Teewurst, Linessa	214
Streuselkuchen Apfel, Bahlsen	117
Streuselkuchen aus Mürbteig	117
Streuselkuchen Mohn, Bahlsen	117
Streuselteig, Dr. Oetker	117
Studentenfutter	144
Studentenfutter, Alnatura	70
Studentenfutter, Ardilla	218
Studentenfutter original, Lorenz	70
Studentenfutter spezial, Lorenz	70
Stutenmilch	10
Subway Club Salat, Subway	166
Subway Club Sandwich, Subway	166
Südamerikanisches Rinderhüftsteak	203
Sugo Piccante Origin, Alnatura	151
Sugo Toscano Origin, Alnatura	151
Sultaninen	89
Sunday Eis mit Karamell Sauce, McDonald´s	166
Sunday Eis mit Schoko, McDonald´s	166
Super Knicks, Choceur	187
Suppengemüse, frisch	79
Suppengemüse, Bofrost	194
Suppengemüse, Eismann	205
Suppengemüse mit würziger Gemüsebrühe, Iglo	81
Suppengrün, Frosta TK	75
Suppenhuhn	40

Lebensmittel und Getränke von A-Z

Suppenhuhnschenkel	40
Suppennudeln, ungekocht	108
Sushi, Nordsee	166
Sushi, Vitasia	215
Süße Lust, Bahlsen	122
Süßstoff	180
Sweet Croissant pur, McDonald´s	166
SweetMcGriddles, McDonald´s	166

T

Tafelspitz	192
Tafelspitz Meerrettich Sahnesoße	203
Tafelspitz mit Meerettichsoße	168
Tagliatelle mit Garnelen, Apetito TK	156
Tagliatelle mit Lachs	200
Tagliatelle mit Pfifferlingen	200
Tagliatelle Wildlachs, Frosta TK	156
Tahin Sesamcreme, Limafood	68
Tahin Sesamcreme mit Meersalz, Limafood	67
Tamarinden	79
Tamorillo	89
Tannenbäumchen Schoko, Milka	134
Tannenzapfen Kroketten	207
Tarte au Chocolat, Dr. Oetker	117
Tarte au Chocolat Fertigmischung, Mondamin	117
Tarte au Citron, Dr. Oetker	117
Tarte Shrimps	211
Tatar, Rind	36
Tatar, Schwein	39
Taube	41
Teewurst	46
Teewurst, grob	46
Teewurst, Rügenwälder Art	46
Tee, grün/schwarz, ohne Zucker	176
Tellerlinsen, braun	80
Tempeh	48
Tequila	172
Tequila Sunrise	173
Tête de Moine 50% Fett i.Tr.	23
Teufelsalat, Homann	161
Teufelsröllchen, Lysell	56
Thaicurry	210
Thai Curry Chips, Gourmet	188
Thai Gemüsepfanne	201
Thai Green Curry Pfanne, Frosta TK	148
Thailändisch cremiges Curry, Uncle Ben`s Sauce	151
Thailändisch süß-pikant, Uncle Ben`s Sauce	151
Thai Noodles Chicken Flavour, Vitasia	219
Thai Noodles Lemongras Flavour, Vitasia	219
Thai Noodles Spicy Pork Flavour, Vitasia	219
Thousand Island Dressing, Develey	64
Thunfischaufstrich Mediterran, WeightWatchers	56
Thunfischfilet in Wasser, Armada	215
Thunfisch, frisch	52
Thunfisch in Öl, abgetropft	56
Thunfisch in Wasser	56
Thunfischpizza, Casa Morando	190
Thunfischröllchen, Appel	56
Thunfisch Salat, Appel	56
Thunfischsalat, BeLight	185
Thunfischsalat, Homann	56
Thunfischsalat, Linessa	215
Thunfischsteaks	204
Thüringer Rotwurst	46
Thüringer Rotwurst, Konserve	46
Thüringer Wald Rahmkäse	184
Thymian, frisch	75
Tiefseekrabben	204
Tiefseekrabbensalat Balsamico Dressing, Homann	56
Tilapiafilet „feine Kräuter"	204
Tilsiter 30% Fett i.Tr.	23
Tilsiter 45% Fett i.Tr.	23
Tilsiter 45% Fett i.Tr. laktosefrei	23
Tilsiter, Du darfst	23
Tilsiter, Milbona	213
Tintenfisch, frisch	52
Tintenfisch, gegart	56
Tintenfischringe gebacken	168
Tiramisu	126
Tiramisu, Zott	18
Tiroler	46
Tiroler Knödel	110
Toast Hawaii	168
Toasties verschiedene Sorten, Du darfst	29
Toast Käsescheiben	184
Toastscheiben laktosefrei, MinusL	29
Toasty Classic, Tillmann`s	166
Toast zartschmelzend, Alpenmark	184
Tofu	48

Lebensmittel und Getränke von A-Z

Tofu Bärlauch, Alnatura	48
Tofu Basilikum, Taifun	48
Tofu Bratlinge, Alnatura	48
Tofu natur, Alnatura	48
Tofu Paprika, Alnatura	48
Tofu Rossa, Taifun	48
Tofu Schnitzel, Sojafrei	48
Tofu, Sojaquark	30
Tofu Wiener, Taifun	48
Tomadoro Tomatenmark, Thomy	72
Tomate	79
Tomate Mozzarella Aufstrich, Du darfst	68
Tomate-Mozzarella Creme, Vitakrone	215
Tomatenaufstrich, italienisch	68
Tomatencremesuppe fettarm, Maggi	154
Tomaten Cremesuppe, Sonnen Bassermann	154
Tomaten, ganz, Dose	79
Tomaten, getrocknet	79
Tomatenketchup	72
Tomatenketchup, Alnatura	72
Tomatenketchup Hot, Kraft	72
Tomatenketchup light, Kraft	72
Tomatenmark	72
Tomaten Mozzarella Suppe, WeightWatchers	154
Tomaten Passata	79
Tomatenpüree	79
Tomatensaft	177
Tomatensaft mit Meersalz, Alnatura	177
Tomatensaft, Vitalife	220
Tomatensauce Arrabbiata, Alnatura	151
Tomatensauce Funghi-Porcini Origin, Alnatura	151
Tomatensauce Klassik, Alnatura	151
Tomatensauce Olive, Alnatura	151
Tomatensauce original italienisch, Alnatura	151
Tomatensauce Puttanesca Origin, Alnatura	151
Tomatensauce Ricotta, Alnatura	151
Tomaten, stückig, Dose	79
Tomatensuppe	168
Tomatensuppe, Eismann	211
Tomatensuppe „della mamma"	199
Tomatensuppe mit Fleischklößchen, Knorr	154
Tomatensuppe mit Mascarpone, Knorr	155
Tomatentopf mit Nudeln, WeightWatchers	155
Tomaten Tortelloni, Alantura	108
Tomato al Gusto Basilikum, Knorr	151
Tomato al Gusto Bolognese, Knorr	151
Tomato al Gusto Champignons, Knorr	151
Tomato al Gusto Kräuter, Knorr	151
Tomato al Gusto Lasagne, Knorr	151
Tomato al Gusto passierte Tomaten, Knorr	151
Tomato al Gusto Pizza, Knorr	151
Tomato-Joe Tomatenketchup, Knorr	72
Tonic Water, Schweppes	176
Topfenpalatschinken	126, 168
Topinambur	79
Toppas Choco, Kellogg´s	106
Toppas Traube, Kellogg´s	106
Toppo Cheeseburger	219
Torf Stecher, Meica	148
Torta Tiramisu, Dr. Oetker	117
Tortellini Gemüse, Alnatura	108
Tortellini in Sahnesoße	156
Tortellini in Sahnesoße, Bofrost	200
Tortellini mit Fleischfüllung	109
Tortellini Tomaten-Sahne Sauce, Mirácoli	156
Tortellini, WeightWatchers	156
Tortelloni-Auflauf	200
Tortelloni Käse-Sahne-Sauce, Frosta TK	156
Tortelloni Ricotta & Spinaci, Buitoni	109
Tortelloni Spinat & Ricotta, Cucina	189
Tortenguss fix mit Erdbeer-Geschmack, Dr. Oetker	112
Tortenguss klar, gezuckert	112
Tortenguss klar, Pulver	112
Tortenguss rot, gezuckert	112
Tortiglioni in Steinpilzsauce, Apetito TK	156
Tortina Nuss-Sand-Kuchen, Dr. Oetker	117
Toscana Mix, Frosta TK	82
Toskana Bällchen, Alnatura	48
Traditionelle Erbsensuppe, WeightWatchers	155
Traubenkernöl	60
Trauben Nuss Müsli, Knusperone	186
Trauben Nuss Schokolade, Choceur	187
Trauben-Nuss Schokolade, Milka	132
Traubenzucker	180
Trinkschokolade mit Milch 1,5%	179
Trockeneigelb	48
Trockeneiweiß	48
Trockenvollei	48
Tropengold Kaba, Choceur	190
Tropical Curry Chicken Sandwich, Subway	166

Lebensmittel und Getränke von A - Z

Trüffel Butter, Meggle	62
Trüffelleberwurst	46
Trüffelpraline	132
Trüffelpralinen Sélection Schokolade, Alnatura	132
Truthahnfleisch	41
Truthahnsalami, Gebirgsjäger	214
Truthahn-Schnitzel	191
TUC Classic Cracker	144
TUC leichte Cracker Classic	144
TUC Mehrkorn Cracker	144
Tuna Sandwich, Subway	166
Turkey & Ham Sandwich, Subway	166
Twister Fries	207
Twix	132
Twix Eis	141
Tzatziki, Homann	68
Tzatziki, Wonnemeyer	183

U

Ugli	89
Uncle Ben`s Express Chinesisch	148
Uncle Ben`s Express Mediterran	148
Uncle Ben`s Express Mexikanisch	148
Ungarische Gulaschsuppe	199
Ungarische Gulaschsuppe, WeightWatchers	155
USA Erdnüsse, Seeberger	70

V

Vanilla Tortencreme, Dr. Oetker	112
Vanille Bourbon Eiscreme	209
Vanilleeis	198
Vanilleeis mit heißen Himbeeren	168
Vanilleeis mit heißer Schokoladensoße	168
Vanille-Erdbeere Cocktail	198
Vanille Joghurt, L.aktiflor	183
Vanillekipferl	134
Vanillekipferl, Dr. Oetker	134
Vanillepudding Optiwell mit verschiedenen Fruchtsoßen, Danone	18
Vanilleschote	75
Vanillin Zucker	112
Vegetarische Bolognese Klassik Sauce, Alnatura	151
Vegetarische Pastete mit Pilzen	68
Veggieburger, McDonald´s	166
Veggie Delite Sandwich, Subway	166
Veggie Hack, Vivana	48
Venusmuscheln	54
Verpoorten Eierlikör-Fläschchen	198
Vienetta Cappuccino, Langnese	141
Vienetta Schokolade, Langnese	141
Vienetta Vanille, Langnese	141
Vierkorn Waffeln, Alnatura	144
Vinaigrette Aceto rosso, Bertolli	64
Vinaigrette Balsamico, Bertolli	64
Vinaigrette Basilico, Bertolli	64
Vinaigrette Limone, Bertolli	64
Vitalis Bio Früchte Müsli, Dr. Oetker	106
Vitalis Bio Schoko Müsli, Dr. Oetker	106
Vitalis Früchte Müsli, Dr. Oetker	106
Vitalis Joghurt Müsli, Dr. Oetker	106
Vitalis Knusper Flakes, Dr. Oetker	106
Vitalis Knusper Früchte weniger süß, Dr. Oetker	106
Vitalis Knusper Honeys, Dr. Oetker	106
Vitalis Knusper Müsli, Dr. Oetker	106
Vitalis Knusper pur weniger süß, Dr. Oetker	106
Vitalis Knusper Schoko, Dr. Oetker	106
Vitalis Kokos Müsli, Dr. Oetker	106
Vitalis Schoko Müsli, Dr. Oetker	106
Vitalis Schoko Müsli feinherb, Dr. Oetker	106
Vitalis Schoko Müsli weniger süß, Dr. Oetker	106
Vital-Kerne-Mix, Fit For Fun	70
Vital Vollkornbrot, Leichter leben in Deutschland	97
Vitalzwieback, Brandt	97
Vitamin-Flakes, Schneekoppe	106
Vivactiv Asia Gemüse, Iglo	82
Vivactiv Balkan Gemüse, Iglo	82
Vivactiv Gartengemüse, Iglo	82
Vivactiv Hähnchen mit Gartengemüse, Iglo	148
Vivactiv Hähnchen mit grünem Spargel, Iglo	148
Vivactiv Königs Gemüse, Iglo	82
Vivactiv Sojabohnen pur & knackig, Iglo	82
Viva Italia Penne Creme Spinaci, Iglo TK	156
Viva Italia Penne Gorgonzola, Iglo TK	156
Viva Italia Ricotta Spinat-Tortelloni Sahnesoße, Iglo TK	157
Viva Italia Tortelloni Tomatensahne, Iglo TK	157
Vogelbeere	89
Voll fit pur Drink, BIAC	183
Vollkornbackwaren mit Früchten	117

269

Lebensmittel und Getränke von A -Z

Vollkornbrot	97
Vollkornbrötchen	98
Vollkornbrot - Gerstenvollkornbrot	97
Vollkornbrot - Hafervollkornbrot	97
Vollkornbrot - Mehrkornvollkornbrot	97
Vollkornbrot mit Leinsamen	98
Vollkornbrot mit Sesam	98
Vollkornbrot mit Soja	98
Vollkornbrot - Roggenvollkornbrot	98
Vollkornbrot Vollkorn balance, Fit For Fun	98
Vollkornbrot Vollkorn plus, Fit For Fun	98
Vollkornbutterkeks, Choco Bistro	188
Vollkorn Chips Cracker Sour Creme, SunSnacks	188
Vollkorn Chips Cracker Tomate Pikant, SunSnacks	188
Vollkorn-Eiernudeln, ungekocht	109
Vollkornkeks	122
Vollkornnudeln, gegart	109
Vollkornnudeln mit bes. hohem Eigehalt, ungekocht	109
Vollkornnudeln mit Hirse, gegart	109
Vollkornnudeln mit Hirse, ungekocht	109
Vollkornnudeln mit Soja, gegart	109
Vollkornnudeln mit Soja, ungekocht	109
Vollkornnudeln, ungekocht	109
Vollkornspaghetti mit Tomatensoße, Mirácoli	157
Vollkorntoast	98
Vollkornzwieback	98
Vollkornzwieback, Brandt	98
Vollmilch Brocken, Storck	137
Vollmilchpulver	10
Vollmilchschokolade	132
Vollrohrzucker	180
Volvic Apfel	177
Volvic Kirsche	177
Volvic Rooibos Tee Grapefruit	177
Volvic Rote Früchte	177
Volvic Tee Pfirsich	177
Volvic grüner Tee Orange	177
Vorderhaxe (Beinfleisch)	36
Vorderhaxe mager, Rind	35
Vorderhaxe mager, Schaf	37

W

Wacholderbeeren	75
Wacholder Schinken, Herta	46
Wachtel	41
Wachtelbohnen	80
Wachtelei	48
Waffeletten Vollmilch, Bahlsen	122
Waffelhörnchen „de Luxe" Vanille-Nuss	198
Waffelhörnchen Joghurt-Zitrone oder Erdbeere, BeLight	188
Waffeln	122
Waffelröllchen Schoko, Choco Bistro	188
Waffelröllchen Vollmilch, Choco Bistro	188
Wakame Meeresalge, Limafood	79
Wald Brombeeren	89
Wald Erdbeeren	89
Waldfrucht Fruchtaufstrich, Natreen	68
Waldfrucht Konfitüre, Grandessa	188
Waldheidelbeeren	206
Wald Himbeeren	89
Waldorfsalat	161
Waldorfsalat, Homann	161
Waldpilz Kräutersuppe, Erasco	155
Waldpilzsuppe fettarm, Maggi	155
Waldpilzsuppe mit Champignons, Knorr	155
Walnüsse	70
Walnuss Eiscreme	209
Walnuss Hörnchen	209
Walnussöl	60
Walnuss Stollen, Bahlsen	134
Wasabi	72
Wasabi Erdnüsse, Lorenz	70
Wasserkastanie	79
Wassermelone	89
Wasserrübe	79
Wegerich	75
Weichkäse cremig-frisch verschiedene Sorten, Bresso	25
Weichkäse leicht, Bresso	25
Weichkäse light, Linessa	213
Weichkäse mild würzig, Bresso	25
Weichkäse mit Blauschimmel, Bresso	25
Weichkäse mit Joghurt, BeLight	184
Weichkäse mit Weißschimmel, Alpenmark	184
Weichkäsescheiben, Bresso	25
Weihnachtsstube, Milka	134
Weihnachts Taler, Milka	134
Weinbergkäse 60% Fett i.Tr.	25
Weinbrand (38%)	172
Weingummi	137

Lebensmittel und Getränke von A -Z

Weinstein Backpulver	112		Whisky (43%)	172
Weintrauben	89		Whopper, BurgerKing	166
Weißbier	172		Wiener	46
Weißbier, alkoholfrei	172		Wiener Hähnchen Schnitzel	191
Weißbier, leicht	172		Wiener Marillenknödel	209
Weißbrot	98		Wiener Schnitzel ohne Beilage	168
Weißbrot, glutenfrei	98		Wiener Schnitzel vom Schwein	192
Weiß Crisp Schokolade, Choceur	188		Wiener Würschen, Eismann	203
Weiße Lyoner	46		Wiener Würstchen, Bofrost	192
Weißer Nougat, Duc De Coeur	217		Wiener Würstchen, BeLight	184
Weißer Stangenspargel	194		Wiener Würstchen, Senf, Semmel	166
Weißer Traubensaft, Rabenhorst	177		Wies`n Wirt, Meica	149
Weiße Schokolade	132		Wilde Locken Erdnuss, Lorenz	144
Weiße Schokolade, Milka	132		Wilde Locken Western Style, Lorenz	144
Weißkohl, roh	79		Wilde Maus, Sugarland	217
Weißlacker vollfett	23		Wildente	41
Weißwein (12%)	172		Wildentenschenkel	41
Weißwurst, Eismann	203		Wildfruchtgetränk, Westcliff	190
Weißwurst, 1 Paar	46		Wildkaninchen	41
Weizenbrötchen (Semmel)	98		Wildkräuter Cremesuppe, Erasco	155
Weizenflocken	106		Wildlachs in Spinat-Rahmsoße	193
Weizengras Saft, Rabenhorst	177		Wildlachs mit Tagliatelle in Joghurtsoße,	
Weizen-Grieß	101		Iglo TK	157
Weizenkeime	101		Wildreispfanne mit Hähnchen, BeLight	189
Weizenkeimflocken	106		Wildreis, ungekocht, Oryza	101
Weizenkeimöl	60		Wildschwein	41
Weizenkleie	101		Wildschweinbraten	192
Weizenmehl Type 405	101		Williams-Christ-Birne im Glas, Natreen	89
Weizenmehl Type 550	101		Wilstermarsch Vollfettstufe	23
Weizenmehl Type 1050	101		Windbeutel	122
Weizenstärke	101		WinGums, Katjes	137
Weizentoastbrot	98		Winterschokolade Eierlikör Trüffel,	
Weizen-Vollkornmehl	101		Ritter Sport	134
Wellness-Eis, Linessa	217		Winterschokolade Jamaika Rum Trüffel,	
Wels (Waller)	53		Ritter Sport	134
Wermut, süß	172		Winterschokolade Spekulatius,	
Wermut, trocken	172		Ritter Sport	134
Werther´s Original Eclair, Storck	137		Wirgley´s Big Red	138
Werther´s Original Feine Helle, Storck	137		Wirgley´s Doublemint	138
Werther´s Original Feine Herbe, Storck	137		Wirgley´s Extra f. Kinder Banane-Erdbeere	138
Werther´s Original Karamell, Storck	137		Wirgley´s Extra Mango-Melone	138
Werther´s Original Sahnebonbons, Storck	137		Wirgley´s Extra Peppermint	138
Werther´s Original Sahnetoffees, Storck	137		Wirgley´s Extra White	138
Werther´s Original, Storck	137		Wirgley´s Extra Zitrone-Limette	138
Western Beef, McDonald´s	166		Wirgley´s JuicyFruit	138
Westfälischer Grünkohleintopf mit			Wirgley´s Spearmint	138
Räucherenden	203		Wirsing	79
Westfälischer Kartoffelsalat, Homann	161		Wirsingröllchen	192

Lebensmittel und Getränke von A -Z

Wirsingroulade, Du darfst	149
Wirsingtopf, Sonnen Bassermann	155
Wodka (40%)	172
Wok Mix, Frosta TK	82
Wok Noodles, ungekocht, Bernbacher	109
Wok Sauce chinesisch süß-chili, Uncle Ben`s	151
Wok Sauce chinesisch süß-sauer, Uncle Ben`s	151
Wok Sauce kantonesisch Soja & Sesam, Uncle Ben`s	151
Wok scharf sauer Brigitte Diät, Frosta TK	149
Wölkchen Cappuccino, Dr. Oetker	18
Wollwürste/Geschwollene	46
Würfelzucker	180
Würstchenlunch Erbseneintopf, Meica	155
Würstchenlunch Kartoffeleintopf, Meica	155
Würstchenlunch Linseneintopf, Meica	155
Wurst Käse Salat, Homann	161
Wurstsalat	161
Wurstsalat bayerisch	168
Wurstsalat, BeLight	185
Würzer Brühe, Leichter leben in Deutschland (fertige Gemüsebrühe)	155
Würzige Pfeffersalami, Herta	47
Würziger Kartoffelsalat, Homann	161
Würziger Röstschinken, Herta	47

X

XXL Burger	203
Xylit	180

Y

Yamknolle	79
Yes Cacao	122
Yes Caramel	122
Yoghurt Gums, Katjes	137
Yoghurt Tropicale, Katjes	137
Yogi, Haribo	137
YoguBerries, Katjes	137
Yogurette Erdbeer	132
Yogurette Kirsch	132

Z

Zander	53
Zanderfilet	193
Zartbitter-Amaranth Müsli, Alnatura	106
Zartbittercreme, Alnatura	68
Zartbitterschokolade	132
Zartbitter Schokolade, Milka	132
Zarte Heringsfilets, Salsa Picante	215
Zarter Landschinken, Herta	47
Zartes Waffelgebäck, Favorina	217
Zarte Weihnachtssterne, Milka	134
Zart Multikornflocken, Koelln	106
Zebra	209
Ziegenfleisch	41
Ziegengouda, Alnatura	23
Ziegenkäse, Cabriolait	184
Ziegenkäse natur, Duc De Coeur	213
Ziegenmilch	10
Ziegenmilch Schnittkäse 48% Fett i.Tr.	23
Ziegenmilch Weichkäse 45% Fett i.Tr.	25
Zigeuner Hackbraten	203
Zigeuner Sauce, Homann	151
Zimt	75
Zimt Chips, Knusperone	186
Zimtstern, Eismann	209
Zimtsterne	134
Zimtsterne, Bahlsen	134
Zimz, Kellogg´s	106
Zitronat (Sukkade)	89
Zitrone	89
Zitronen Erfrischungsgetränk, Flirt	190
Zitronengetränk, Westcliff	190
Zitronen-Krem-Rolle	208
Zitronenkuchen	117
Zitronenkuchen aus Fertigteig	117
Zitronen Kuchen, Dr. Oetker	117
Zitronenmuffin, Dr. Oetker	122
Zitronensaft, Alnatura	177
Zitronen-Sahne-Rolle, Cop.& Wiese	117
Zitronensäure	112
Zitronenschale, gerieben	112
Zitronenstängli Sélection, Alnatura	122
Zitronenwaffeln, Choco Bistro	188

Lebensmittel und Getränke von A -Z

Zitronenwolke Rührkuchen, Dr. Oetker	117
Zottarella	27
Zottarella Basilikum	27
Zottarella leicht	27
Zucchini	79
Zucker, braun	180
Zuckererbsen, frisch	80
Zuckermais	79
Zuckerrübensirup	180
Zucker, weiß	180
Zunge, Kalb	35
Zunge, Rind	36
Zunge, Schaf	37
Zunge, Schwein	39
Zungenblutwurst	47
Zwetschgenknödel	126
Zwetschgenknödel, Iglo	126
Zwetschgenkuchen aus Hefeteig	117
Zwetschgenkuchen aus Mürbteig	117
Zwieback	98
Zwieback Diät, Brandt	98
Zwieback, eifrei	98
Zwiebel	79
Zwiebelbrot	98
Zwiebelfisch, Lysell	56
Zwiebelkuchen	166
Zwiebelringe, Crusti Croc	218
Zwiebelrostbraten, Du darfst	149
Zwiebel Sahne Hähnchen Topf, Erasco	149
Zwiebelschmalz	68
Zwiebel Snack	144
Zwiebelsuppe französisch	168
Zwiebelsuppe, Sonnen Bassermann	155
Zwiebelwürfel, Bofrost	194
Zwiebelwürfel, Eismann	206
Zwiebelwurst	47
2 Kammer Joghurt 0,1%, Linessa	212
5 Gum Electro, Wirgley	137
5 Gum Pulse, Wirgley	137
8-Kräuter, Frosta TK	74
10 Früchte 10 Vitamin Müsli, Schneekoppe	102

Notizen

Notizen

Notizen

Notizen

Impressum

Dieser Einkaufsführer wird herausgegeben von der „Leichter leben in Deutschland VertriebsgesellschaftmbH" Regensburger Straße 61, 94315 Straubing, 8. Auflage Juli 2010 © Leichter leben in Deutschland VertriebsgesellschaftmbH.

Alle Rechte vorbehalten. Kein Teil dieses Werkes darf in irgendeiner Form (durch Fotografie, Mikrofilm oder anderes Verfahren) ohne vorherige schriftliche Genehmigung der LLID-VertriebsgesellschaftmbH reproduziert oder unter Verwendung elektronischer Systeme verarbeitet, vervielfältigt oder verbreitet werden.

Druck: Passavia Druckservice GmbH & Co. KG, Passau
Grafische Gestaltung: Tina Hebauer, Michael Moser, LLID GmbH
Recherche und Zusammenstellung: Margarete Loibl, LLID GmbH
Fotos: Hans Gerlach; photocase.com; bilderbox; istockphoto.

Quellen: DGE Referenzwerte für die Nährstoffzufuhr
DGE-PC, Version 4.2.0.005
Martens Nutricheck
ERNA
Ermadfa, Die große Nährwerttabelle
BLS II.3.1
Firmenmitteilungen
Internetveröffentlichungen

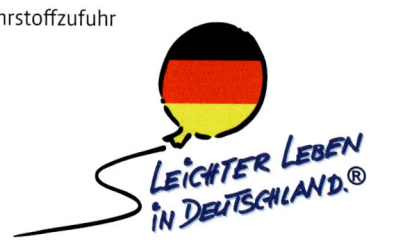

Alle Angaben wurden mit größter Sorgfalt ermittelt. Die Nährstoffgehalte von Lebensmitteln unterliegen natürlichen Schwankungen, Zubereitungen variieren und Zusammensetzungen können sich in der industriellen Produktion verändern. Daher übernehmen wir keine Garantie für die Richtigkeit aller Angaben und schließen jegliche Haftung grundsätzlich aus. Unsere Bewertungen der Produkte beziehen sich nur auf die angegebenen Inhaltsstoffe und stellen keine qualitative Bewertung des Gesamtproduktes dar. Geschützte Handelsnamen (Warenzeichen, Marken, etc) werden nicht besonders kenntlich gemacht. Aus dem Fehlen eines solchen Hinweises kann also nicht geschlossen werden, dass es sich um einen freien Warennamen handelt.

ISBN 978-3-00-031705-7

**Vermissen Sie ein Produkt?
Teilen Sie es uns mit!
Gerne nehmen wir Ihre Wünsche und Anregungen entgegen.**

Bitte ausreichend frankieren

Deutsche Post
ANTWORT

Leichter leben Vertriebsgesellschaft mbH
Abteilung „food"
Regensburger Straße 61
94315 Straubing

Name, Vorname

Straße, Hausnummer

PLZ, Ort

Telefon, e-mail

Oder rufen Sie uns an: 0180-1525254

Ich vermisse folgende(s) Produkt(e):

Weitere Anmerkung:
